AKTIV & VITAL

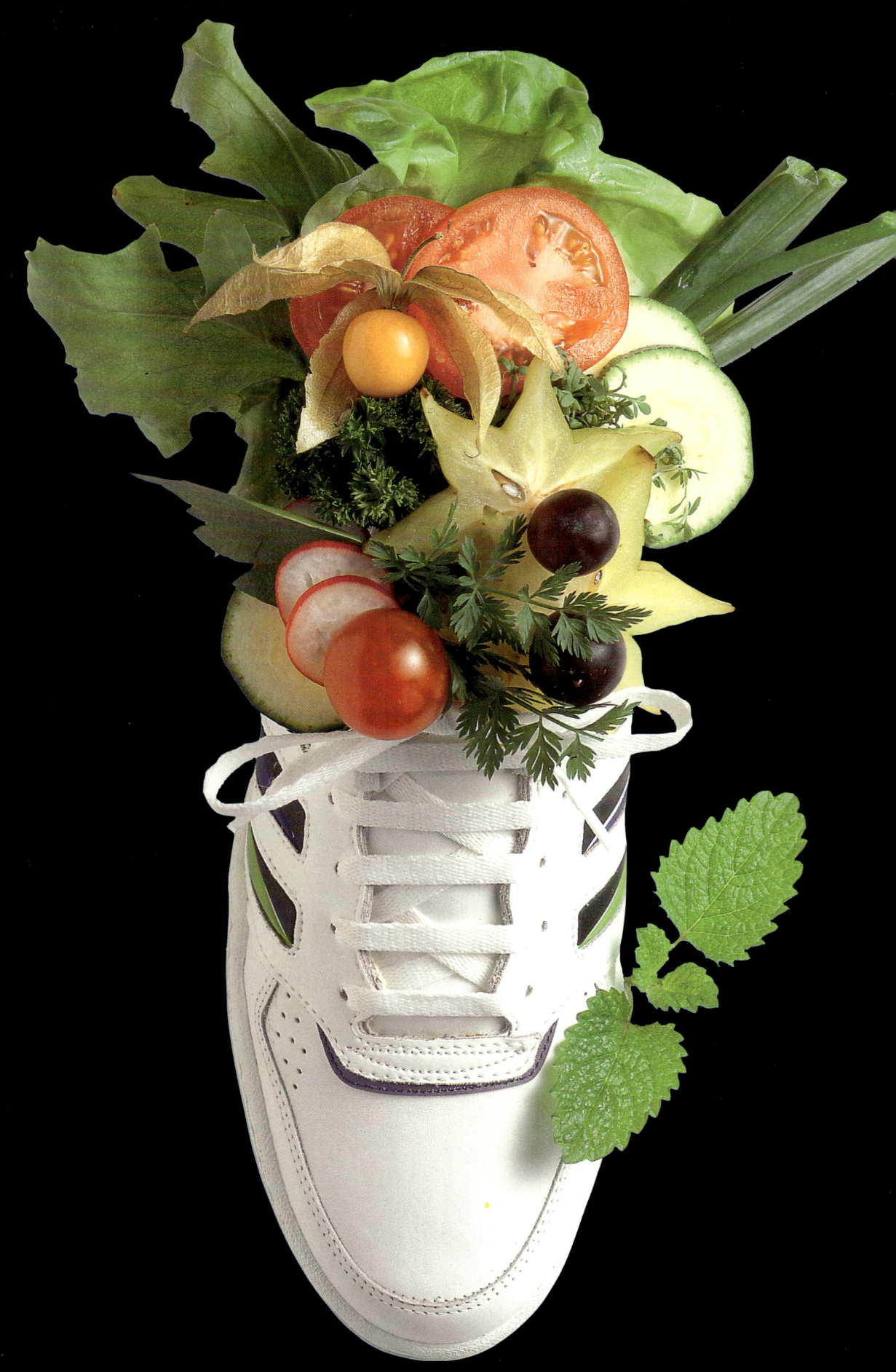

Armin Roßmeier

AKTIV & VITAL

Mit 120 Rezepten,
exklusiv produziert
für dieses Buch
von
Fritz Faist

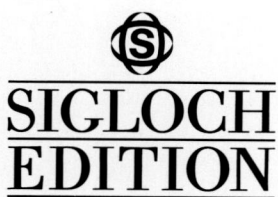

SIGLOCH
EDITION

INHALT

*Bei allen Rezepten finden
Sie Angaben zu:
Kalorien (kcal),
Joule (kJ),
Eiweiß (E),
Fett (F),
Kohlehydraten (Kh).*

Vorwort	5
Zu diesem Buch	6
Was machen wir falsch?	7
Sport ist für alle da	14
Ein wenig Sportmedizin	22
Beispielhafte Trainingspläne	28
Lockerungsgymnastik	30
Dehngymnastik	32
Kräftigungsgymnastik	34
Koordinationsschulung	36
Wirbelsäulengymnastik	38
Rückenschule	40
Frauengymnastik	42
Entspannungsgymnastik	44
Öfter essen, aber weniger	46
Das Wohlfühlgewicht	50
Warnsignale – wenn's weh tut	54
Vor dem Sport	56
Am Aktionstag	58
Nach dem Sport	61
Ohne Schweiß kein Preis!	62
Die aktive Jugend	64
Die aktive Frau	66
Die aktiven Senioren	68
Vitamine und Mineralstoffe	70
Kalorienverbrauchstabelle	71
Rezeptteil	72
Die Rezepte nach Gruppen	202
Die Rezepte alphabetisch	204

VORWORT

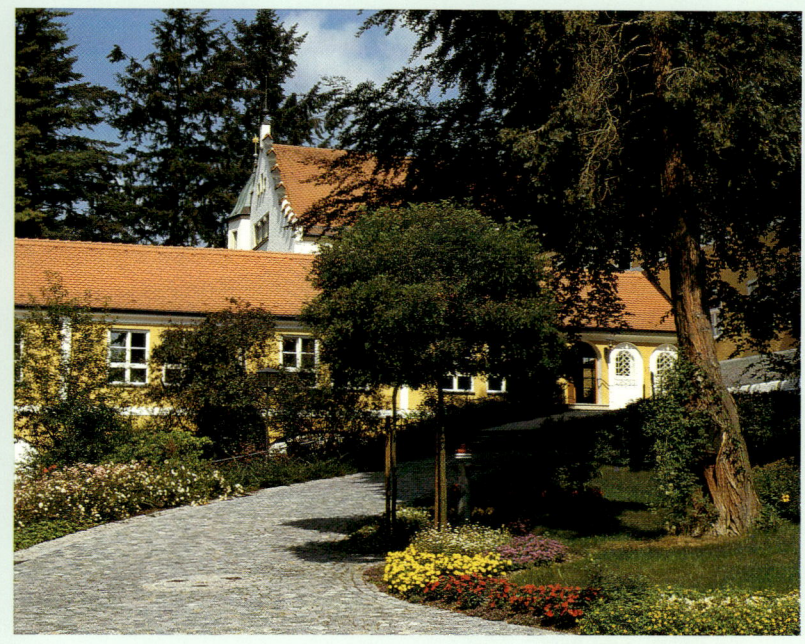

Immer mehr Menschen lassen sich durch die Ernährungsexperten überzeugen, daß gesunde Ernährung und richtige Bewegung wichtige Bestandteile für ein gesundes und aktives Leben sind. Armin Roßmeier und das Schwäbische Ernährungszentrum helfen durch viele Tips und Anregungen, Ihnen das gesunde und aktive Leben näher zu bringen.

Richtige Bewegung, gesunde Ernährung und ein aktiveres Leben rücken immer mehr in das Bewußtsein moderner und aufgeschlossener Menschen. Wichtig für den Entschluß, sich selbst auch in den Reigen der Ernährungsbewußten zu stellen, ist es, seine Lebensgewohnheiten grundsätzlich zu überdenken und sich mit diesem Thema zu befassen. Hat man einmal die Grundregeln gespeichert, so ist es sehr leicht, sich daran zu halten. Die Auswahl der Lebensmittel, die Kochgewohnheiten, die Verteilung der Mahlzeiten auf 5 bis 6 pro Tag und last but not least die richtige Bewegung, um nur die wichtigsten Eckpfeiler zu nennen, sind dann selbstverständliche Begleiter in unserem Leben. Wir, das Institut für Sporternährung, das Schwäbische Ernährungszentrum, Professoren und Bewegungstherapeuten, haben Ihnen die Voraussetzungen für die Wohlfühl-Ernährung und die richtige Bewegung zusammengestellt, um Ihnen in einfachen und verständlichen Worten, Bildern und Rezepten diese wichtigen Grundregeln nahe zu legen.

Ihr
Armin Roßmeier

ZU DIESEM BUCH

Trimmi

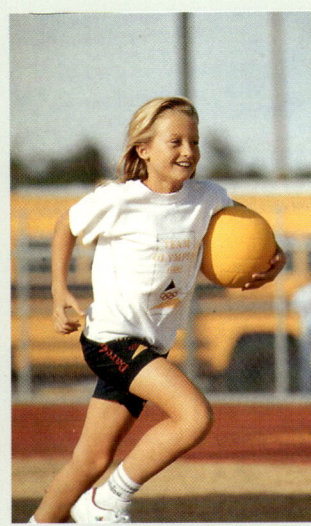

Körpergewicht	↓
Nikotin	↓
Alkohol	↓
Blutdruck	↓
Fettstoffwechsel	↓
Blutzucker	↔
Herzkreislauf – belastbar	↓
Abwehrreaktion gegenüber Erkrankungen – gut	↓

↓ = *positiv*
↔ = *ausgleichend*
↑ = *negativ*

In den letzten hundert Jahren hat sich, für gewöhnlich als zivilisiert geltende Menschen, körperlich mehr verändert als je zuvor. Fahrstühle, Autos und Flugzeuge verringern heute die Anstrengungen, von einem Ort zum anderen zu kommen. Maschinen und Computer erleichtern schwere körperliche Arbeiten im Beruf.

Der Mensch unterliegt denselben biologischen Gesetzen wie vor Jahrhunderten, als die Technik noch weniger Komfort bot.

In jungen Jahren geht das meist noch gut, das Essen schmeckt, unabhängig davon, wieviel Bewegung stattfindet. Doch mit dreißig, fünfunddreißig spätestens gehen viele „aus dem Leim".

Einem solchen Mißverhältnis – geringe körperliche Beanspruchung hie, Ernährung wie zu Omas Zeiten da – zu Leibe zu rücken, hat sich dieses Buch zur Aufgabe gestellt.

Denn unbestritten gilt: Je intensiver und vielseitiger ein Organ, ganze Muskelgruppen, der gesamte Körper gefordert sind, desto leistungs- und widerstandfähiger werden sie.

Das Essen soll schmecken, aber nicht belastend sein. Nur ist es nicht ganz gleichgültig, was und wieviel gegessen wird.

Wir haben daher vielfach erprobte, vollwertige, in der Mehrzahl ganz leichte Gerichte zusammengetragen, denen eines gemein ist: Sie sind ohne zu großen Aufwand zu verwirklichen, manche davon könnten sicher verwöhnteste Feinschmecker überraschen.

„Geheimrezepte" wollen und können jedoch auch wir nicht versprechen. Überhaupt wendet sich unser Buch in erster Linie an ganz normale, moderne Menschen, die gerne Sport treiben, denen aber Wettkämpfe nicht viel bedeuten. Besonders alle mit Gewichtsproblemen oder einseitigen beruflichen und privaten Belastungen sollen von der Lektüre profitieren, aus der Kombination von Sport und Rezepten ihren Nutzen ziehen. Sie bekommen einen Leitfaden in die Hand, mit dessen Hilfe es vielleicht leichter fällt, gesund und fit zu werden und zu bleiben.

Gäbe es bis heute keinen Sport, er müßte allein aus gesundheitlichen Gründen noch einmal erfunden werden. Aus dieser Sicht ist sportliche Aktivität mehr als „zweckfreies, lustbetontes Tun", mehr als die „schönste Nebensache der Welt".

WAS MACHEN WIR FALSCH?

Die Deutschen, so sagt man, essen und trinken gern. Ernährungsexperten wiederholen ständig, für die Mehrheit der Bevölkerung zutreffende, vernichtende Kritikpunkte: Wir essen zuviel, zu fett, zu süß, zu salzig – und trinken zuviel Alkohol. Egal welchen körperlichen Belastungen ein Erwachsener unterliegt, sein Grundumsatz an Energie – Kilokalorien oder Kilojoule – sinkt ab dem 25. Lebensjahr. Das heißt, für die alltäglichen Dinge wie Schlafen, Aufstehen, zur Arbeit gehen usw., dafür braucht (M)man(n) mit 25 mehr Energie als mit 35. Für Frauen gilt das ebenso, nur sind ihre Energiegrundumsätze noch niedriger. Frauen die sich für einen typisch „unweiblichen" Beruf entschieden haben, benötigen eine ganze Menge „Energie" extra. Doch auch dann gilt: 35jährige brauchen am Tag rund 150 Kilokalorien weniger Brennstoff als 25jährige. Dieser Unterschied scheint auf den ersten Blick nicht groß, er ist es aber doch. Wer regelmäßig sein Glas Bier, die Schorle Wein oder ein Stück Kuchen über den Bedarf konsumiert, bemerkt beim Blick in den Spiegel die Folgen. Ob Bierbauch oder Pölsterchen am Po – in Deutschland leiden viele Menschen an Übergewicht.

Nur diese 150 Kilokalorien pro Tag, ergeben pro Jahr 54 000 zuviel. Dies bedeutet eine Gewichtszunahme von ca. 7 Kilogramm. Manche schauen dem auch tatenlos zu, ergeben sich in ihr Schicksal, ein Glied in der Kette von gesundheitlichen Beeinträchtigungen oder Zivilisationskrankheiten zu sein: Haltungsschäden, Stuhlverstopfung, Übergewicht, Kropf und Karies, hoher Blutdruck, bestimmte Formen der Zuckerkrankheit, Stoffwechselkrankheiten wie Gicht und erhöhte Fettwerte im Blut. Alles das ist weit verbreitet, nur merkt man anfangs nichts oder nicht viel davon.

Bewegter Abnehmen

Eine ideale Möglichkeit, sich überflüssiger Pfunde zu entledigen, ist gezielte sportliche Betätigung. Dazu muß allerdings eine bedarfsgerechte, eher knappe Ernährung kommen. So lassen sich auch eventuell bereits schwach aufgekeimte Krankheiten wie die eben beschriebenen im Ansatz bekämpfen. Diät scheint bei leichten Gesundheitsstörungen nicht nötig zu sein. Außerdem bedarf es stets gewaltiger Anstrengungen, um allein über die Ernährung zum gewünschten Erfolg zu kommen.

Trani

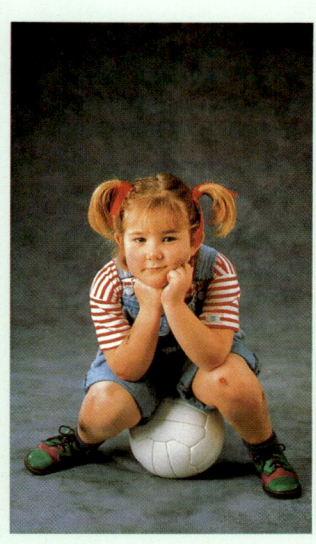

Körpergewicht ↑
Nikotin ↑
Alkohol ↑
Blutdruck ↑
Fettstoffwechsel ↑
Blutzucker ↑
Herzkreislauf –
nicht belastbar ↑
Abwehrreaktion gegenüber
Erkrankungen – schlecht ↑

↓ = *positiv*
↔ = *ausgleichend*
↑ = *negativ*

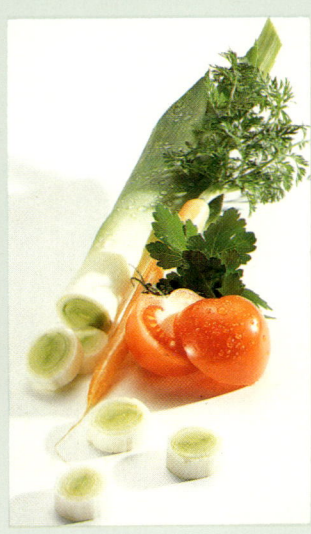

Nicht nur dem Leben mehr Jahre, sondern den Jahren mehr Leben geben.

Sport bringt Bewegung in den Cholesterinspiegel –

auch die Blutfettwerte werden durch sportliche Aktivität günstig beeinflußt. Der Mehrenergiebedarf durch den Sport wird durch das Verbrennen von Körperfetten, u.a. des „schlechten" LDL-Cholesterins, gedeckt. Das „gute", schützende HDL-Cholesterin kann dagegen vermehrt zur Verfügung gestellt werden.

Gut für Herz und Haltung

Der sporttreibende Mensch schützt sich gegen die häufigste Todesursache, den Herzinfarkt. In den letzten Jahren war das Training des Herz-Kreislauf-Systems Schwerpunkt der Wissenschaft. Die Fitneßwelle war eine Herz-Kreislauf-Welle. Schwächen im Bereich des Haltungsapparates wurden oft nicht beachtet. Die Häufigkeit der Rückenschmerzen hat in den letzten Jahren zugenommen. Oft ist die Ursache ein schlechter Trainingszustand des Haltungs- und Bewegungsapparates. Durch falsche Belastung kann es z.B. zum Verschleiß der Bandscheiben kommen, die dann ihre wichtige Pufferfunktion verlieren. Eine gut trainierte Muskulatur erleichtert die Bewegungsführung.

Sport – eine wichtige Säule der Diabetestherapie

Regelmäßiger Sport schleust die in Lebensmitteln enthaltenen Kohlenhydrate besser in den Stoffwechsel. Diese positiven Effekte werden heute bei der Behandlung des Diabetes mellitus berücksichtigt: Bewegung fördert den Blutzuckerabbau durch eine erhöhte Verstoffwechselung, vermehrte Zuckeraufnahme in die Muskel- und Leberzellen sowie über eine verbesserte Insulinempfindlichkeit der Zellen.

Sport stärkt das Immunsystem

Das Immunsystem des menschlichen Organismus wird durch sinnvolle sportliche Betätigung stabilisiert. Die körpereigenen Abwehrkräfte werden gestärkt, die Anfälligkeit gegenüber Erkältungskrankheiten wird reduziert. Das Motto „viel hilft viel" ist aber auch hier falsch. Nur sinnvolles und abgestimmtes Training verbessert das Immunsystem. Ein Übertraining oder eine Überbelastung kann sogar im Freizeitsport zu gegenteiligen Effekten führen.

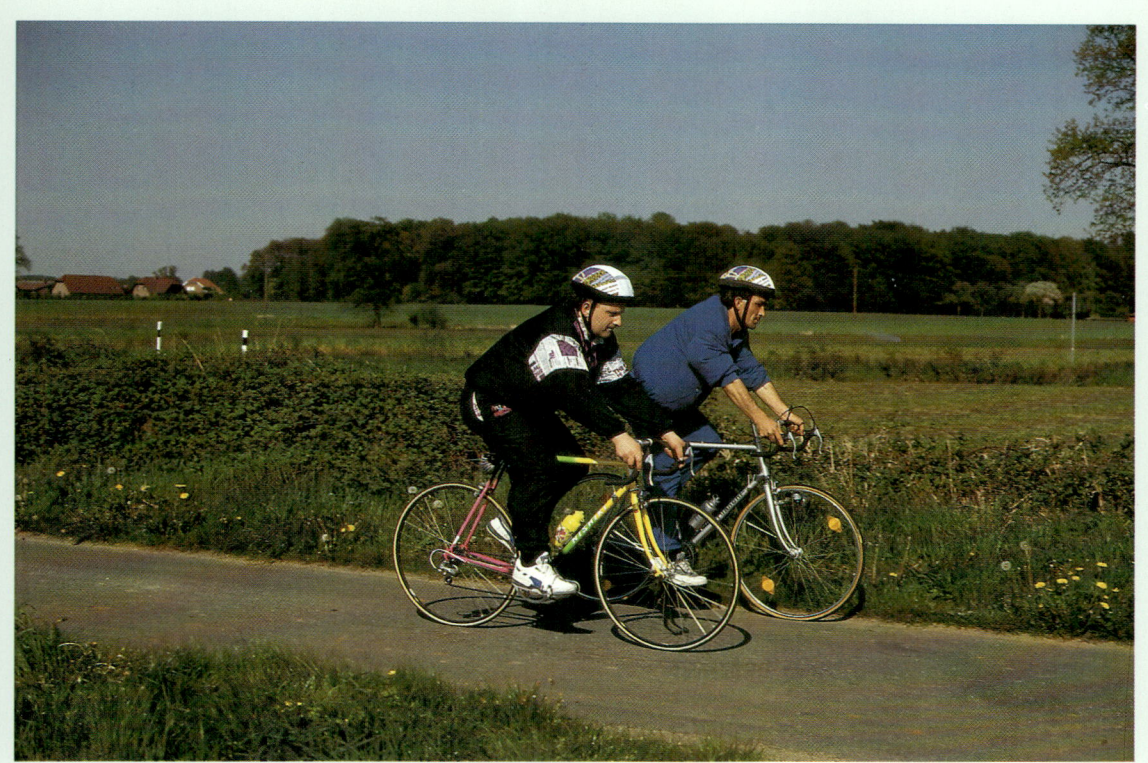

Sport macht Knochen fest

Osteoporose beschreibt die quantitative Verminderung des Knochengewebes bei erhaltener Knochenstruktur. Verursacht wird sie durch einen gesteigerten Knochenabbau und/oder einen verminderten Knochenaufbau. Als Erkrankung, die häufig bei älteren Personen auftritt, besonders bei Frauen nach den Wechseljahren ist sie verbunden mit einem niedrigen Östrogenspiegel. Vorbeugen bedeutet, durch einen aktiven Lebenswandel die Entwicklung der Knochenmasse zu maximieren. Dies erreicht man durch Kraftübungen und eine angemessene Calciumzufuhr. Unglücklicherweise nimmt die Fähigkeit des Organismus, Calcium aufzunehmen, mit zunehmendem Alter ab.

Die Empfehlungen für die Calciumaufnahme liegen bei 900 mg pro Tag (DGE). Etwa 30 Prozent des Calciums in der Nahrung werden vom Verdauungstrakt absorbiert. Um die Calcium-Aufnahme im Organismus zu erhöhen sind Vitamin D, gesteigerte physische Aktivität und eine verminderte Eiweißzufuhr sinnvoll. Mit mehr Eiweiß produziert der Körper mehr Urin, durch den auch viel Calcium abgesondert wird. Natürlich müssen adäquate Proteinmengen zugeführt werden, um den Bedarf für Gewebeneubildung, Enzymsynthese usw. zu decken. Milchprodukte sind besonders gut zur Calciumversorgung geeignet, da der Milchzucker (Lactose) die Calciumabsorption fördert.

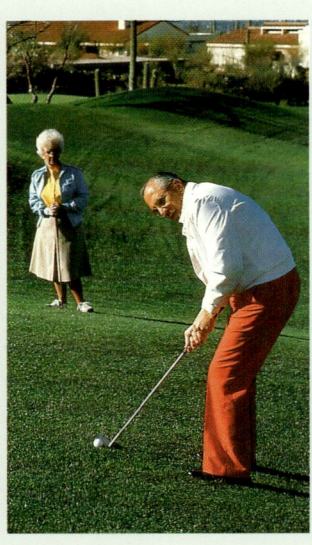

Gerade der gesundheitlich belastete Mensch sollte auf sportliche Aktivitäten nicht verzichten. In Deutschland gibt es immer mehr Coronar-Sportgruppen, in denen Menschen, die einen Herzinfarkt hatten oder infarktgefährdet sind, durch Sport geholfen werden kann.

Kropf – so unnötig

Die Schilddrüsenhormone Thyrosin und Trijodthyronin sind verantwortlich für den Stoffwechsel der Kohlenhydrate, Fette und Eiweißkörper. Körperliche Aktivität führt zu einer vermehrten Hormonbildung. Somit erhöht sich auch der Jodbedarf. Neben jodiertem Speisesalz enthalten nur noch Fisch und Milchprodukte sowie einige Mineralwasser dieses wichtige Spurenelement in nennenswerten Mengen. Eine ausreichende Jodzufuhr wirkt der Kropfbildung entgegen.

Sport – die natürliche Verdauungshilfe

Verdauungsschwierigkeiten sind typisch für unser modernes Leben. Einmal ernähren sich viele Menschen zu einseitig und ballaststoffarm, zum anderen fehlt es ihnen an der nötigen Bewegung. Kein Wunder, daß sich der Darm längerfristig diesem Rhythmus anpaßt und seinerseits träge wird. Abführmittel oder Laxantien sind als kurzfristige Hilfen in außergewöhnlichen Situationen gedacht, etwa wenn der Darm auf Reisen aus dem Tritt gerät, in ungewohnter Umgebung oder auch bei einem Krankenhausaufenthalt.

Zur Aktivierung des Darms auf natürliche Weise gehören vor allem gezielte Ernährungsmaßnahmen und viel Bewegung.

* Frühstück mit viel Ballaststoffen (Vollkornbrot, geschrotete Leinsamen, Kleie) und frisches Obst.
* Sofort nach dem Frühstück Gang zur Toilette und sich fünf Minuten entspannt Zeit nehmen.
* Viel Bewegung: Fußweg zur Arbeitsstelle, Treppen steigen, jede Gelegenheit zum Laufen oder Radfahren nützen, regelmäßig schwimmen.
* Bei allen Mahlzeiten auf viel Ballaststoffe, Rohkost, Salate und Obst achten und viel trinken (Mineralwasser, Fruchtsäfte, Buttermilch).
* Gymnastik wie Radfahren oder in Rückenlage die Beine beugen und wieder anziehen.
* Geeigneten Getränken und Speisen stets etwas Milchzucker beifügen, denn Milchzucker ist die natürliche Alternative zu Abführmitteln.

Milchzucker fördert die Verdauung und zusätzlich die Aufnahme wichtiger Mineralstoffe und Spurenelemente.

Placebo und Mythos –
das Geheimrezept zum Sieg?

Der Mythos vom Zaubertrank, von den Wunderwirkungen bestimmter Lebensmittel wie Steaks, Eiern, Gelee Royal, Knoblauch, Müsli oder bestimmten Lebensmittelbestandteilen wie Vitamine und Mineralstoffe, steckt tief in uns. Nicht nur bei den Sportlern, bei jedem von uns, und auch in den Comics von Asterix und Obelix steht diese Vorstellung im Vordergrund. Wer kennt sie nicht, die berühmte Szene: Wenn der Zaubertrank getrunken wurde, konnten die Römer sich auf etwas gefaßt machen. Scharen von gewaltigen Herausforderern, wahre Kolosse wurden mühelos besiegt. Hinkelsteine wurden meilenweit geschleudert. Davonjagende Pferdegespanne mit entsetzten römischen Kriegern wurden gleich einem rasenden Blitz überspurtet. Wir lachen darüber. Über uns selber zu schmunzeln fällt jedoch schon schwerer.

Sind wir in der heute so aufgeklärten Welt wirklich viel besser?

In der Antike haben die olympischen Ringer das Fleisch von starken Stieren bevorzugt, um damit auch die Kraft übertragen zu bekommen.

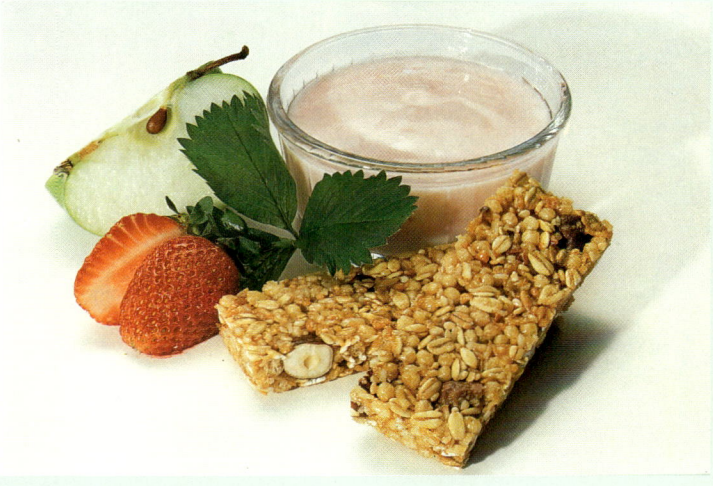

Die Läufer bevorzugten Fisch und Antilopenfleisch, um dadurch deren Gewandtheit und Schnelligkeit aufzunehmen.

Und heute? Hört und liest man nicht immer wieder, daß Eier potent, Steaks stark, Vitamindrinks fit machen? Wer hat sich noch nicht dabei erwischt, sich ganz einfach besser oder nur wacher zu fühlen, nachdem er an einer der immer zahlreicher werdenden Vitaminbars einen frischgepreßten Obst- oder Gemüse-Cocktail, selbstverständlich aus Bio-Möhren, genossen hatte?

Nicht ohne Komik: Auch die Fitneß-Jünger mit ihren eingedosten Iso-Drinks, Protein- oder Eiweiß-Power-Pulvern und Ausdauer-Energie-Barren.

Es geht auch ohne Fertigprodukte. Man kann diese Fitmacher auch selbst herstellen.

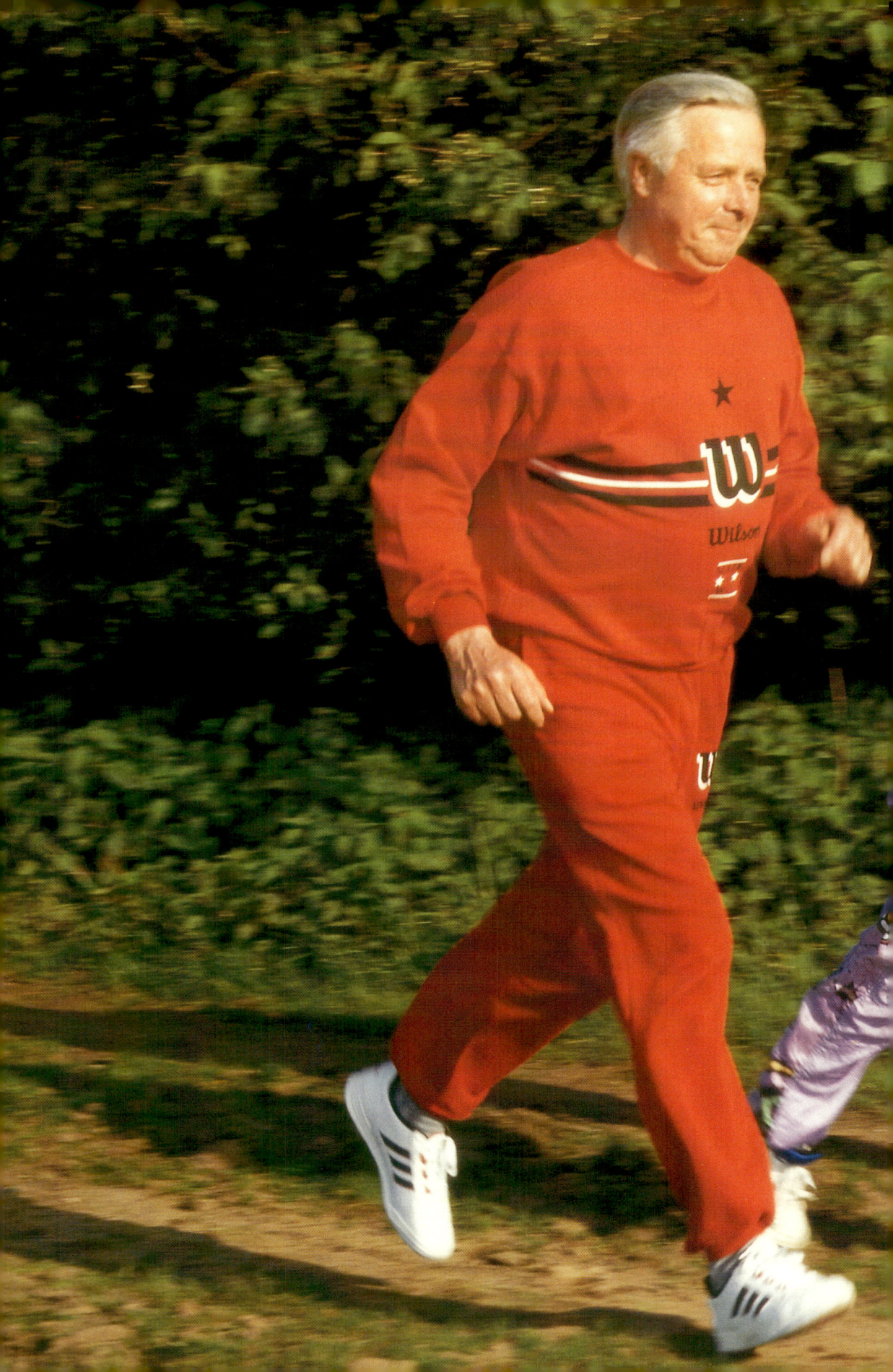

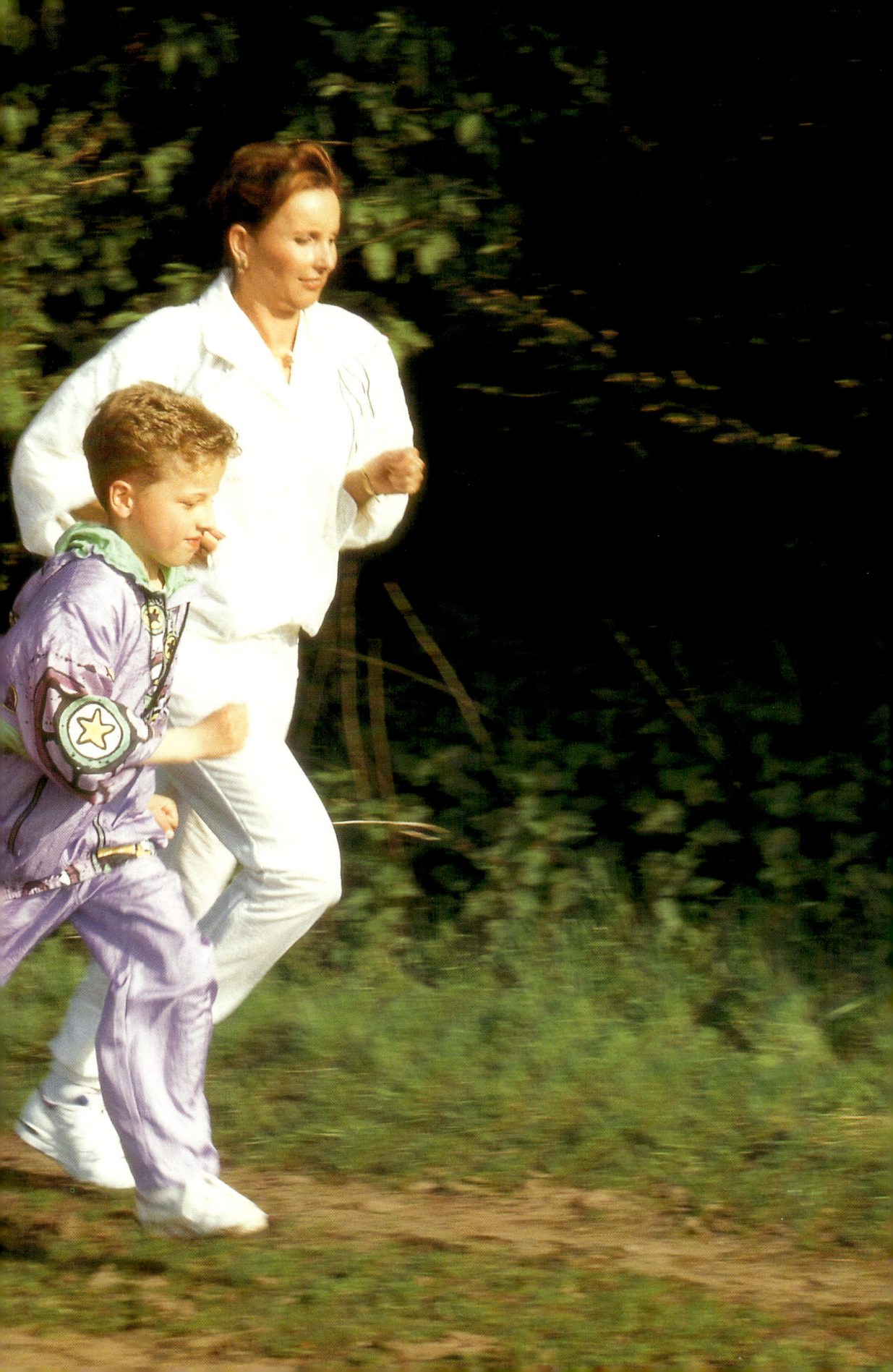

Sport ist für Alle da

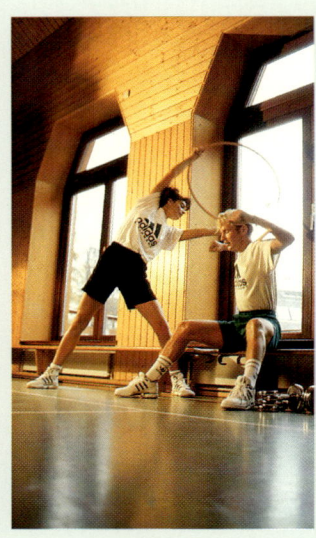

Mehr Lebensfreude durch Sport: Der Sport kann auch zum Abbau von psychischen Belastungen und Streß beitragen. Aggressionen können durch Sport vermindert werden. Läufer bezeichnen dieses als „Frust von der Seele laufen".

Der unmittelbare Anstoß für sportliche Aktivität ist oft emotional. Der Freund, die Freundin oder das Umfeld veranlassen den Interessierten, sich wieder sportlicher Aktivität zuzuwenden – wie auch immer, es gibt gewisse Grundregeln, die beachtet werden sollten, bevor mit dem Sport begonnen wird. Entscheidend ist die Wahl der Sportart. Sie muß den persönlichen Neigungen und Interessen sowie den körperlichen Voraussetzungen gerecht werden. Es ist nicht sinnvoll, mit einer Sportart zu beginnen, nur aufgrund irgendwelcher äußeren Zwänge; sei es weil man „mitreden" will oder eine bestimmte Sportart zur Zeit „in" ist. Der Sport, der einem nicht entspricht, wird frühzeitig wieder aufgegeben. Der Betroffene wird seinen Spaß an dieser und eventuell auch an anderen Sportarten nie erreichen oder schnell wieder verlieren.

Entscheidungshilfen für die richtige Wahl der Sportart gibt es genug.

Erfahrungen nutzen

Eigene Erfahrungen mit der Sportart in der Vergangenheit oder der eigenen Jugend nutzen. Hilfreich, wenn der Sport schon von der Familie, Freunden oder Bekannten betrieben wird.

Umfeld klären

Wie weit sind Trainings- und Übungsplätze vom Wohnort entfernt? Wer betreibt diesen Sport noch?

Gemeinsam mit dem Sport beginnen

In der Gruppe fällt es oft leichter, eine neue Sportart zu erlernen oder überhaupt mit Sport zu beginnen. Erkundigen Sie sich nach Kursen im Verein, Lauftreff oder Fitneß-Studio. Bei Mannschafts- und Spielsportarten ist der Anschluß an einen Verein oder eine Hobbyvereinigung sogar ein sinnvolles „Muß". Aber auch Individualsportarten wie das Laufen oder das Fahrradfahren sind bei Ausübung innerhalb einer Gruppe oft das schönere Erlebnis. Nicht nur für den Beginner ist es sinnvoll, sich mit anderen Sportlern auszutauschen, Tips und Anregungen einzuholen. Für den Einsteiger erleichtern „erfahrene Hasen" den Beginn und sichern den Spaß an der neu erwählten Sportart.

Sport knüpft auch soziale Kontakte in einem neuen Lebenskreis. Bekanntschaften werden vertieft, Freundschaften entstehen. Der Sport fördert die Entwicklung, die Geselligkeit und die Kameradschaft in einer Gemeinschaft.

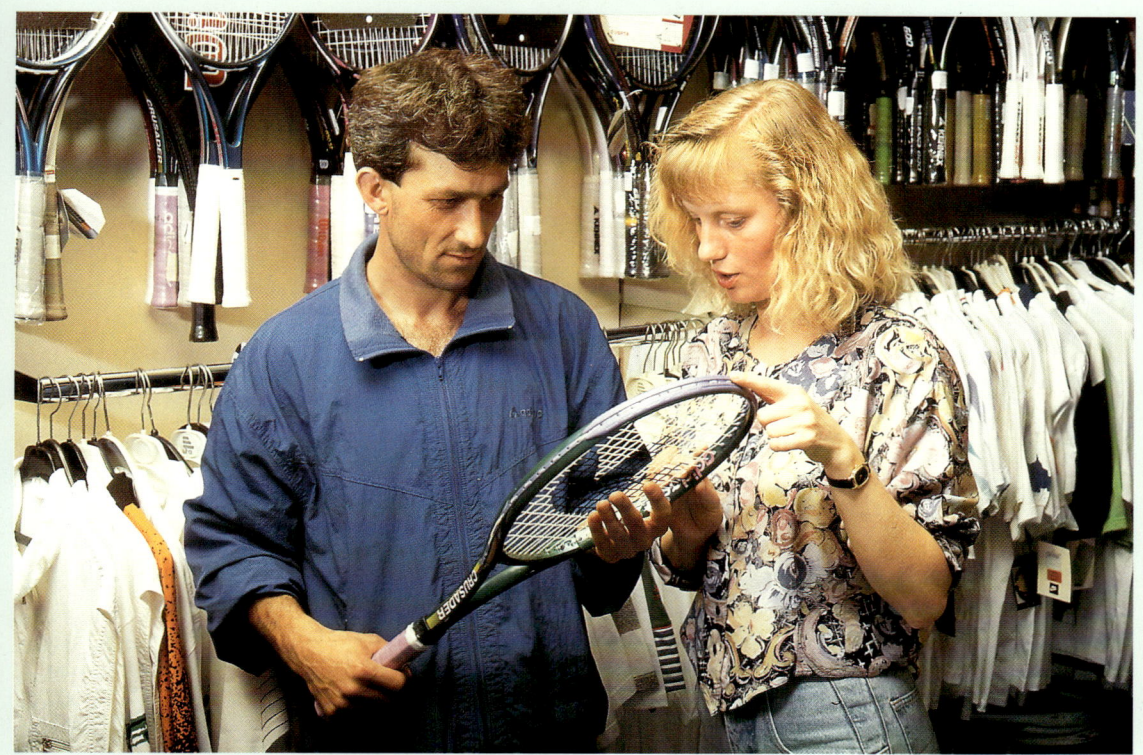

Bei der Wahl der Sportausrüstung bzw. der Sportgeräte sind einige Regeln zu beachten. Die fachliche Beratung durch ein geeignetes Sportgeschäft, durch den Sportarzt oder Trainer kann helfen. Generell ist es für den Beginner nicht ratsam, Ausrüstung minderer Qualität zu erstehen: Durch schlechte und qualitativ minderwertige Sportausrüstungen (billiger und qualitativ schlechter Tennisschläger, ungeeignete Ski-Ausrüstung oder ein den Körpermaßen nicht entsprechendes Fahrrad) kann der Spaß am Sport schnell verdorben werden.

Zudem kann eine falsche Sportausrüstung gesundheitliche Schäden verursachen. So können zum Beispiel durch falsches Schuhwerk beim Laufen Verletzungen und Schädigungen des Bewegungsapparates auftreten (schlechte Fußbettung, schlechte Dämpfung).

Beachte: Je spezieller der Ausrüstungsgegenstand desto mehr ist der gute Rat gefragt – z.B. durch den sporterfahrenen Fachberater.

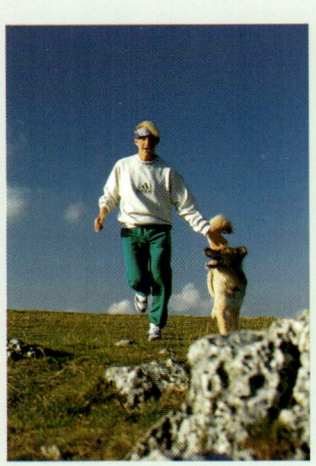

Wer rastet, der rostet: Ein Muskel, der nicht regelmäßig gefordert wird, verliert an Festigkeit.

Laufen

Dieses ist die Sportart, die von jedem durchgeführt werden kann, egal ob jung oder alt. Allerdings sollte sowohl der Neu- wie der Wieder-Einsteiger ab 35 Jahren vor Beginn der sportlichen Tätigkeit ein Belastungs-EKG durchführen lassen. Wenn dieses in Ordnung ist, steht einer „Läuferkarriere" nichts im Wege. Nur für Personen mit einem hohem Übergewicht ist das Laufen nicht empfehlenswert. Das Übergewicht sorgt für zusätzliche Belastung der Gelenke beim Laufen.

Für die Läuferin/den Läufer generell, insbesondere aber ab etwa dem 60. Lebensjahr gilt: auf ausreichende Flüssigkeitszufuhr achten. Kohlensäurearme Mineralwasser mit viel Natrium-Hydrogencarbonat sind besonders gut geeignet. Ein ausreichend hoher Wassergehalt im Organismus wirkt dem Elastizitätsverlust von Knochen und Gewebe und somit der Verletzungsanfälligkeit entgegen. Regelmäßiges Lauftraining ist geeignet, die Herz- und Kreislaufleistung des einzelnen spürbar zu verbessern.

Die Ausdauerleistung kann individuell trainiert werden. Meist bewirkt das Lauftraining auch einen positiven Einfluß auf geistige und seelische Ausgeglichenheit. Außerdem beeinflußt die Ausdauersportart Laufen positiv Blutdruck, Cholesterinspiegel, Darmfunktion und Immunstoffwechsel. Der individuell sinnvolle Trainingsbereich (Pulsfrequenz) ist abhängig von der Ruhepulsfrequenz, dem Alter und dem Trainingszustand. Als Faustregel kann gelten: Die Leistung zwischen 130 und 150 Pulsschlägen pro Minute erbringen, wobei die obere Grenze für die unter Vierzigjährigen gilt. Wichtig scheint zudem, daß auch bei gut ausdauertrainierten Freizeitsportlern Trainingseinheiten von mehr als 30–40 Trainingskilometern pro Woche nicht gesundheitsförderlich sind. Längere Laufstrecken rufen Schäden und Verletzungen am Bewegungsapparat hervor. Des weiteren sind diese Laufstrecken meist unerkannter physischer und psychischer Streß für den Einzelnen.

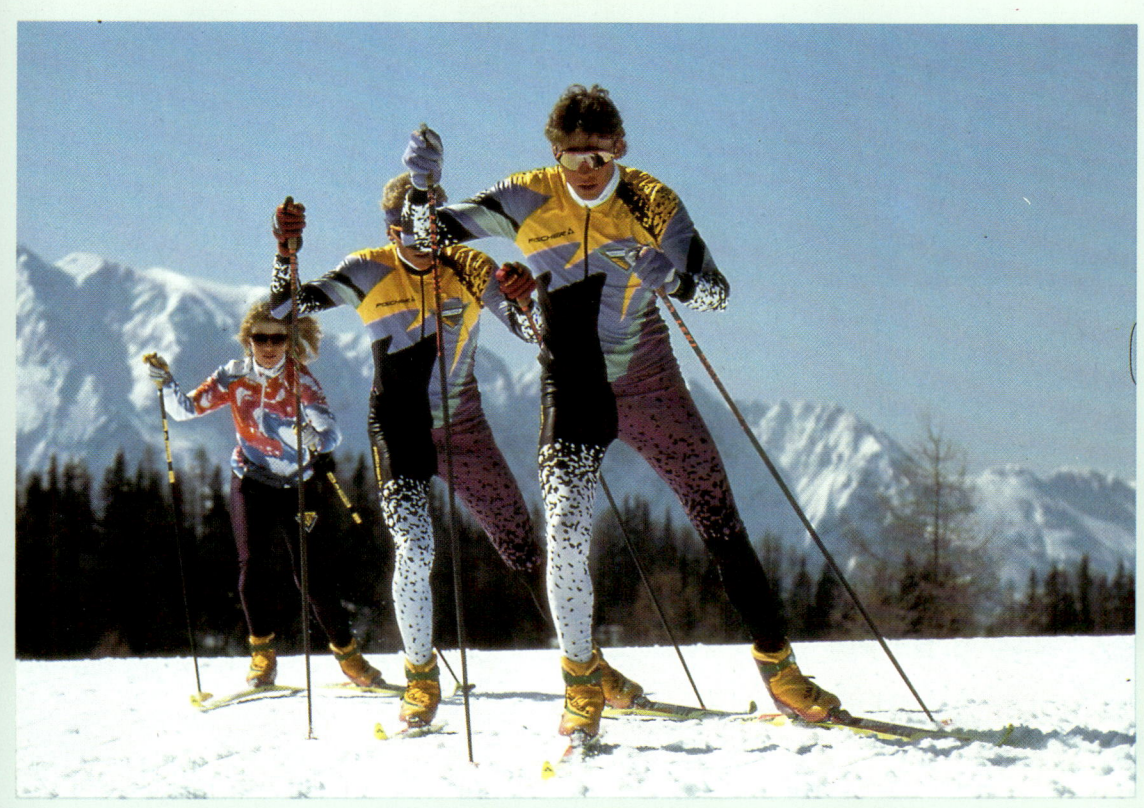

Skilanglauf und Radfahren

Dieses sind Sportarten, die ähnlich wie das Laufen für alle Altersstufen geeignet sind. Die Gelenke werden jedoch weniger belastet, was gerade für ältere und arthrosegefährdete Menschen sowie für Übergewichtige von Vorteil ist. Insbesondere der Skilanglauf hat einen positiven Effekt auf das Herz-Kreislauf-System sowie den Haltungs- und Bewegungsapparat. Die Muskulatur wird allseitig gefordert, Bewegungskoordination geschult und erhalten. Dieses schützt auch im Alltag vor Verletzungen.

Gefahr besteht sowohl beim Radfahren als auch beim Skilanglauf meist bei schnelleren Bergabfahrten.

Dieser Gefahr kann durch überlegte Streckenplanung und entsprechende Vorsicht vorgebeugt werden. Erfahrene Radfahrer versuchen, ihren Tritt rund und ökonomisch zu gestalten. Untersuchungen haben gezeigt, daß geübte Radfahrer immer, wenn es ihnen möglich ist, mit einer Trittfrequenz von etwa 90 Pedalumdrehungen fahren, obwohl eine Frequenz von 60 Umdrehungen je Minute auf den ersten Blick als optimal erscheint. Vermutlich liegt das daran, daß dem menschlichen Organismus eine schnellere Bewegung mit geringerer Kraftbelastung leichter fällt als eine langsamere Bewegung mit entsprechend höherer Belastung.

Aus diesen Regeln sollten Sie folgende Schlüsse ziehen:
* Meiden Sie möglichst schwere Übersetzungen.
* Wählen Sie stets einen Gang, den sie noch rund treten können (90 U/ min).
* Bewegen Sie die Beine immer locker und parallel zum Rahmen, ihre Knie zeigen nach vorne und nicht nach außen.
* Ihre Oberarme und Ihre Arme bleiben ruhig und locker.

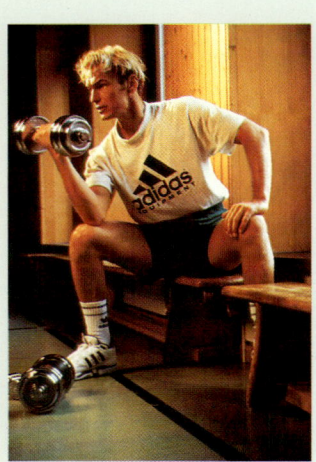

Bei sinnvollem und kontrolliertem Kraft-/Fitneßtraining überwiegen die Vorteile die möglichen Nachteile, insbesondere wenn ein Kreislauf- und Beweglichkeitstraining integriert wird.

Fitneßtraining/Krafttraining

Hierbei werden hohe Anforderungen an den Bewegungs- und Haltungsapparat gestellt. Wenn keine Vorschäden bestehen, ist ein sinnvolles und unter Anleitung durchgeführtes Krafttraining durchaus empfehlenswert. Denn eine gut ausgebildete Muskulatur schützt und schont die Gelenke, wirkt sozusagen als „Stoßdämpfer". Wenn bereits Schwachstellen an den Gelenken, Bändern, Sehnen oder Muskeln bestehen, drohen Gefahren durch Überlastung oder Fehlbelastung. Hier treten zum Beispiel Knochenhautentzündungen, Muskelzerrungen oder gar Muskelrisse häufig auf. Bei jungen Menschen (etwa bis 18 Jahre) werden Muskelaufbaureize schneller umgesetzt, als die Anpassung von Knochen, Bändern und Sehnen erfolgen kann.

Schmerzhafte Schädigungen wie zum Beispiel Gelenküberlastung mit einer Gefahr der Früharthrose (Gelenkverschleiß) sind die Folge. Auch können muskuläre Überlastungsschäden entstehen.

Aus diesen Gründen sollte intensives Krafttraining erst nach dem 20. Lebensjahr durchgeführt werden.

Etwa ab dem 40. Lebensjahr kommt es zu einer natürlichen Verminderung der Gelenkbeweglichkeit. Folge davon ist eine unter Umständen unkorrekte Durchführung von Kraftübungen. Hierdurch können Fehlbelastungen am Bewegungsapparat entstehen. Dieses kann beispielsweise den eintretenden Gelenkverschleiß beschleunigen.

Mannschaftssportarten (Fußball, Handball, Volleyball ....)

Meist werden diese Sportarten intensiv bis etwa zum 40. Lebensjahr durchgeführt. Es besteht ein enges Zusammenspiel verschiedenster Komponenten körperlicher Betätigung. Das Herz-Kreislauf-System wird trainiert, die Ausdauerfähigkeit gesteigert, Kraft und Geschicklichkeit werden gefördert, die Bewegungskoordination geschult.

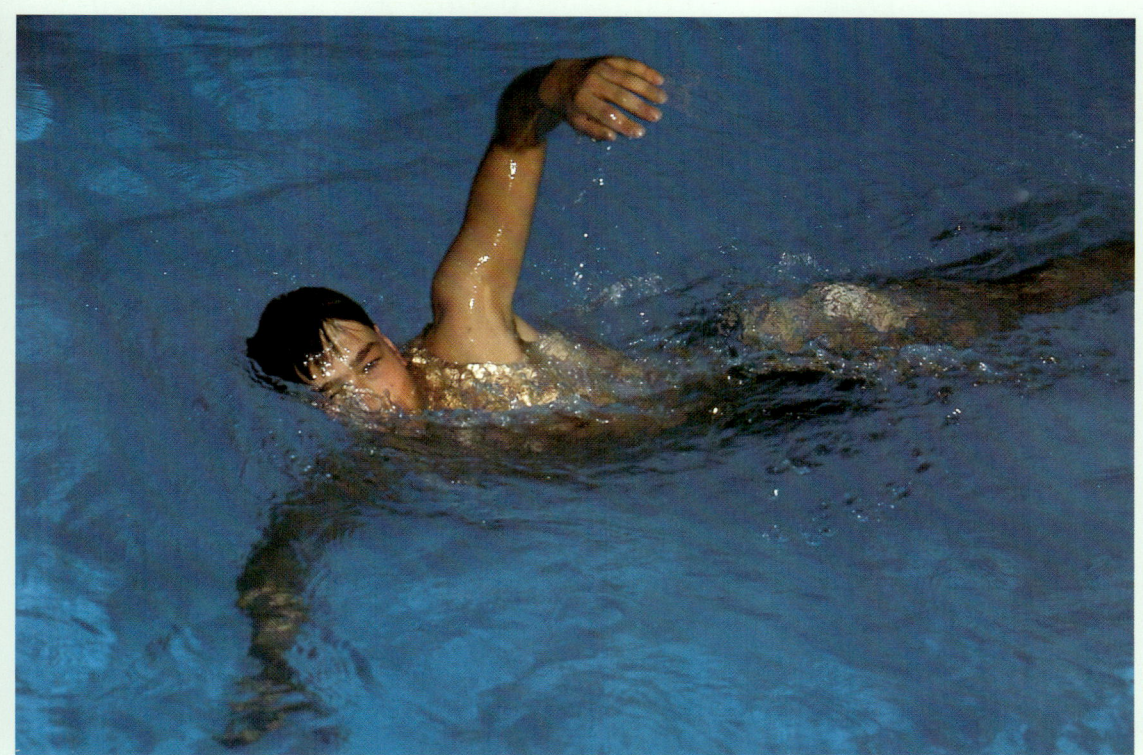

Für Kinder und Jugendliche kommt hinzu, daß durch den Mannschaftssport die gerade in diesem Alter sehr wichtigen sozialen Kontakte gefördert und kameradschaftliches Verhalten erlernt werden. Doch auch wer deutlich über dreißig hinaus ist, kann Fußball, Handball, Faustball, Wasserball spielen oder es sogar erst lernen. Allerdings sollte die zunehmende Leistungsfähigkeit berücksichtigt werden, insbesondere des Haltungs- und Bewegungsapparates. So sollten am besten der spielerische Effekt, der Spaß am Sport und das gesellige Zusammensein gegenüber dem Wettkampfdenken deutlich im Vordergrund stehen.

Schwimmen

Der Mensch fühlt sich im Wasser leichter – der Mensch ist im Wasser leichter. Dieses Phänomen folgt physikalischen Grundgesetzen. Auch dem gehandicapten Freizeitsportler bietet das Schwimmen ideale Voraussetzungen. Schwimmen ist geeignet, die Ausdauer zu trainieren, ist darüber hinaus ideal zu dosieren und den individuellen Ansprüchen anzupassen. Steifigkeit und Defizite des Bewegungsapparates können aufgearbeitet werden, ohne daß die Gefahr einer Überlastung droht.

Geben Sie sich selbst mehr Zeit, um sich an die Leistungserbringung zu gewöhnen. Die Atemtechnik paßt sich an. Überlastungen und Beschwerden werden vermieden.

19

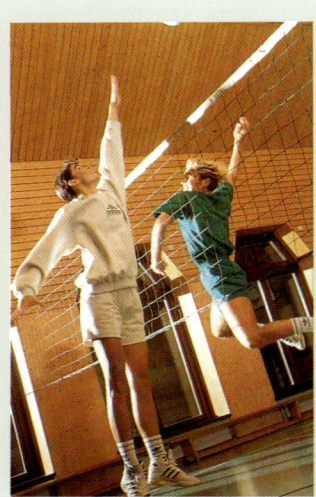

Merkregel: Zunächst mit einer „weniger sensationellen Sportart" beginnen. Wenn möglich, sich einer Gemeinschaft anschließen.

Allgemein anerkannt sind die positiven Einflüsse des Schwimmens bis ins hohe Alter auf die Psyche des Menschen, ebenso wie die Anregung von Stoffwechselvorgängen, die insbesondere auf der Verbesserung der Durchblutung beruhen. Die Temperatur und der Druck des Wassers setzen Trainingsreize, die zur Anpassung von wichtigen Regulationsmechanismen des Organismus führen. Eine Verbesserung der Stoffwechsel-, Atem- und Durchblutungsfunktion ist nur ein Ergebnis. Die Bewegung an der frischen Luft und der Temperaturwechsel (Luft/Wasser) härten den Körper ab – die Häufigkeit von Erkältungskrankheiten geht zurück. Bei allen Vorteilen, die ein Fitneß-Training im Wasser bietet, gibt es auch Einschränkungen: Herzinfarktpatienten, Menschen mit einem geschwächten Herz-Kreislauf-System und Personen mit schweren Herzrhythmusstörungen sollten den Aufenthalt im Wasser meiden. Unterziehen sie sich vor Aufnahme ihres Fitneß-Trainings im Wasser einer ärztlichen Untersuchung.

Wandern/Bergwandern

Wandern und Bergwandern sind echte sportliche Betätigungen. Auch hier können Ausdauerleistungen geschult werden. Streßgeplagte Menschen erwähnen positiv den guten Ausgleich zur Alltagshektik in diesen Sportarten. Ganz wichtig ist die Streckenwahl: Ebene, hügeliges oder alpines Gelände stellen unterschiedlichste Anforderungen, und ein Anfänger kann sich gerne reizvolle Touren ebenso zusammenstellen wie der Hochalpinist.

Doch bergige und alpine Regionen sind den Geübten vorbehalten und müssen entsprechend vorgeplant sein. Auch gesunde Erwachsene benötigen Anpassungszeiten für Aufenthalte in größeren Höhen. Die Umstellungszeiten betragen für den Gesunden etwa 2 Tage bei Aufenthalten in 2000 und etwa 4 Tage in 3000 Meter Höhe. Auf korrekte Ausrüstung ist zu achten. Bei allen Touren sollten Sicherheits- und Kraftreserven individuell eingeplant werden. Unter den vorgenannten Bedingungen ist eine gefahrlose Ausübung dieser begeisternden Sportart möglich.

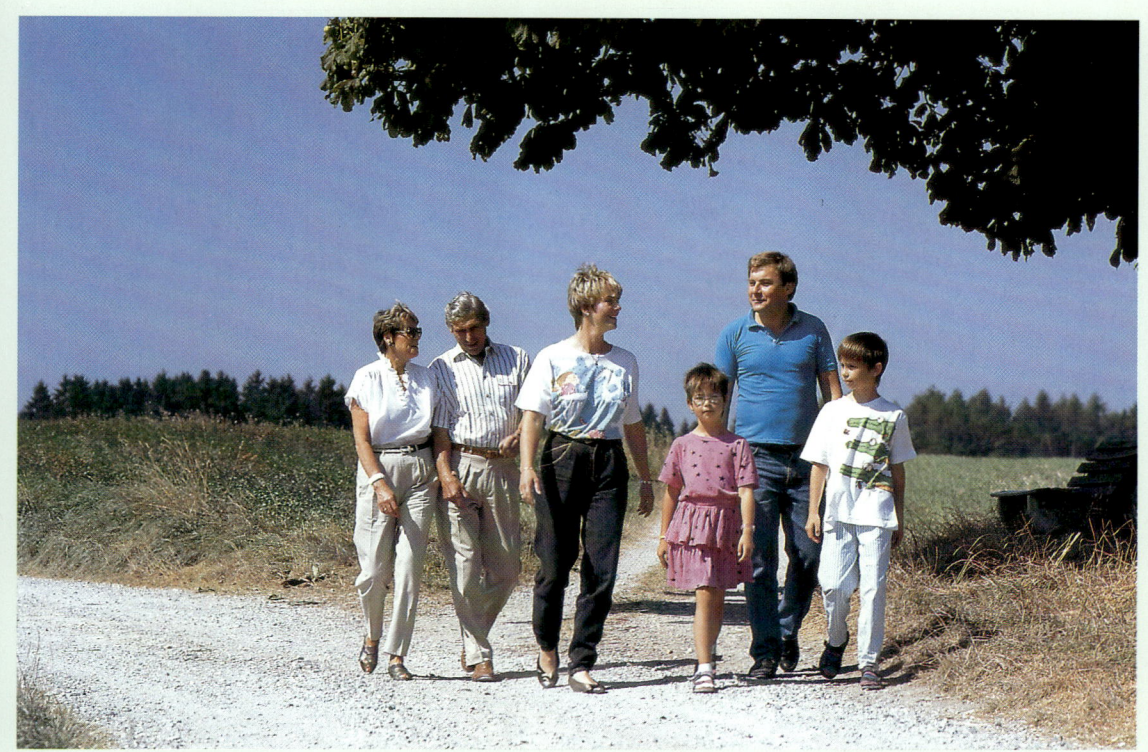

Vollständig war diese kurze Vorstellung gängiger Sportarten sicher nicht. Es verbindet sie jedoch, daß sie in breiten Kreisen der Bevölkerung ausgeübt werden und – als Freizeitsport betrieben – keinen zu hohen Aufwand erfordern. Es gibt noch allerlei Betätigungen, die geeignet sind, das körperliche und geistige Wohlbefinden zu fördern: Tennis, Tischtennis, Badminton, Fechten, Golf, Tauchen, Judo, Wasserski, Hochseesegeln und vieles andere mehr.

Doch unbestritten betreffen sie alle weitaus weniger Leute als Wandern, Laufen, Schwimmen oder Radfahren. Viele dieser Sportarten stellen in technischer und finanzieller Weise hohe Anforderungen. Außerdem stellen viele von der nötigen Körperbeherrschung her sehr hohe Anforderungen, verlangen jahrelanges Training, damit die Sporttreibenden selbst und die möglichen Zuschauer richtig zufrieden sind.

„Weniger ist oft mehr."
Der menschliche Organismus kann durch falsche körperliche und geistige Belastungen überfordert werden.

21

EIN WENIG SPORTMEDIZIN

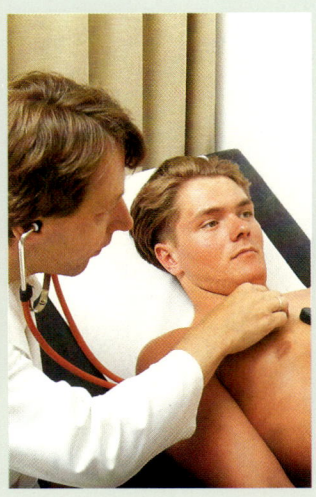

Merke: Vor Beginn einer zweiten Sportkarriere steht immer eine ärztliche Untersuchung.

Fit sein lohnt sich

Einmal ganz weg von Trainingsqualen und Doping-Skandalen, den unliebsamen Begleitern des Spitzensports: Fit zu sein lohnt sich, für jeden. Man weiß nach ein bis zwei Stunden Gymnastik, Tennis oder Laufen genau, warum man müde ist, schläft besser, fühlt sich einfach wohl.

Bleibt man von schwereren Verletzungen verschont, so kann, sportmedizinisch überwacht, fast jeder überwiegend auf Ausdauer beruhende Sport bis ins hohe Alter ausgeübt werden.

Besonders zu begrüßen ist, wenn bereits Kinder regelmäßig zu sportmedizinischen Vorsorgeuntersuchungen gehen. Die meisten Länder bieten dies kostenfrei an und sehen jährliche Wiederholungen vor. Hier können Entwicklungsstörungen frühzeitig erkannt werden, und Beratungen für Kinder, Jugendliche und Eltern unterstützen eine ideale körperliche Entwicklung.

Haben Erwachsene allerdings viele Jahre mit aktivem Sport ausgesetzt, dann sollten sie sich medizinisch gründlich durchleuchten lassen, bevor sie wieder anfangen. Dazu eignet sich beispielsweise der Gesundheits-Check, wie ihn alle zwei Jahre die über 35jährigen

kostenlos beim Hausarzt vornehmen lassen können. Eine Untersuchung, die, ganz gleich, ob man Sport treibt, sich gesund fühlt oder nicht, immer sinnvoll ist. In diesem Rahmen wird auch ein Belastungs-EKG durchgeführt, Blut und Urin werden getestet. Häufig werden auf diese Weise Schwächen und beginnende Erkrankungen erkannt, von denen die Betroffenen noch nichts merken. Auch Risikofaktoren wie Rauchen, Bewegungsarmut, falsche Ernährung und Streß lassen sich erörtern und Ansätze erarbeiten, sie auszuschalten. Individuelle Gespräche führen zum gesunden Weg durchs Leben. Die meisten Ärzte sind dem Sport gegenüber so aufgeschlossen, daß sie gut raten können, welche Sportarten geeignet sind, die persönliche Fitneß zu verbessern. So werden Sie wohl immer hören: Stets gut aufwärmen, lockern, dehnen, dann das „richtige" Training durchführen, das ganze zwei- bis dreimal die Woche bei nicht zu hohem Puls.

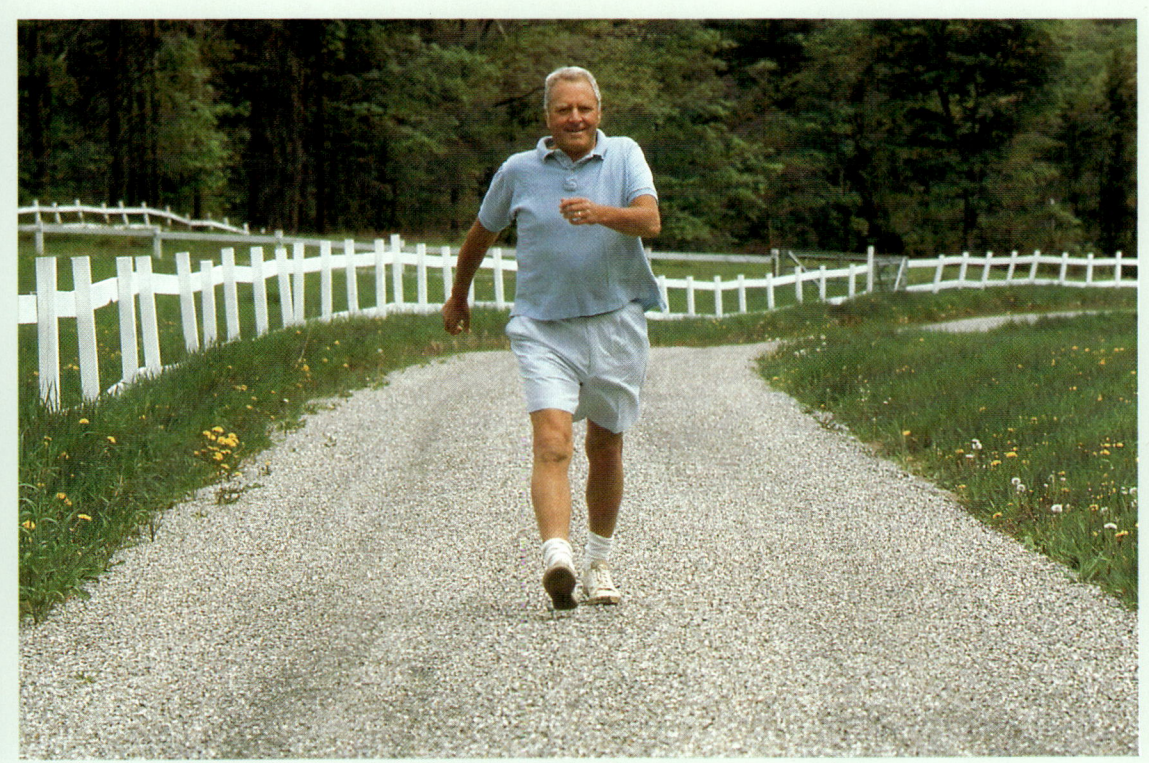

Ärztin oder Arzt vom richtigen Fach wissen auch dann Bescheid, wenn Sie bereits Schwächen am Bewegungsapparat, muskuläre Defizite und Fehlhaltungen besitzen. Viele können sehr genaue Anleitungen für Ihr Training geben. Speziell Erkrankten an Herz und Kreislauf sowie am Bewegungsapparat haben viele Mediziner früher direkt von sportlicher Betätigung abgeraten. Doch mittlerweile hat man erkannt, wie sinnvoll zielgerechtes und kontrolliertes körperliches Training ist. Bei Arthroseleiden ist regelmäßige und sinnvolle Bewegung und Belastung der betroffenen Gelenke eine gute Therapieform. Die kontinuierliche Bewegung und Belastung eines Gelenkes erhöht die Durchblutung der Gelenkkapseln.

Die Ernährung der betreffenden Gelenke verbessert sich. Durch Belastungs- und Dehnreize wird mehr und qualitativ bessere Gelenkflüssigkeit in dem entsprechenden Gelenk gebildet. Der Verschleiß wird gemindert. Die Funktion der Gelenke bleibt länger erhalten. Für den Arthrosepatienten ist allein die Auswahl der Sportart wichtig. Erlaubt sind: gleichförmige Sportarten wie Fahrradfahren, Schwimmen, Wandern.

Die Kombination macht's, ob ein Ding gut oder bös' ist. Fitneß- und Krafttraining sinnvoll kombinieren ist der richtige Weg.

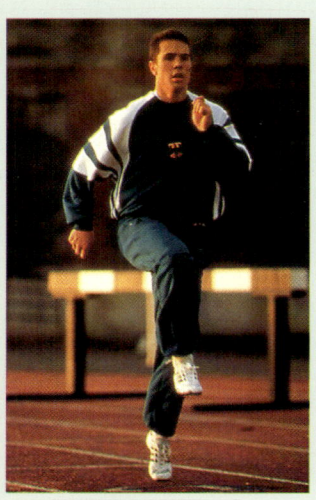

Geben Sie sich selbst mehr Zeit, um sich an die Leistungserbringung zu gewöhnen. Die Atemtechnik paßt sich an. Überlastungen und Beschwerden werden vermieden.

Nichts übertreiben

Sport macht Spaß – das können zu Recht alle behaupten, die damit passiven Sport meinen, die zuschauen und Idole verehren. Sport selbst zu betreiben, tut manchmal auch weh. Dann hat man etwas falsch gemacht, hat zu schnell zuviel erreichen wollen. Wer sich selbst schon einmal den Qualen unterzog, die ein auf Hochleistung gerichtetes Training oft begleiten, weiß gut:

Spitzensportler werden nicht geboren, mit Talent alleine kommt man selten allzuweit, mindestens 90 Prozent der bewunderten Leistungen müssen hart erarbeitet werden.

Weil aber das Gewinnen Ziel, ja Beruf fast aller Hochleistungssportler ist, werden die Mühen von ihnen selbst eine Zeitlang vergessen, wenn der Erfolg kommt.

Umstritten und widersprüchlich beurteilt ist immer, inwieweit Spitzensport körperliche Dauerschäden verursachen kann. Diese Frage läßt sich hier nicht lösen.

Auf der sicheren Seite werden Sie aber sein, es beim Freizeitsport bei reinen Fitneßzwecken zu belassen und nur in Ausnahmefällen nach guter Vorbereitung ernsthafte Wettkämpfe zu bestreiten. Dann handeln Sie sich zwar vielleicht manchmal einen Muskelkater ein, dies läßt sich meist schnell in Ordnung bringen. Ist der Schmerz wieder behoben, so werden danach – lernfähige – Sportler nicht mehr mit zu hoher Trainingsintensität, falscher Ausrüstung oder übertriebenem Ehrgeiz zu Werke gehen. Sonst vergeht der Spaß, und häufig hört jemand schnell mit einer Sportart wieder ganz auf, anstatt sich Zeit zu lassen, sie in Ruhe zu erlernen, damit sie locker und gekonnt beherrscht wird.

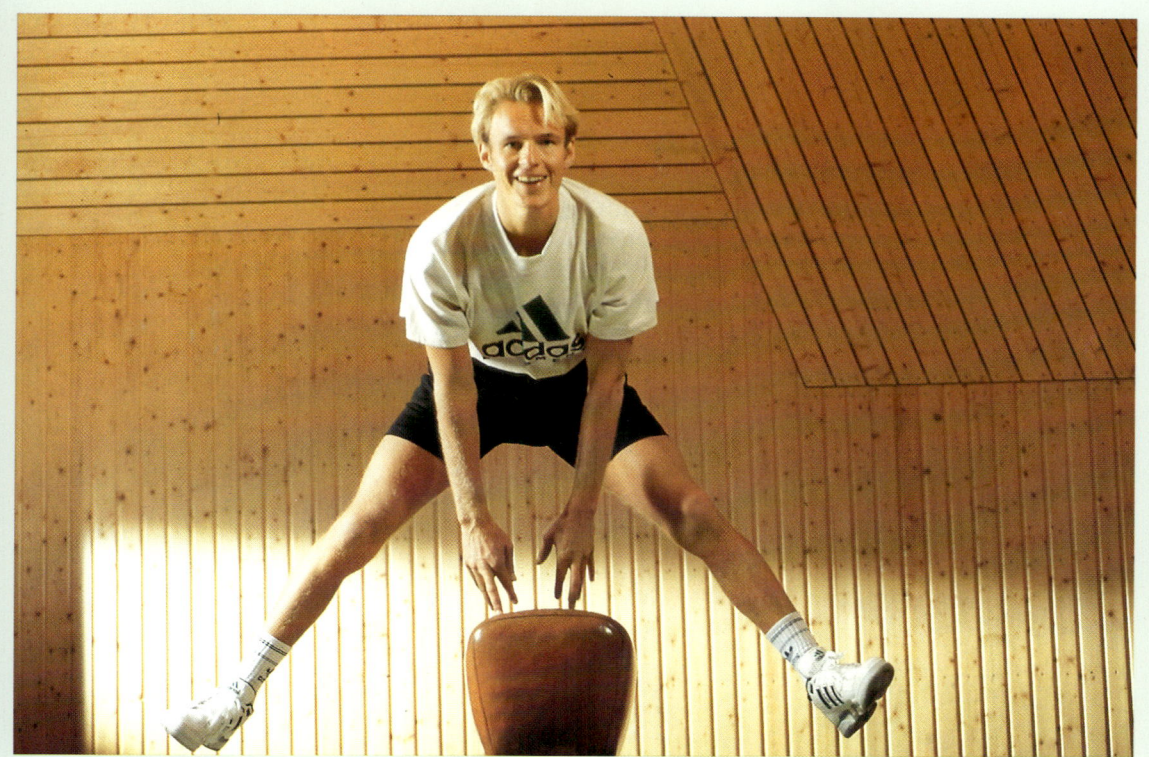

„Tempo 130" auch im Sport

Es gibt eine Faustregel für einen vernünftigen durchschnittlichen Belastungspuls während einer Trainingseinheit: 180 minus Lebensalter. Halten sich beispielsweise Läufer daran, so können sie sich beim Laufen noch sinnvoll unterhalten. Und damit ist die Verknüpfung vom objektiven Kriterium Pulsfrequenz mit dem subjektiven „Wie fühl' ich mich gerade jetzt beim Trainieren?" möglich. Man mißt, wie schnell sich die Herzfrequenz unmittelbar nach einer Belastung wieder normalisiert. Durchschnittlich Trainierte zeigen in der ersten Minute danach einen Abfall der Frequenz von etwa 10 Prozent, nach zwei Minuten von etwa 20 Prozent.

Der Puls gut Trainierter sinkt wesentlich schneller ab, auch subjektiv wird von ihnen eine Anstrengung wesentlich schwächer empfunden.

Leistungssportler indes können alle diese Werte noch erheblich steigern. So liegt der Ruhepuls von guten Ausdauerleistern manchmal derart niedrig, daß ein nicht informierter Arzt erschrecken könnte: Sind bei „Normalen" Pulsfrequenzen von 55 bis 75/Min. in Ruhe üblich, so gibt es unter Langstreckenläufern, Radsportlern oder Skilangläufern nicht zu selten welche, deren Herz deutlich unter 40mal in der Minute schlägt.

„Was Du schwarz auf weiß besitzt, kannst Du getrost nach Hause tragen."
Gute Trainingsaufzeichnungen sagen mehr als 1000 Worte.

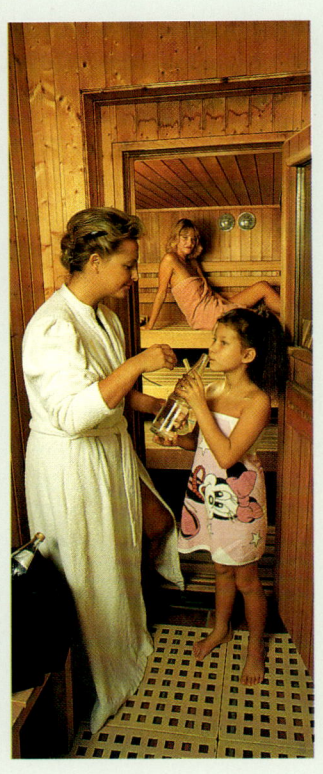

Typ I –
Rote Muskelfasern
Diese Fasern zeichnen sich durch eine langsamere Anspannungsgeschwindigkeit, einen aeroben (aerob = unter Verwendung von Sauerstoff) Stoffwechsel und eine geringe Ermüdung aus. Generell haben gut trainierte Ausdauersportler wie Langstreckenläufer und Radfahrer einen größeren Anteil an Typ-I-Muskelfasern.

Von Muskelfasern und Lactat

Vieles kann trainiert werden, nur seinen vererbten Körperbau wird niemand vollständig verändern können. Lange, dünne Menschen besitzen in der Regel viele rote Muskelfasern (Typ I). Dieser sich langsamer anspannende Fasertyp, dessen Stoffwechsel unter Verwendung von Sauerstoff (aerob) abläuft, ermüdet gering. Voraussetzung dafür: entsprechendes Training, wie es bei Ausdauersportlern üblich ist. Rote Fasern kommen bei jedem Menschentyp in einem bestimmten Verhältnis neben den weißen Muskelfasern vor (Typ II). Weiße Fasern im Übermaß besitzen von vornherein athletische Menschen, die sich dann gern als Sprinter, Weitspringer usw. betätigen. Sie profitieren alle von der Fähigkeit ihrer „weißen Muskeln", schnell anzuspannen und eine Zeitlang ohne Sauerstoff auszukommen (anaerober Stoffwechsel).

Lactat ist das Produkt des anaeroben (sauerstofflosen) Stoffwechsels. Bei zunehmender Belastung steigt der Sauerstoffbedarf des gesamten Körpers, und ab einer gewissen Schwelle (aerob/ anaerob) kann die nötige Energie nicht mehr allein mittels Sauerstoff bereitgestellt werden.

Parallel dazu holen sich z.B. die Muskeln Energie auf anaerobem Wege. So ist eine Aussage für die Ausdauerbelastbarkeit eines Menschen über die Messung des Lactats möglich. Ein Richtwert liegt bei etwa 4 mmol/Liter. Wird mehr Lactat im Körper gebildet, so übersäuert der Sportler, die Leistung geht rapide zurück.

Sauna und Massage

Bei aller Umsicht wird es nicht ausbleiben, daß Sie eines Tages sich komplett müde fühlen. In solch einem Fall hilft dann außer den verschiedenen Arten Gymnastik (ab S. 30) sicher ein Saunabesuch weiter, oder eine fachkundige Massage bringt wieder Schwung in die matten Glieder. Ihre volle Erholungswirkung entfaltet die Sauna dann, wenn Sie 2 bis 3 komplette Saunagänge absolvieren: jeweils vorher abtrocknen, hinein in die Wärme, danach ein kurzer Freiluft-Rundgang, kaltes Duschen und eventuell ein warmes Fußbad.

Sportmassagen von gut ausgebildeten Masseuren oder Physiotherapeuten unterstützen die Erholung nach dem Training.

Zehn Merksätze für die Gestaltung eines Trainingsplanes:

1. Gemeinsam beginnen vor allem Einsteiger leichter, und die Motivation zum Durchhalten ist größer.

2. Laufen oder radeln Sie gerade so schnell, daß Sie sich noch gut unterhalten und so die komplette Strecke zurücklegen könn(t)en.

3. Anfangs nicht zu lange.

4. Auf ebenen oder leicht wechselnden Strecken beginnen.

5. Auf den Stil achten: beim Laufen möglichst locker, Kopf hoch und keinen Katzenbuckel.

6. Richtig und möglichst in mehreren dünnen Schichten sich anziehen. Ausziehen, was zum Schwitzen schon vor Trainingsbeginn führt, Kleidung mit feuchtigkeitsabführenden Eigenschaften bevorzugen.

7. „Warm up" und „cool down", das heißt Gymnastik und Dehnübungen vor und nach dem Training genauso intensiv durchführen wie das eigentliche Training. So werden Muskel- und Sehnenverletzungen vermieden.

8. Beschwerden sind wichtige Signale. Bei Schmerzen, Übelkeit oder Schwächegefühl reduzieren Sie das Training oder brechen ab.

9. Nicht zum und im Training hetzen, denn zum Alltagsstreß soll das Training einen wohltuenden Ausgleich schaffen.

10. Ein Trainingsbuch zu führen, hilft noch nach Wochen, die erbrachten Leistungen nachvollziehbar zu machen. Eintragungen können sein: Streckenlänge, Zeit, Schwierigkeit, das subjektive Gefühl dabei, Pulsfrequenz während und nach der Belastung. Steigerungen und Leistungseinbrüche lassen sich leichter einschätzen.

Unterstützung durch:

* abwechslungsreiche Trainingsformen
* positive Einstellung zum Körper
* eine ausgewogene Ernährung
* möglichst wenig Alkohol
* das Vermeiden von Nikotin und anderen Genußgiften
* Saunabesuche/Massagen
* ausreichend Schlaf

Die Beachtung der Pulswerte während des Trainings dient dem Schutz vor Überlastung: 180 minus Lebensalter gilt für durchschnittlich Trainierte. Kurzfristig höherer Puls macht noch nichts aus, über längere Zeit jedoch werden sich Trainingsunlust einstellen.

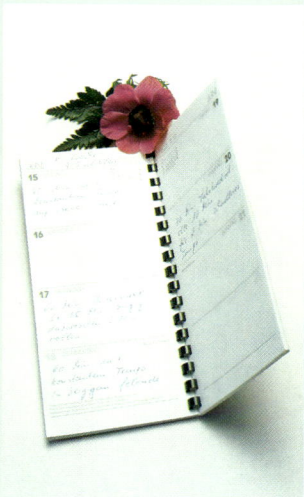

Typ II –
Weiße Muskelfasern
Diese Fasern zeichnen sich durch eine schnelle Anspannungsgeschwindigkeit, einen anaeroben (anaerob = ohne Verwendung von Sauerstoff) Stoffwechsel und eine schnelle Ermüdung aus. Einen hohen Anteil an Typ-II-Muskelfasern haben z.B. Sprinter, Gewichtheber, Hoch- und Weitspringer.

Beispielhafte Trainingspläne

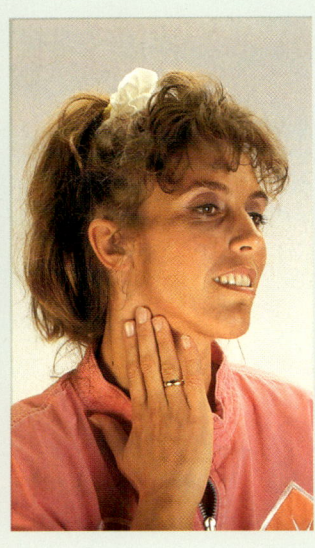

Wenn auch die Lactatmeß-methoden immer weiter vereinfacht werden, so sind sie dennoch für die meisten Sportler ein relativ aufwendiges Verfahren. Einfacher und in den meisten Fällen auch völlig ausreichend ist die Pulsmessung.

Radfahren:

1. Woche: 2 Einheiten
Dienstag:
20 Min. Dauerfahren auf ebener Strecke mit konstantem Tempo
Samstag:
30 Min. Fahrtspiel auf ebener Strecke, abwechselnd schnell und langsam im 4-Minuten-Wechsel

2. Woche: 2 Einheiten
Dienstag:
40 Min. Intervall 3 x 10 Min. mit je 3 Min. Pause
Samstag:
40 Min. Dauerfahren in leicht profiliertem Gelände

3. Woche: 3 Einheiten
Dienstag:
50 Min. 10 Sprints über 200 m, anschließend 4 Min. locker fahren
Donnerstag:
40 Min. Dauerfahren in bergigem Gelände
Samstag:
45 Min. 3 x 10 Min. zügig, dazwischen 5 Min. rollen

4. Woche: 3 Einheiten
Dienstag:
70 Min. konstante Geschwindigkeit

Donnerstag:
50 Min. in profiliertem Gelände bergauf schnell, bergab langsam
Samstag:
80 Min. 10 x 400 m schnell, dann 8 Min. locker fahren

5. Woche: 4 Einheiten
Montag:
60 Min. Intervall 10 x 6 Min., dazwischen 4 Min. rollen
Mittwoch:
70 Min. Ausdauer in bergigem Gelände
Donnerstag:
50 Min. wechselnd schnell/langsam alle 5 Min.
Samstag:
60 Min. mit konstantem Tempo in flachem Gelände

6. Woche: 4 Einheiten
Montag:
90 Min. mit konstantem Tempo auf ebener Strecke
Mittwoch:
60 Min. Intervall 3 x 15 Min. zügig, dazwischen 5 Min. rollen
Donnerstag:
60 Min. mit konstantem Tempo in bergigem Gelände
Samstag:
70 Min. Fahrtwechsel alle 10 Min. für 2 Min. schnelleres Tempo

Laufen:

Da die individuellen Voraussetzungen sehr unterschiedlich sind, erfolgt keine Tempoangabe nach Zeiten/km, sondern eine Stufeneinteilung je nach persönlichem Empfinden.

Stufe 1: sehr langsam, fast keine Anstrengung
Stufe 2: langsam, Unterhaltung noch leicht möglich
Stufe 3: etwas schneller, Unterhaltung noch möglich
Stufe 4: relativ schnell, jedoch keine Überanstrengung

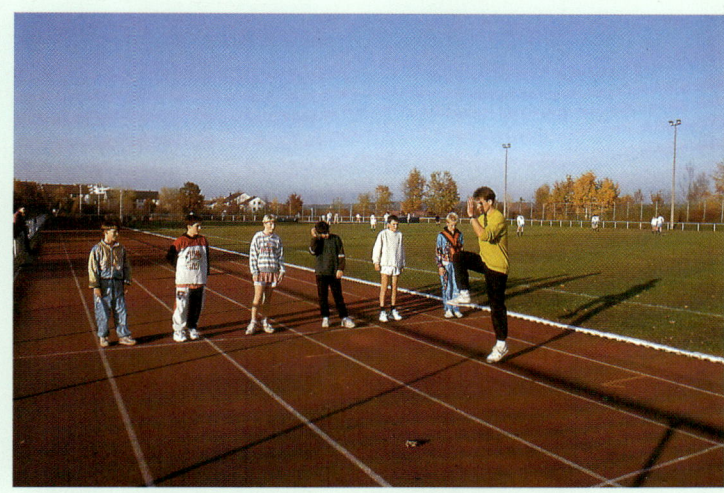

1. Woche: 2 Einheiten
Dienstag: 15 Min. Stufe II
Samstag: 20 Min. Stufe II

2. Woche: 2 Einheiten
Dienstag: 20 Min. Stufe II
Samstag: 25 Min. Stufe III

3. Woche: 3 Einheiten
Dienstag: 30 Min. Stufe II
Donnerstag: 30 Min. Stufe I
Samstag: 30 Min. Stufe II

4. Woche: 3 Einheiten
Dienstag: 30 Min. Stufe II
Donnerstag: 20 Min. Stufe III
Samstag: 35 Min. Stufe I

5. Woche: 4 Einheiten
Montag: 30 Min. Stufe II
Mittwoch: 30 Min. Stufe III
Donnerstag: 20 Min. Stufe I
Samstag: 40 Min. Stufe II

6. Woche: 4 Einheiten
Montag: 30 Min. Stufe II
Mittwoch: 20 Min. Stufe IV
Donnerstag: 30 Min. Stufe I
Samstag: 40 Min. Stufe II

Für die Planung weiterer oder individuell zugeschnittener Trainingsprogramme ist der Rat erfahrener und vernünftiger „Alter Hasen" sowie Trainer hilfreich.

LOCKERUNGSGYMNASTIK

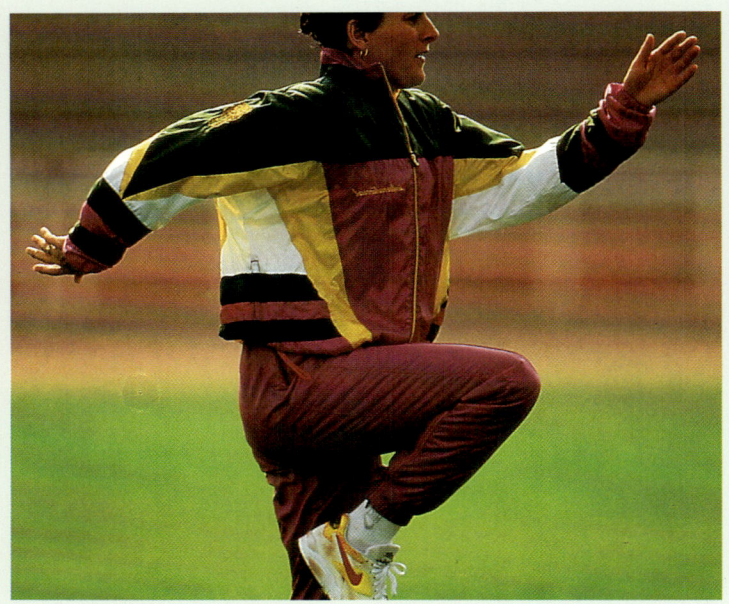

Die regelmäßige Selbstkontrolle ist genauso wichtig wie das regelmäßige Training. Rechtzeitig die Euphoriebremse ziehen und realistische, langfristig erreichbare Ziele stecken.

Lockerungsübungen dienen der Entspannung und können im Sinne von Aufwärm- oder Abwärmtraining (warm-up, cool down) durchgeführt werden. Ziel der Lockerungsübungen ist, die Muskulatur wieder auf einen normalen Spannungszustand zu bringen. Bei der Durchführung ist darauf zu achten, daß die Intensität nicht zu hoch ist – Krafteinsatz ist nicht erwünscht. Maßnahmen sind aktives und passives Lockern oder Schütteln. Hierbei wird über Annähern und Entfernen der Muskeln ein Normaltonus erreicht.

Um das Loslassen wirklich zu erlernen, ist es sinnvoll, die Lockerungsübungen, speziell die Schüttelungen, mit einem Partner durchzuführen.

Der Partner kann über die Eigenschwere der jeweiligen Extremität (Arm oder Bein) den Entspannungszustand feststellen. Durch kleine Auf- und Abbewegungen der Extremität, die nur unter minimalem Zug ausgeführt werden, fällt das „Lockerlassen" leichter. Wie das Entspannen gehört zu einer Lockerungsgymnastik auch das Dehnen. Hier ist die Dauer der einzelnen Dehnübungen entscheidend. Beim Aufwärmen ist kurzzeitiges Dehnen und beim cool down lang anhaltendes Dehnen durchzuführen.

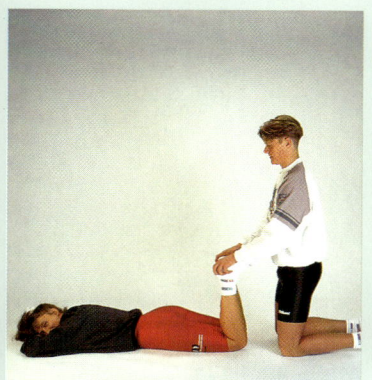

**Schüttelung der Waden-
muskulatur**

Bauchlage. Partner faßt die Füße
und beugt die Unterschenkel im
Winkel. Durch kleine Schüttel-
bewegungen lockert der Partner
die Wadenmuskulatur. Wenn
das „Lockerlassen" der Muskulatur schwerfällt, Übung mit einem Bein durchführen. Schüttelung 3 x 30 Sek.

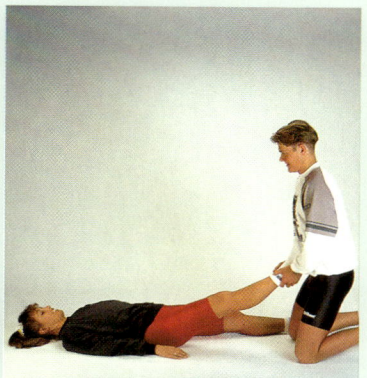

**Schüttelung für das
Hüftgelenk**

Rückenlage. Partner nimmt die
Schwere eines Beines ab und
hält es etwas abgespreizt und
nach außen gedreht hoch.
Durch leichten Zug und kleine
Auf- und Abbewegungen (schütteln) das Hüftgelenk lockern.
Schüttelung 2 x 1 Min. je Bein
durchführen.

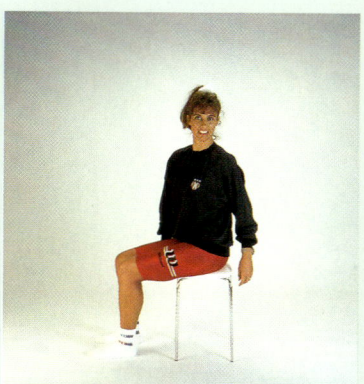

**Lockerung durch Rumpf-
drehung**

Sitz auf einem Hocker. Arme
hängen locker herunter. Rumpf
langsam nach rechts und links
drehen. Übung 3 x 30 Sek.
durchführen.

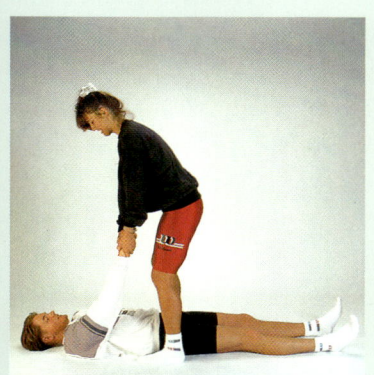

**Lockerung des Schulter-
gürtels**

Rückenlage. Partner nimmt die
Schwere eines Armes ab und
nimmt ihn nach oben. Durch
leichten Zug und kleine Auf-
und Abbewegungen (schütteln)
das Schultergelenk lockern.
Übung 2 x 1 Min. je Arm durchführen.

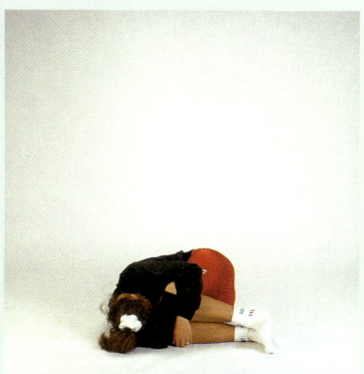

**Dehnung der Rücken-
muskulatur**

Seitenlage. Beine dicht an den
Körper heranziehen und mit
den Armen umfassen. Kopf mit
einrollen. Dehnung 15–20 Sek.
durchführen, 4 x wiederholen.

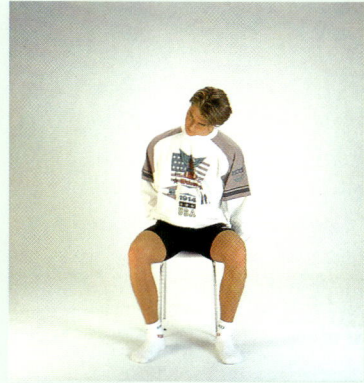

Dehnung der Nackenmuskeln

Sitz auf dem Hocker. Rechten
(linken) Arm hinten auf dem
Hocker abstützen und gleichsei-
tige Schulter nach unten spannen. Kopf zur li. (re.) Schulter
neigen und Blick zur Gegenseite
richten. Dehnung 15–20 Sek.
durchführen, 3 x je Seite
wiederholen.

DEHNGYMNASTIK

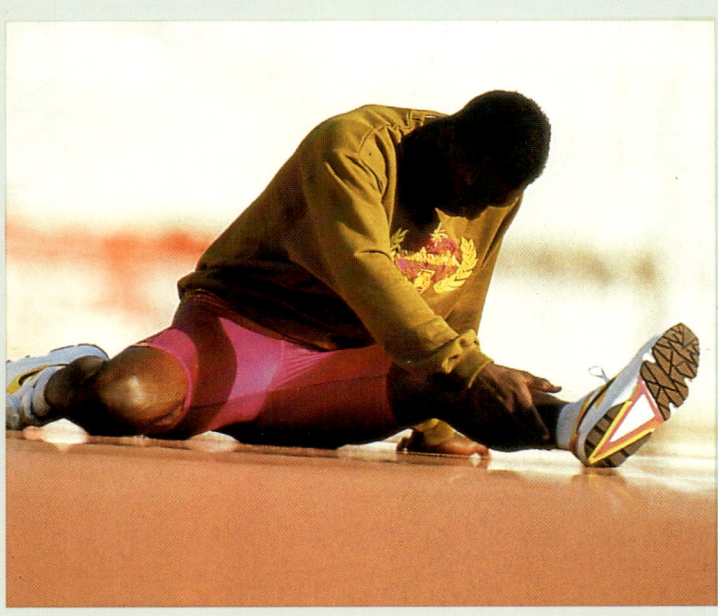

Vor dem systematischen Dehnen der Muskeln, die häufig zur Verkürzung neigen, sollten Sie sich stets aufwärmen (z.B. Seilspringen oder auf der Stelle laufen).

Eine funktionelle Gynmnastik ist gekennzeichnet durch gezielte kräftigende Übungen, die den Bewegungsapparat stabilisieren und durch Übungen, die die Beweglichkeit fördern. Dazu gehören die Dehnübungen.

Viele Überlastungsreaktionen des Bewegungsapparates sind zurückzuführen auf „muskuläre Dysbalancen". Darunter versteht man eine Störung des harmonischen Gleichgewichts von Muskelgruppen, die gleich oder in einem bestimmten Verhältnis zueinander ausgebildet sein sollen. Diese Muskelgruppen weisen dann große Defizite auf, was durch mangelnde Beanspruchung oder durch einseitige Belastung verursacht wird und zu unterschiedlichem Muskeltonus, ungleichen Kraftverhältnissen, schlechter Bewegungskoordination und Asymmetrie der Bewegung führen kann. Insgesamt setzen muskuläre Dysbalancen die Belastbarkeit des Bewegungsapparates herab.

Sogenannte tonische Muskeln, die vorwiegend Stütz- und Haltefunktion leisten, neigen dazu, ihre Dehnfähigkeit zu verlieren und sich zu verkürzen. Sie sind dadurch weniger elastisch und haben eine erhöhte Grundspannung: häufige Ursache von schmerzhaften Überlastungen, wie zum Beispiel Muskelzerrungen und Muskelrisse.

Sogenannte phasische Muskeln, die vorwiegend Bewegungsfunktion leisten, verlieren hingegen schnell ihr Kraftpotential – besonders nach Inaktivität. Diese Muskelgruppe wird im Kapitel „Kräftigungsgymnastik" noch näher erläutert.

Das Dehnen muß sehr sanft erfolgen, ohne Federn und Nachwippen. Schmerzen dürfen beim Dehnen nie auftreten. Der zu dehnende Körperabschnitt wird langsam in die Dehnstellung gebracht, während der übrige Körper stabil bleibt.

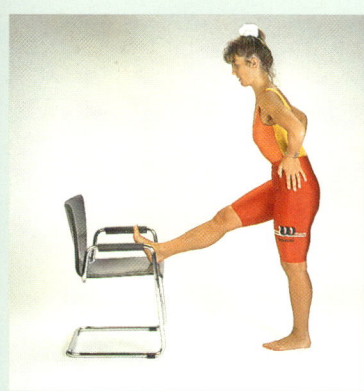

Hint. Oberschenkelmuskel

Bein mit der Ferse ablegen (Stuhl oder Hocker). Fuß des Standbeines steht gerade. Rumpf ist aufgerichtet. Becken nach vorne kippen. Dehnung durch Fußhochziehen und Knie-strecken verstärken. Dehnung 15 Sek. halten, 3–4 x je Seite wiederholen.

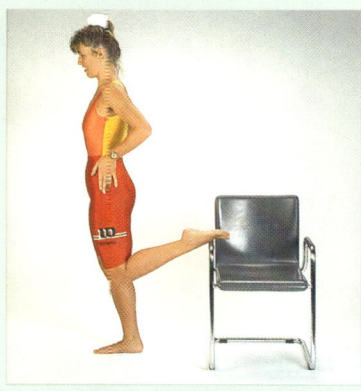

Vord. Oberschenkelmuskel

Gebeugtes Bein mit dem Fuß auflegen. Oberschenkel dabei in Verlängerung des Rumpfes hal-ten. Bauchmuskeln anspannen, um ein Hohlkreuz zu vermeiden Gesäßmuskeln anspannen und dabei die Hüfte strecken Deh-nung 15 Sek. halten, 3–4 x je Seite wiederholen.

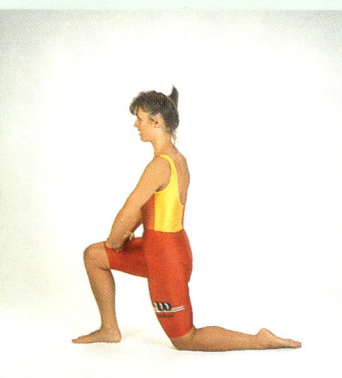

Tiefer Hüftbeugemuskel

Halbkniestand. Hände auf den Oberschenkel nehmen und Bauchmuskeln anspannen, um den Rumpf zu stabilisieren. Ge-säßmuskeln anspannen und da-durch die Hüfte strecken. Ge-wicht dabei vorverlagern. Deh-nung 15 Sek. halten, 3–4 x je Seite wiederholen.

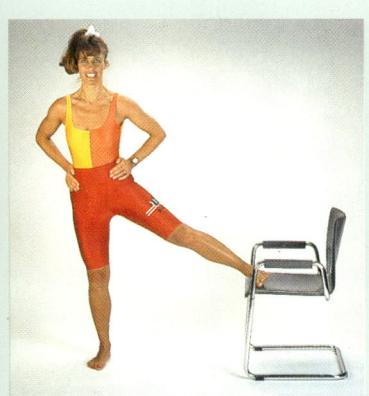

Muskulatur der Oberschen-kelinnenseite

Bein seitlich ablegen (Stuhl). Fuß des Standbeines steht gera-de. Hände an die Beckenkno-chen nehmen, um den Rumpf zu stabilisieren. Beckenhälfte (Sitzbein) des abgelegten Beines in Richtung Boden spannen. Dehnung 15 Sek. halten, 3–4 x je Seite wiederholen.

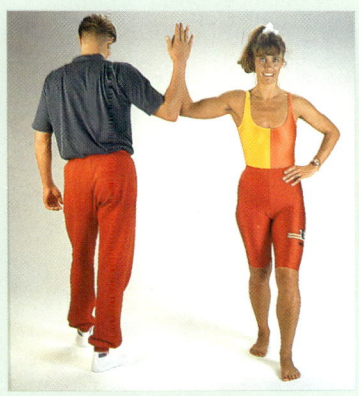

Großer Brustmuskel

Schrittstellung parallel seitlich zur Wand. Unterarm gegen die Wand (Türrahmen) drücken. Rumpf stabilisieren und Ge-wicht des Oberkörpers gerade nach vorn verlagern, ohne Ver-drehung des Rumpfes. Dehnung 15 Sek. halten, 3–4 x je Seite wiederholen.

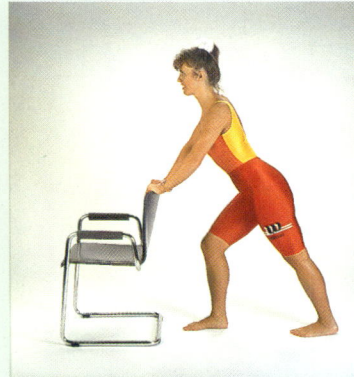

Hinterer Wadenmuskel

Schrittstellung an der Wand. Gewicht des Körpers ist auf dem vorderen gebeugten Bein. Lang-sam Ferse nach hinten unten herausschieben und Knie strek-ken. Dehnung 15 Sek. halten, 3–4 x je Seite wiederholen.

KRÄFTIGUNGSGYMNASTIK

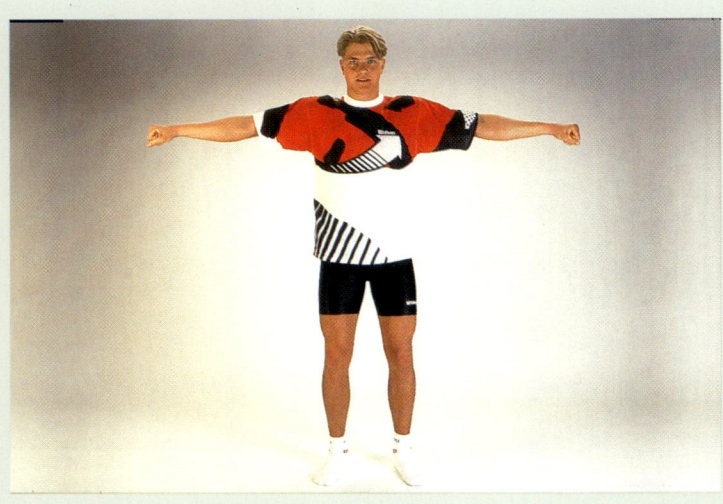

Bei der Kräftigungsgymnastik werden die Muskeln in allen Bereichen des Körpers durch mehrmaliges Anspannen und Entspannen gekräftigt.

Jede Bewegung erfordert ein Minimum an Kraft. Diese Kraft wird durch Muskelanspannung erzeugt. Um sich ökonomisch bewegen zu können, muß daher die Muskulatur entsprechend aktiviert werden. Kraft wird definiert als eine Fähigkeit, eine Masse zu bewegen, einen Widerstand zu überwinden oder einem Widerstand durch Muskeleinsatz entgegenzuwirken. Nur ein funktionsfähiges neuro-muskuläres System ermöglicht die Umsetzung und Aktivierung der muskulären Kraft und deren Umsetzung in Bewegung oder zur Stabilisation verschiedener Gelenke. Daher steht die Kraft in engem Zusammenhang mit der konditionellen Grundeigenschaft Koordination.

Kräftigungsgymnastik ist nicht gleichzusetzen mit Krafttraining oder Body-Building. Bei der Kräftigungsgymnastik werden bestimmte Muskelgruppen – ganz besonders Muskeln für den Rumpf – gekräftigt, um die Körperstatik zu verbessern und Bewegungen leichter durchführen zu können.

Hier gilt es, die Muskelgruppen zu kräftigen, die dazu neigen abzuschwächen, sogenannte phasische Muskeln.

Die phasischen Muskeln sind für die unterschiedlichen Funktionen der Bewegung wichtig. Werden abgeschwächte Muskeln nicht gekräftigt, was eine muskuläre Dysbalance zur Folge hat, führt dies in einen typischen Teufelskreis: die verkürzte Muskulatur führt zur Abschwächung und umgekehrt unterstützt die Abschwächung die Verkürzung.

Besonders wichtig ist es, die Muskeln zu kräftigen, die Rumpf- und Wirbelsäule stabilisieren und entlasten. Dies sind Rücken- und Bauchmuskulatur, aber auch Schultergürtel- und Beckenmuskulatur.

Die Übungen langsam und nicht mit Schwung durchführen.

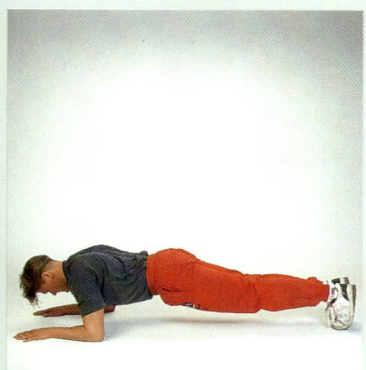

Stabilisation der Rumpfmuskulatur in Bauchlage

Unterarmstütze einnehmen. Unterarme haben Druck und spannen in Richtung Füße. Schulterblätter nach hinten unten spannen. Kopf in Verlängerung der Wirbelsäule einstellen. Bauch-, Gesäß- und Beinmuskeln anspannen. Rumpf vom Boden abheben. 5 x wiederholen.

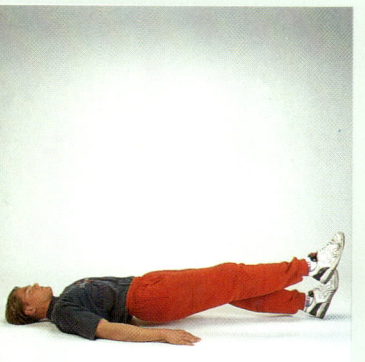

Stabilisation der Rumpfmuskulatur in Rückenlage

Unterarmstütze rücklings einnehmen. Bauch-, Gesäß- und Beinmuskeln anspannen. Fersen aufstellen. Rumpf vom Boden abheben. Kopf in Verlängerung der Wirbelsäule halten. Variation: ein Bein von der Unterlage abheben. 5 x wiederholen.

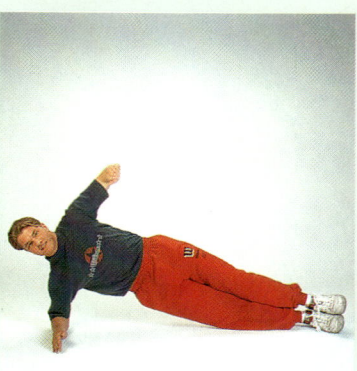

Stabilisation der Rumpfmuskulatur in Seitenlage

Seitenlage mit Stütze auf dem unteren Arm. Gegenarm gleichsinnig einstellen (U-Halte). Schulterblätter nach hinten, unten spannen. Bauch-, Gesäß- und Beinmuskeln anspannen. Rumpf vom Boden abheben. Becken in der Körperlängsachse halten. 5 x wiederholen.

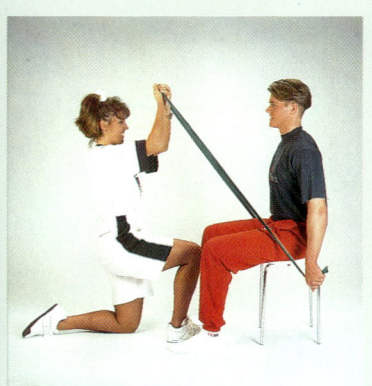

Kräftigung der Rückenmuskulatur

Sitz auf einem Hocker. Gummizug an der Türklinke befestigen oder vom Partner halten lassen. Arme ziehen bis neben die Hüftgelenke. Schulterblätter dabei nach hinten unten spannen. Rumpf durch Bauchmuskelspannung stabil halten.

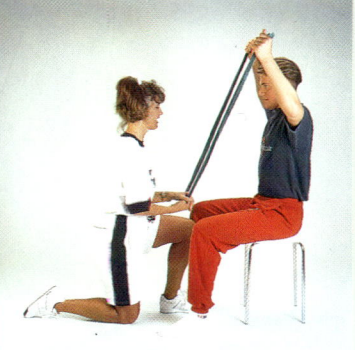

Kräftigung der Rücken- und Schultergürtelmuskeln

Sitz auf einem Hocker. Gummizug an Türklinke befestigen oder vom Partner halten lassen. Arme ziehen nach hinten oben, etwa handbreit neben den Ohren. Rumpf durch Bauchmuskelspannung stabil halten, kein Hohlkreuz machen. 5 x wiederholen.

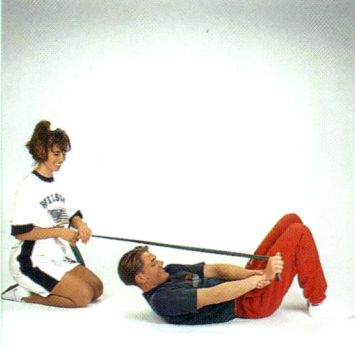

Kräftigung der schrägen Bauchmuskeln

Rückenlage, Beine gebeugt aufstellen. Re. (li.) Hand umfaßt li. (re.) Handgelenk. Hände schieben in Richtung Füße entlang der Außenseite des li. (re.) Beines. Kinn auf die Brust nehmen. Bewegung durchführen, bis die Schulterblätter von der Unterlage abgehoben haben.

KOORDINATIONSSCHULUNG

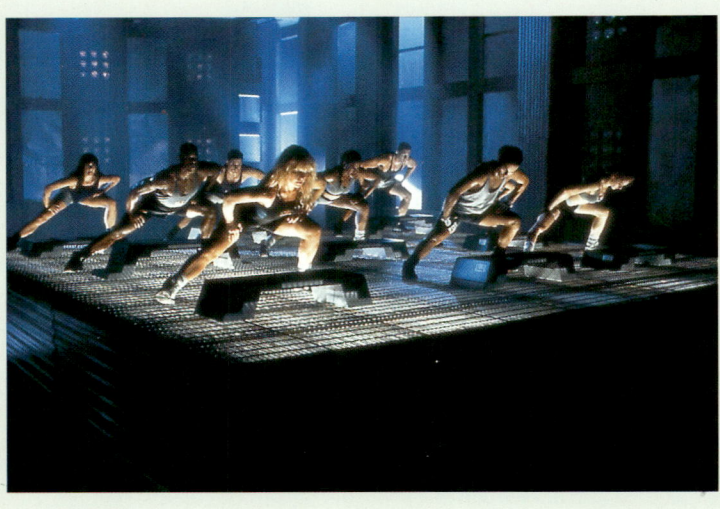

Die Koordinationsschulung ist speziell für alle Sportarten wichtig, bei denen mehrere Muskelgruppen in rascher Reihenfolge hintereinander oder gleichzeitig belastet werden.

Jede körperliche Leistung setzt sich aus einer oder mehreren konditionellen Grundeigenschaften zusammen. Dazu gehören Kraft, Ausdauer, Beweglichkeit, Schnelligkeit und die Koordination.
Je komplexer die sportliche Tätigkeit ist, um so größer wird der Anteil der oben erwähnten Grundeigenschaften. Sie nehmen damit Einfluß auf die entsprechende Leistung.
Jeder dieser Faktoren kann gezielt trainiert werden, wobei die Gewichtung von der Anforderung der jeweiligen Sportart abhängig ist.
Beim Langstreckenlauf z.B. ist die Ausdauer wichtiger, beim Gewichtheber die Kraft, in den Spielsportarten eher Beweglichkeit und Koordination.

Koordination verlangt ein enges Zusammenspiel von zentralem Nervensystem und der Skelettmuskulatur. Dieses Zusammenspiel kann bei Defiziten trainiert werden. Koordination bedeutet vor allem Geschicklichkeit und Gewandtheit – nicht nur im Sport sondern auch bei alltäglichen Bewegungsabläufen und Bewegungszielen. Gleichzeitig werden mit einer verbesserten Koordination Bewegungsabläufe ökonomischer und ihr Verletzungsrisiko nimmt ab.
Koordinationsschulung sollte im ausgeruhten Zustand und vor jeder weiteren Trainingseinheit durchgeführt werden, da sie eine hohe Beanspruchung für den Bewegungsapparat bedeutet. Unser gesamtes Körpergewicht lastet auf den Füßen. Stehen, Gehen, Laufen auf verschiedenen Böden verändert unsere Bewegungsabläufe. Bestimmte Rezeptoren in der Fußsohle übermitteln Reize an das Gehirn, von dort aus werden dann entsprechende Bewegungsausführungen gesteuert.
Die folgenden Übungen sollten bewußt barfuß durchgeführt werden, um Sensibilität und das neuromuskuläre System zu schulen.

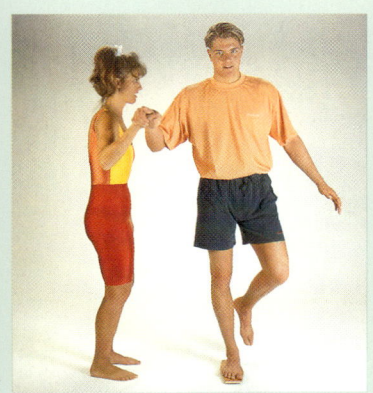

1. Übung

Einbeinstand, wobei das Standbein auf einem Kippelbrettchen steht, das Spielbein ist vom Boden abgehoben. Mit einer Hand an der Wand festhalten. Versuchen auf dem Brettchen die Mitte zu halten und nicht nach vorne oder hinten kippen.

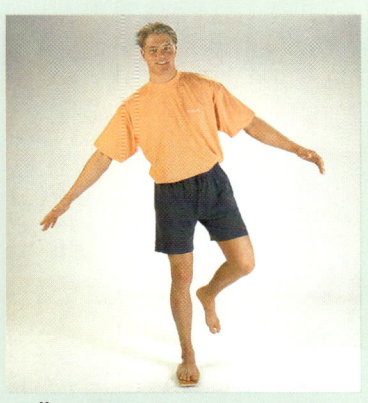

2. Übung

Einbeinstand, gleiche Ausgangsposition wie Übung 1, nicht festhalten. Versuchen auf dem Brettchen die Mitte zu halten und nicht nach vorne oder hinten zu kippen.

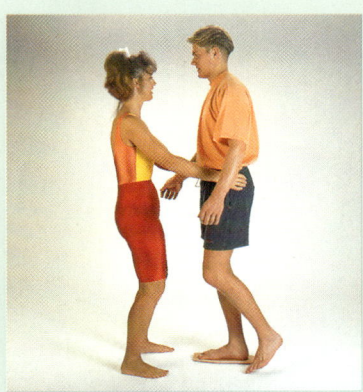

3. Übung

Einbeinstand, gleiche Ausgangsposition wie Übung 2. Partner gibt leichte Widerstände am Becken.

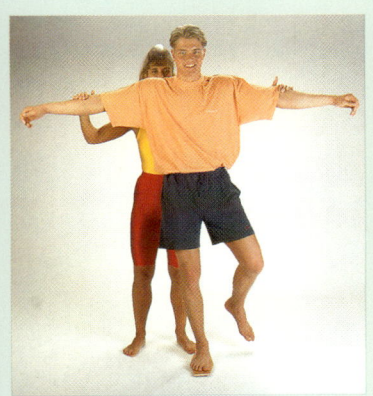

4. Übung

Einbeinstand, gleiche Ausgangsposition wie Übung 2. Partner gibt leichte Widerstände an den seitlich ausgestreckten Armen.

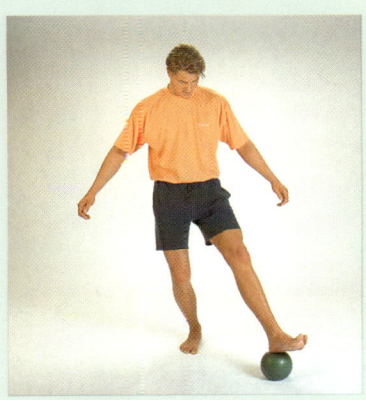

5. Übung

Einbeinstand, Gegenbein bewegt einen Ball mit der Ferse (z.B. Zahlen, Buchstaben, Figuren). Versuchen das Gleichgewicht zu halten und auf einer Stelle stehen zu bleiben.

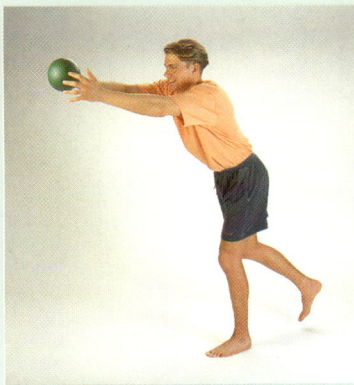

6. Übung

Einbeinstand ohne Kippelbrettchen. Partner wirft einen Ball aus verschiedenen Richtungen zu. Versuchen das Gleichgewicht zu halten und auf einer Stelle stehen zu bleiben.

WIRBELSÄULENGYMNASTIK

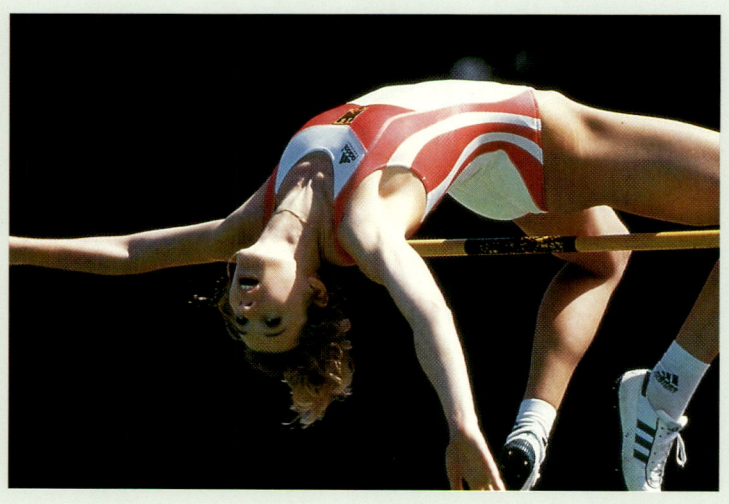

Ein funktionelles Training verringert das Risiko von Verletzungs- und Abnutzungserscheinungen. Mit einem muskulären Gleichgewicht in Form von kräftiger, gut gedehnter Muskulatur können wir uns in unseren natürlichen Bewegungsmustern bewegen und unsere Wirbelsäule unterstützen.

Durch mangelnde körperliche Aktivität werden unsere Muskeln nicht ausreichend eingesetzt und erschlaffen. Wichtige Haltemuskulatur verkümmert, und daraus resultiert eine schlechte Haltung. Vorwiegende Arbeitshaltung ist heute das Sitzen. Der Körper ist aber nicht für derart langes statisches Sitzen gebaut. Es kommt zu Fehlbelastungen der Gelenke, worauf die Muskulatur als erstes reagiert. Die Muskulatur steht unter Daueranspannung und wird nicht mehr ausreichend mit Blut versorgt, die Stoffwechselprozesse werden gehemmt. Verspannungen und Schmerzen sind die Folge.

Durch diese Fehlbelastung verkümmern die konditionellen Grundeigenschaften Kraft, Beweglichkeit, Ausdauer und Koordination. Kraft und Beweglichkeit stehen nicht nur im Bereich der Extremitäten in engem Zusammenhang, sondern auch im Bereich des Rumpfes und der Wirbelsäule.
Abgeschwächte Muskeln im Bereich der Wirbelsäule bewirken eine Instabilität und eine fehlerhafte Statik. Verkürzte Muskeln blockieren bestimmte Bewegungsabläufe. Es kommt zu Abnutzungserscheinungen und Schmerzen.

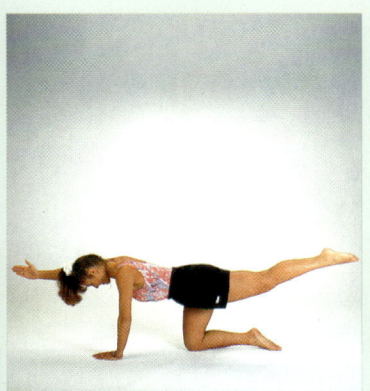

Kräftigung – Rückenmuskeln
Vier-Füßler-Stand. Beide Knie stehen dabei unter den Hüftgelenken, Hände unter den Schultergelenken. Kopf in Verlängerung der Wirbelsäule einstellen. Re. (li.) Bein und li. (re.) Arm bis zur Horizontalen abheben Spannung 15–20 Sek. halten, 4 x je Seite wiederholen.

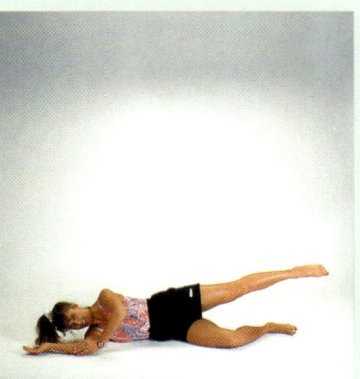

Kräftigung – Gesäßmuskeln
Seitenlage rücklings zur Wand. Oberes Bein abspreizen und Ferse nach oben in Richtung Decke drehen. Ferse gegen die Wand drücken. Rumpf dabei durch Rückenmuskel- und Bauchmuskelspannung stabilisieren. Spannung 15–20 Sek. halten, 4 x je Seite wiederholen.

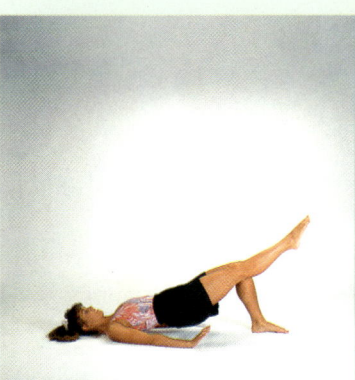

Kräftigung der Becken- und unteren Rumpfmuskeln
Rückenlage, Beine gebeugt aufstellen. Arme liegen neben dem Körper. Knie zusammendrücken. Becken nach unten kippen und von der Unterlage abheben. Spannung 15–20 Sek. halten, 4 x je Seite wiederholen.

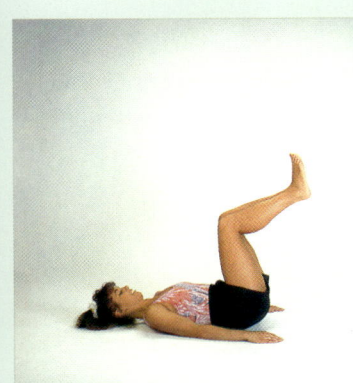

Kräftigung der unteren Bauchmuskeln
Rückenlage, Beine im rechten Winkel einstellen. Arme liegen neben dem Körper. Kopf leicht abheben (Kinn zur Brust). Knie in Richtung Decke drücken und Becken dabei minimal abheben. Spannung 15–20 Sek. halten, 8 x wiederholen.

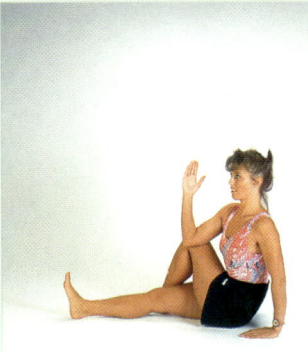

Dehnung der Rücken- und Gesäßmuskeln bei Drehung der Wirbelsäule
Sitz mit aufgerichtetem Oberkörper. Einen Fuß neben dem Kniegelenk des gestreckten Beines aufstellen. Ellenbogen der Seite des gestreckten Beines von außen gegen das Knie drücken. Freie Hand stützt den Oberkörper. 4 x je Seite wiederholen.

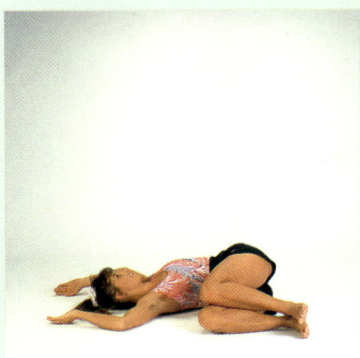

Dehnung der Rücken- und seitlichen Bauchmuskeln bei Drehung der Wirbelsäule
Seitenlage mit stark angebeugten Beinen. Oberkörper langsam zurückdrehen, Beine bleiben in der Ausgangsposition liegen. Arme sind zur Seite ausgestreckt. Dehnung bis zu 2–5 Minuten halten, 3 x je Seite wiederholen.

RÜCKENSCHULE

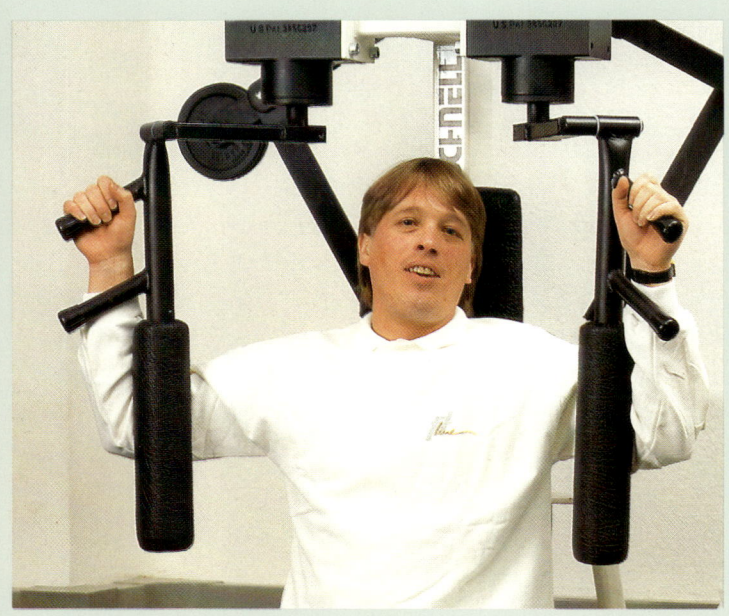

Unser Rat: Bei jeder Bewegung, beim Stehen, Liegen, Sitzen und Tragen – denken Sie an Ihren Rücken und eine rückenschonende Technik. Verändern Sie besser ihren Arbeitsplatz als ihre Haltung.
Zum Training Ihres Muskelkorsetts finden Sie in den nächsten Kapiteln die entsprechenden Übungen.

Die menschliche Wirbelsäule ist ursprünglich für den Vier-Füßler-Gang geschaffen. Erst im Verlauf einer langen Entwicklung richtete sich der Vierfüßler auf zum aufrechten Stand und Gang, zum Zweibeiner. Die nahezu gleichmäßig gebogene Wirbelsäule mit vierfacher Abstützung (4 Beine) hat sich zu einer doppelten S-Form entwickelt, ausgehend von der Halswirbelsäule bis zum Kreuzbein. Der aufrechte Gang bedeutet für den Menschen eine Vermehrung seiner Bewegungsmöglichkeiten, jedoch für die Wirbelsäule eine veränderte und höhere Belastung. Die aus 24 Wirbeln und dem Kreuzbein bestehende Wirbelsäule

hat zwischen den Wirbelkörpern ein dämpfendes Organ – die Bandscheiben.
Diese Bandscheiben sind im Stand vor allem im Lendenwirbelbereich bereits einer hohen Druckbelastung ausgesetzt, die sich z.B. beim Heben eines Gegenstandes noch um ein Vielfaches erhöht. Auch beim falschen Sitzen verändern und erhöhen sich die Belastungspunkte für die Bandscheibe. Gesichert und unterstützt wird die Wirbelsäule durch ein kompliziertes System von Bändern und Muskeln. Bänder und Muskulatur verlieren aufgrund unserer Lebensweise – wenig Aktivität, einseitige Arbeit – und ohne spezifisches Haltungstraining an Kraft, Spannung und Elastizität.
Die „untrainierte" Bandscheibe altert vorzeitig und wird spröde. Ungünstige Körperhaltung, Übergewicht, falsches Heben und Tragen rufen Überlastungsschäden und Schmerzen hervor. Ziel ist hier das Erhalten und Trainieren des Stützapparates bei korrekter Haltung. Nur ein gut trainiertes Muskelkorsett (insbesondere die langen Rückenstrecker, Bauchmuskeln, Schultergürtel und Nackenmuskeln) kann die Wirbelsäule aufrecht halten und Beschwerden vorbeugen.

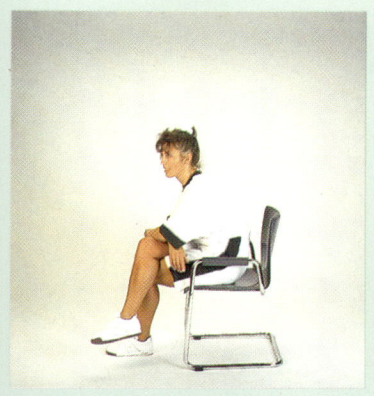

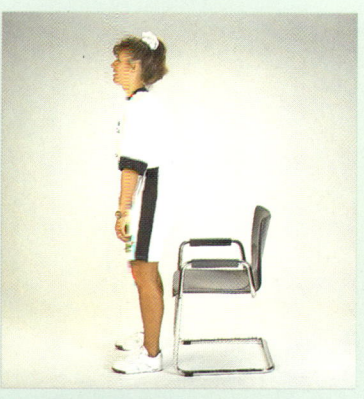

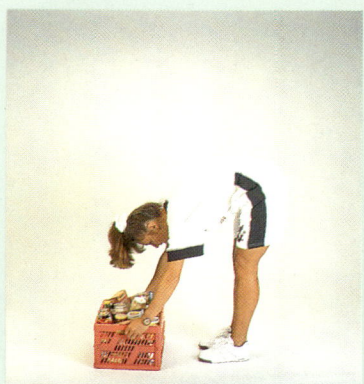

Falsches Sitzen

Knie- und Hüftgelenke stehen verdreht. Becken ist nach hinten gekippt. Wirbelsäule ist zu stark gekrümmt. Schultern hängen nach vorne. Halswirbelsäule ist überstreckt.

Falsches Stehen

Knie sind überstreckt. Becken ist nach hinten gekippt. Rundrückenhaltung ohne Spannung. Schultern sind vorgezogen. Halswirbelsäule ist überstreckt.

Falsches Heben

Herunterbeugen mit rundem Rücken und gestreckten Knien. Gegenstand zu weit vom Körper entfernt.

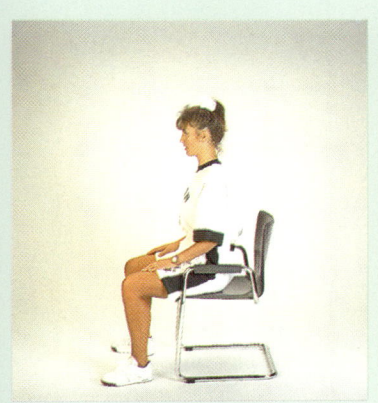

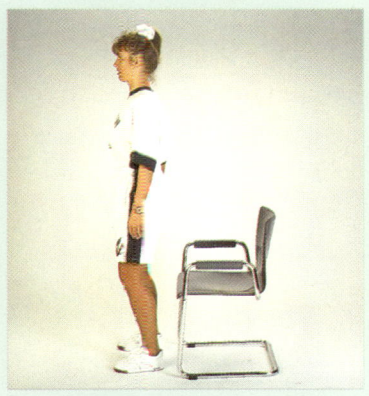

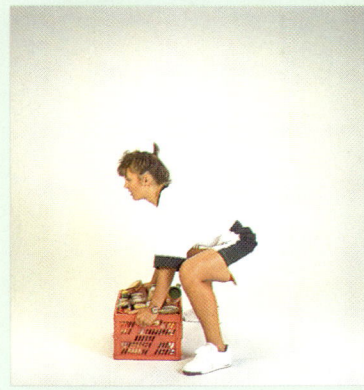

Richtiges Sitzen

Füße im stumpfen Winkel zum Kniegelenk setzen. Becken nach vorne aufrichten. Rippen durch Bauchmuskelspannung flach halten. Schulterblätter nach hinten unten spannen. Kinn in Richtung Brustbein spannen und Nacken strecken.

Richtiges Stehen

Knie nehmen minimale Beugestellung ein. Becken etwas nach vorne kippen. Wirbelsäule durch Bauch- und Rückenmuskelspannung aufrecht halten. Schulterblätter nach hinten unten ziehen. Kinn auf die Brust nehmen und Nacken strecken.

Richtiges Heben

Breitbeinig stehen und langsam in die Knie gehen. Rücken gerade halten. Gegenstände körpernah anheben und tragen. Die Bewegung kommt aus den Beinen.

FRAUENGYMNASTIK

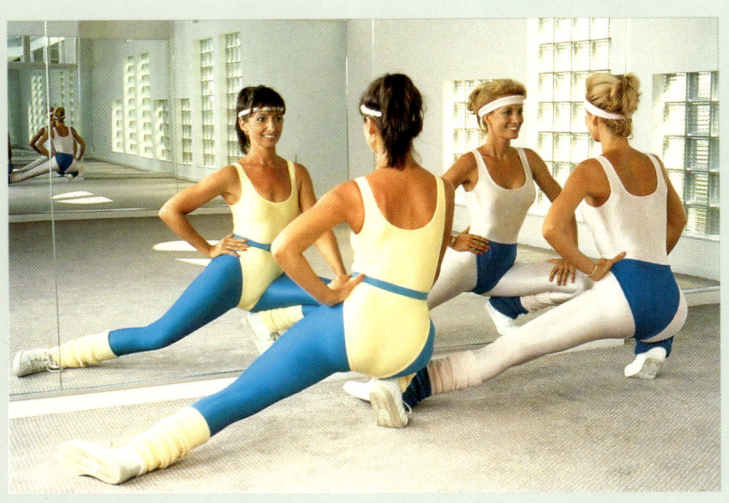

Dies geschieht am besten von „innen" und von „außen". Der erste Baustein für ein gesundes Wohlbefinden ist die richtige Ernährung. Der zweite Baustein ist eine gezielte und konsequent durchgeführte Gymnastik.

Qualifizierte Fitneß-Studios bieten heute eine breite Auswahl an gezieltem Gerätetraining. Aerobic (hier wird auch das Herz-Kreislauf-System aktiviert), Kardio-Funk, Gymnastik u.s.w. erweitern das sportliche Angebot.

Bewegung in der Gruppe hat einen hohen Motivationscharakter und vereinfacht das oft so mühsame Training. Wenn Sie keine Möglichkeit haben, ein Fitneßstudio oder einen Verein aufzusuchen, versuchen Sie die folgenden Übungen täglich durchzuführen und begleitend eine der Ausdauersportarten hinzuzunehmen.

Für jede Problemzone die richtige Übung

Wer klagt heute nicht über unangenehme Fettpölsterchen, Orangenhaut oder zu geringe Gewebsspannung?

Am liebsten wäre man dieses Problem mit einer kurzen Diät oder ein paar Gymnastikübungen los. Aber nur eine ausgewogene Kombination von Ernährungsbewußtsein und Bewegungsverhalten führt zum Ziel.

Zum Abbau von Fett und Straffung von Haut und Gewebe müssen Stoffwechselvorgänge aktiviert werden.

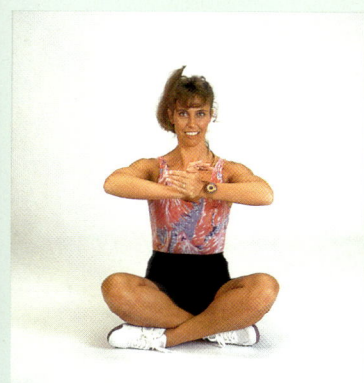

Kräftigt den Brustmuskel und strafft den Busen

Sitz auf dem Boden (z.B. Schneidersitz). Rücken gerade halten. Kinn auf die Brust nehmen und Nacken strecken. Handflächen in Brusthöhe gegeneinanderdrücken. Spannung 15–20 Sek. halten, 6–8 x wiederholen.

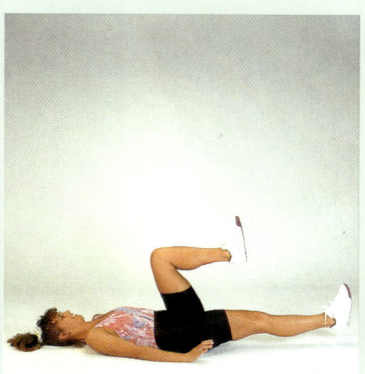

Kräftigt die unteren Bauchmuskeln und strafft die Bauchdecke

Rückenlage. Beine abheben, rechtwinkelig in Knie und Hüfte beugen. Kinn auf Brust nehmen. Ein Bein langsam bis zum Boden ausstrecken, nicht ablegen. Langsam wieder heranziehen, das Gegenbein bleibt gebeugt. 4 x im Wechsel, 3 x wiederholen.

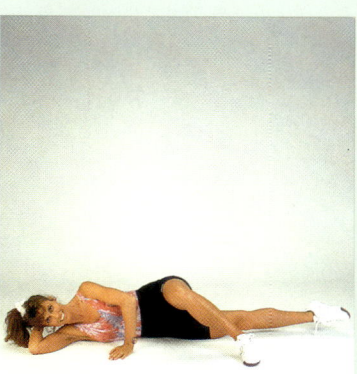

Kräftigt die Muskeln an der Innenseite der Oberschenkel – formt die Beine

Seitenlage. Oberes Bein nach vorne gebeugt aufstellen. Rumpf durch Bauch- und Rückenmuskelspannung stabilisieren. Unteres Bein gestreckt vom Boden abheben. Spannung 15–20 Sek. halten, 6 x je Seite wiederholen.

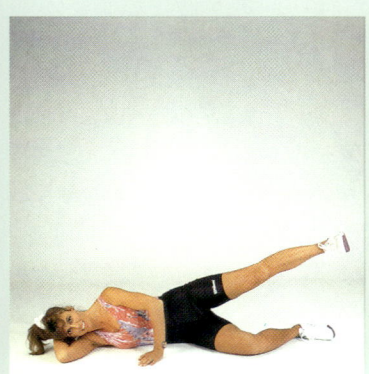

Kräftigt die Muskeln an der Oberschenkelaußenseite formt die Beine

Seitenlage. Unteres Bein anbeugen. Oberes Bein gestreckt abheben. Übungswiederholung 2 x 15 je Seite.

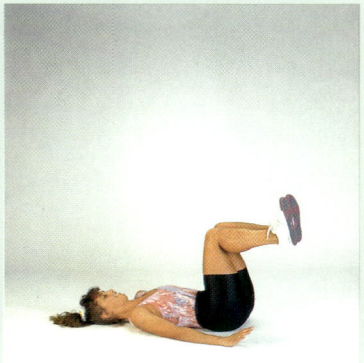

Kräftigt die seitlichen Bauchmuskeln, hält die Taille schlank

Rückenlage. Bein abheben und rechtwinkelig in Knie und Hüfte beugen. Beide Fersen zur re. (li.) Seite hochdrehen, dabei die re. (li.) Beckenseite hochziehen – im Wechsel. 2 x 8 Wiederholungen je Seite.

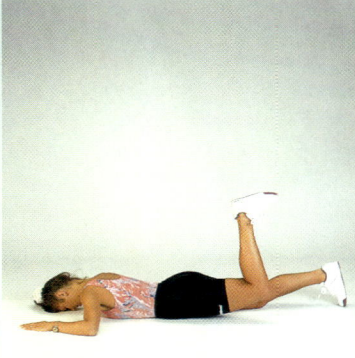

Kräftigt die Gesäßmuskeln – formt den Po

Bauchlage. Arme in U-Haltung ablegen. Rechten (li.) Fuß aufstellen, linkes (re.) Bein im Knie gebeugt vom Boden abheben und Hüfte strecken. Becken bleibt dabei mit Druck am Boden – nicht verdrehen. Spannung 15–20 Sek. halten, 6 x je Seite wiederholen.

ENTSPANNUNGSGYMNASTIK

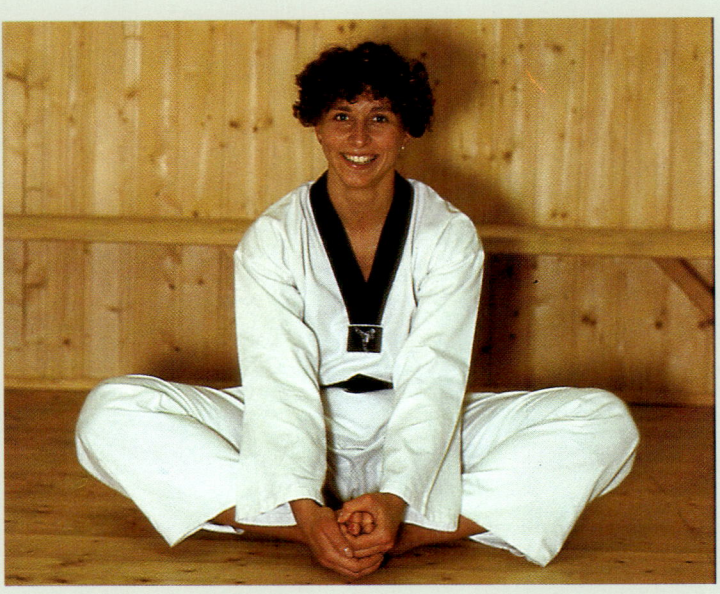

Die Entspannung wird aus zwei Gründen durchgeführt: um Muskelanspannungen zu beseitigen und um psychische Spannungen zu lösen.

Der heutige Alltag und das Berufsleben führen häufig zu Streß, körperlicher Abgespanntheit und psychischer Überlastung. Das Verlangen nach Entspannung wird immer größer.

Entspannung ist aber nur dann möglich, wenn man sich von persönlichem Ärger und unangenehmen Erlebnissen befreit und sich somit ganz auf Entspannung einstellt. Ausgehend von der muskulären Entspannung kann dann eine psychische Entspannung erreicht werden. Ebenso können über psychische Beeinflussung muskuläre Spannungszustände gelöst werden.

Muskuläre Entspannung setzt den Spannungsgrad der Muskulatur bis auf einen Ruhetonus herab. Entspannung kann passiv zum Beispiel durch eine Therapie oder aktiv durchgeführt werden. Möglichkeiten der „aktiven Entspannung" sind zum Beispiel autogenes Training, Dehnlagerungen, Wahrnehmung der Atmung. Unter „aktiver Entspannung" versteht man, wenn in einzelnen Muskelgruppen oder allgemein die Spannung herabgesetzt wird. Es gibt aber auch Beschwerden, die erst unter Entspannungsbedingungen auftreten, wie zum Beispiel die sogenannte Wochenendmigräne. In diesen Fällen ist es wichtig, genau umgekehrt zu reagieren und den Körper zu aktivieren, vor allem durch sportliche Betätigungen. Grundlage für jede Entspannungsgymnastik ist ein ruhiger, warmer Raum ohne störende Umwelteinflüsse. Sie sollten sich für die folgenden Übungen Zeit nehmen und mindestens vier davon hintereinander durchführen.

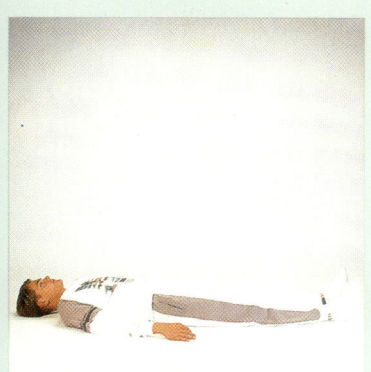

Wahrnehmung des Körpers
Rückenlage einnehmen. Ruhig atmen. Von unten nach oben überlegen, wie jedes Körperteil aufliegt. Wieviel Druck haben die Fersen, wie liegen Waden, Kniekehle, Oberschenkel, Wirbelsäule, Schulterblätter, Arme, Kopf. Jeden dieser Körperabschnitte langsam durchgehen und dies wahrnehmen.

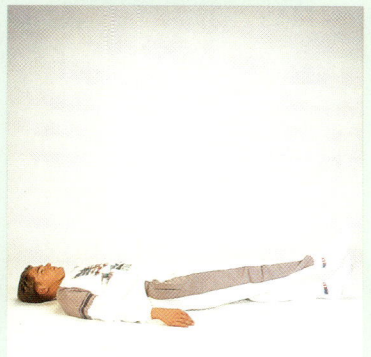

Bewußtmachen der Wahrnehmung
Rückenlage einnehmen. Wahrnehmung der einzelnen Körperabschnitte (siehe Übung 1). Re. (li.) Bein von der Unterlage abheben, einige Sekunden halten und langsam wieder ablegen. Gleiche Durchführung mit den Armen.

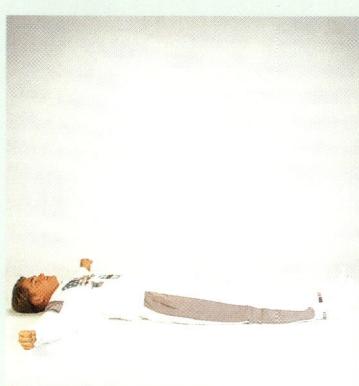

Anspannung – Entspannung
Rückenlage einnehmen. Beide Hände zur Faust schließen. Über die Spannung des Unterarms Oberarm mitanspannen. Schulterblätter auf die Unterlage drücken. Spannung kurz halten, entspannen. Das Gleiche mit den Beinen. Spannung, vom Fuß über die Beine bis zum Gesäß aufbauen.

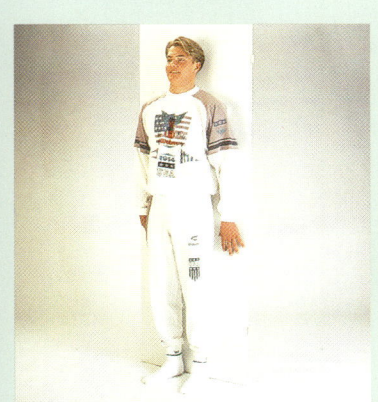

Entspannung im Stand
Stand mit dem Rücken an der Wand. Fersen, Waden, Gesäß, Brustwirbelsäule, Schulterblätter, Arme, Kopf haben Kontakt zur Wand. Die Lendenwirbelsäule durch Bauchmuskelspannung an die Wand drücken. Die Spannung einige Sekunden halten. Den Bauch wieder entspannen. 6 x wiederholen.

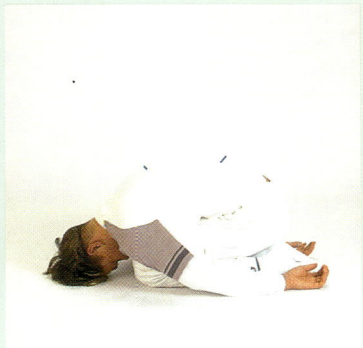

Atmung in entspannter Lage
Päckchensitz (Sitz mit Gesäß auf Fersen, Rumpf, Kopf nach vorne ablegen). Arme seitlich neben den Körper ablegen. Tief durch die Nase einatmen, den Brustkorb nach hinten weit machen. Langsam durch den Mund ausatmen. Max. 3 Atemdurchgänge hintereinander. 30 Sek. Pause, 3 x wiederholen.

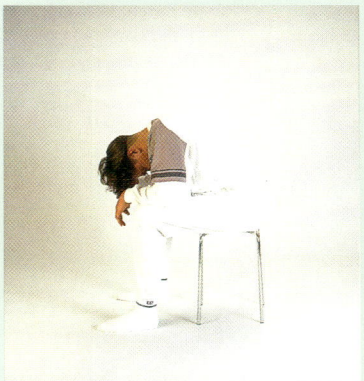

Atmung in entspannter Lage
Kutschersitz (Sitz auf einem Stuhl mit leicht gegrätschten Beinen). Ellenbogen auf den Beinen abstützen, Kopf nach vorne hängen lassen. Tief durch die Nase einatmen. Den Brustkorb zur Seite hin weit machen. Langsam durch den Mund ausatmen. Max. 3 Atemdurchgänge. 30 Sek. Pause, 3 x wiederholen.

ÖFTER ESSEN, ABER WENIGER

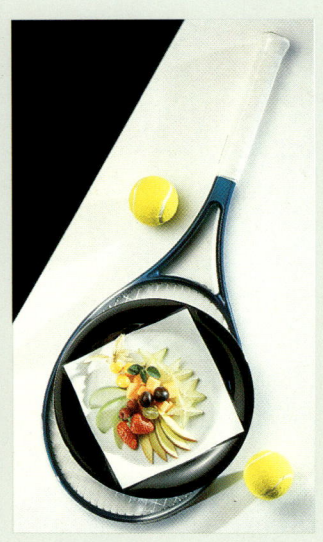

*Die Sport-Ernährung wird in eine Basisernährung sowie in eine Ernährung **vor, während** und **nach** dem Wettkampf unterteilt. Die Basisernährung entspricht im wesentlichen den allgemeinen Richtlinien für stoffwechselgesunde Menschen. Der Bedarf für die zeitlich begrenzten Anforderungen im Training und Wettkampf wird addiert.*

Vollwertig ist die Basisernährung – für alle Sportler

Sporternährung ist nicht alles, aber ohne sie alles Training nichts. Dennoch sind manche Leistungs- und viele Freizeit- und Breitensportler oft selber ihre größten Gegner, wenn es um das richtige Essen und Trinken im Sport geht. Sie planen förmlich den Mißerfolg mit Messer und Gabel. Sogar manche Leistungssportler bringen sich durch reine „Verzehrunfälle" am Wettkampftag um die verdienten Lorbeeren wochenlanger, harter Vorbereitung.

Sportlerernährung – der Weg ist das Ziel

Das Ziel eines trainierenden Sportlers, seine Leistung zu verbessern, kann durch eine Abstimmung von Training, Wettkampf und Regeneration mit einer sportiven Ernährung erreicht werden. Das Ziel eines Freizeitsportlers, zusätzlich einen Beitrag zu mehr Gesundheit und Wohlbefinden, Streßabbau und Entspannung zu leisten, wird durch eine sportive Ernährung optimiert. Leistungsförderung, Gesundheitsaspekte und Genuß sind heute für eine sportive Ernährung keine Gegensätze mehr.

Der ernährungswissenschaftliche „Schlüssel" für mehr Gesundheit und Fitneß

* mehr Lebensmittel mit einem hohen Anteil an komplexen Kohlenhydraten, wie Vollkornprodukte, Gemüse und Obst, bewußteres Essen und Trinken
* weniger tierische Fette aus Fleisch-, Wurst- und Käseprodukten durch eine veränderte Auswahl der Eiweißlieferanten
* optimales Eiweißangebot durch eine Kombination von pflanzlichen Lebensmitteln mit Milchfrischprodukten
* ausreichende Vitamin-, Mineralstoff- und Spurenelementenzufuhr durch sportlergerechte Speisenzubereitung

Die Ernährungsziele

Mehr komplexe Kohlenhydrate, weniger tierische Fette, optimales Eiweißangebot bei ausreichender Vitamin-, Mineralstoff- und Spurenelementenzufuhr kann durch eine veränderte Gewichtung der Eiweißquellen im Speiseplan mit viel Geschmack erreicht werden.

Die Ernährung vor dem Sport

dient zur Optimierung der Energiereserven des Körpers, zur Auf-

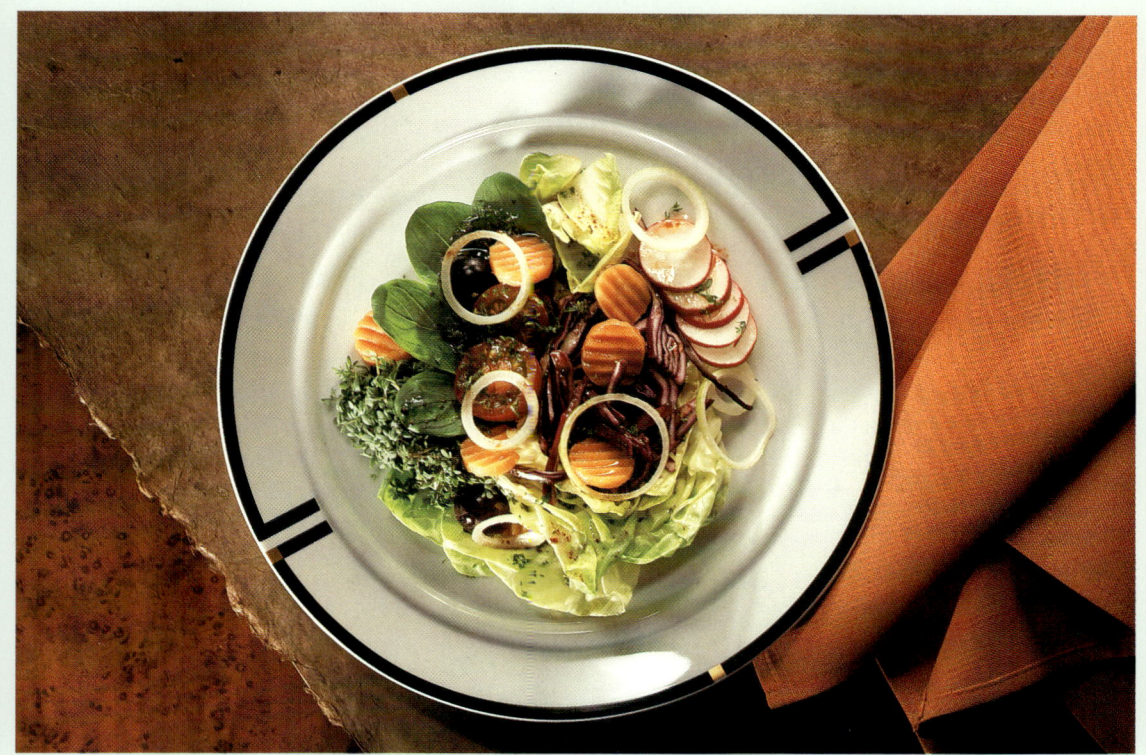

füllung der Glykogendepots in den Muskeln und der Leber. Sie wird durch den bevorzugten Verzehr von kohlenhydratreichen Lebensmitteln wie Teigwaren und Getreideprodukte, Milchreis, Müsli und Trockenfrüchte erreicht.

Die Ernährung direkt vor dem Sport hat eine Optimierung des Flüssigkeits- und Mineralstoffhaushaltes sowie die Sicherung der Energiebereitstellung zum Ziel. Bestens bewährt haben sich beim Sportler fettarme, ovo-lacto-vegetabile Speisen.

Die Ernährung während des Sportes gewinnt mit der Länge der sportlichen Betätigung (Ausdauersport, Mehrkampf) sowie bei hohen Außentemperaturen, bei Spielsportarten wie Fußball oder Volleyball, wo das Spiel auf „natürliche" Weise unterbrochen wird, an Bedeutung. Hier steht der Ausgleich der Flüssigkeitsverluste sowie der Energienachschub mit kohlenhydratreichen Snacks und Getränken an erster Stelle.

Die Ernährung direkt nach dem Sport dient dem vollständigen Ausgleich des Wasser- und Elektrolythaushaltes sowie der raschen Wiederauffüllung der Glykogenspeicher. In den ersten 12−24 Stunden nach Beendigung des Wettkampfes dominieren auf dem Speiseplan leicht verdauliche, kohlenhydrat- und mineralstoffreiche Speisen aus Reis, Kartoffeln, Nudeln sowie fettarmer Milch und Milchprodukten.

Damit die wichtige Regel der Sport-Ernährung „Öfter essen und trinken macht fit" eingehalten werden kann, gehört zu jeder Sportausrüstung die richtige Verpflegung mit sinnvollen Zwischenmahlzeiten.

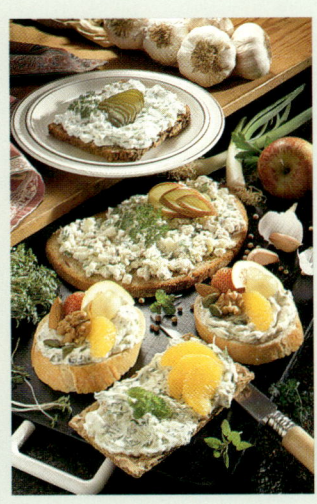

Mehr pflanzliche und weniger tierische Lebensmittel bei der Menüplanung zu berücksichtigen, hilft, bei der Verwirklichung der sportlichen und gesundheitlichen Ernährungsziele, ins Schwarze zu treffen.

Zwischenmahlzeiten – Schrittmacher zu erfolgreichem Eßverhalten

Eine wichtige Voraussetzung Höchstleistungen zu erzielen oder zu steigern, ist das Umverteilen der gewohnten 3 Hauptmahlzeiten Frühstück, Mittag- und Abendessen auf 5–6 Mahlzeiten am Tag.

Als Zwischenmahlzeiten, mit denen die Leistungsfähigkeit verbessert wird, eignen sich:
* Vollkorn- oder Schrotbrotschnitten mit fettarmem Käse- oder Wurstbelag
* Frischkost, Rohkost und Obst, insbesondere Bananen
* Fettarme Milch- und Molkereiprodukte
* Müsli-Riegel mit dem Spektrum der Kohlenhydrate. Von den schnell resorbierbaren Einfach- und Zweifachzuckern des Honigs, bis hin zu den stetig verfügbaren Vielfachzuckern des Getreidekorns
* Trockenfrüchte oder Fruchtschnitten
* Mineralwasser, Kräuter- und Früchtetees

„Öfter essen macht fit"

5–6 kleinere Mahlzeiten statt 3 große ermöglichen:
* Eine kontinuierliche, geistige, körperliche Leistungsfähigkeit. Leistungs- und Konzentrationsabfälle werden rechtzeitig aufgefangen. Drastische Leistungseinbrüche oder Mittagsmüdigkeit werden vermieden.
* Eine Optimierung der Nährstoffzufuhr unter Berücksichtigung der beruflichen und sportartspezifischen Trainings- und Wettkampfbedingungen.
* Ein problemloses Erreichen des Ernährungszieles, weil auf eine breite Palette verzehrfertiger oder selber anzufertigende Zwischenmahlzeiten und Fertignahrungen zurückgegriffen werden kann.
* Eine gleichbleibende Sättigung während des gesamten Tages. Weder mit überfülltem noch mit leerem Magen lassen sich Höchst- und Dauerleistungen erbringen. Der Einbau von gesunden Fitneß-Snacks bedeutet jetzt nicht, daß der Sportler auf die Hauptmahlzeiten verzichten muß. Lediglich die Menge und die Zusammenstellung sollte auf ein entsprechendes Maß verringert und korrigiert werden.

Eiweiß ist nicht gleich Eiweiß

Beachtet man nur die Deckung des Eiweißbedarfes, so sind Art und Herkunft des Eiweißes nicht sehr wesentlich. Entscheidend ist aber die Aminosäurenzusammensetzung, wie die Eiweißkörper gebaut sind und für den Stoffwechsel zur Verfügung stehen.

Dies ist einleuchtend zu vergleichen mit einem Baukasten. Sind genügend Bausteine von jeder Sorte, die für das Modell benötigt werden, vorhanden, dann kann es komplett fertiggestellt werden. Fehlen einzelne oder sind insgesamt nicht genügend Bausteine vorhanden, wird das Modell zu klein oder kann nur teilweise zusammengebaut werden.

So kann der Organismus den Neuaufbau und Erhalt der Muskelsubstanzen, einen reibungslosen Ablauf der Stoffwechselprozesse nur gewährleisten, wenn ausreichend Bausteine (= Aminosäuren) in der benötigten Zusammensetzung mit der täglichen Nahrung zugeführt werden.

Die Eiweißzufuhr mit der Nahrung darf nicht isoliert betrachtet werden, da Lebensmittel stets ein Gemisch aus Nähr- und Begleitstoffen sind.

Der Verzehr pflanzlicher oder tierischer Lebensmittel betrifft nicht nur das Eiweiß

Je nach Herkunft, Verarbeitung und Zubereitung werden gleichzeitig unterschiedliche Mengen an Kohlenhydraten, Fetten, Vitaminen, Mineralstoffen, Spurenelementen und Ballaststoffen, Cholesterin und Purine aufgenommen. Diese beeinflussen ihrerseits das Stoffwechselgeschehen.

Der ernährungsphysiologische Schlüssel für die Zusammenstellung von Mahlzeiten ist nicht nur auf den ersten Blick recht einfach: Bevorzugung von pflanzlichen und weniger tierischen Lebensmitteln. Dabei wird – sozusagen auf den zweiten Blick – die Aminosäuren-Zusammensetzung qualitativ und quantitativ möglichst optimal gestaltet.

Richtzahlen für die vollwertige Basisernährung des Sportlers

6–7 g Kohlenhydrate pro kg Körpergewicht
1,0 g Fett pro kg Körpergewicht
1,2 g Eiweiß pro kg Körpergewicht

Eine Kombination von pflanzlichen Nahrungsmitteln, wie Getreide mit Milch und Milchprodukten ergibt eine ideale Aminosäurenzusammensetzung der Mahlzeit und bewirkt weiteres: die Mahlzeiten enthalten einerseits weniger Fett, Cholesterin und Purine als Mahlzeiten mit einem hohen Anteil tierischer Lebensmittel. Andererseits sind sozusagen „automatisch" – nämlich durch den höheren Anteil pflanzlicher Lebensmittel – mehr komplexe Kohlenhydrate und verdauungsfördernde Ballaststoffe im Menü.

Bei entsprechender küchentechnischer Zubereitung sinkt der durchschnittliche Kaloriengehalt der Hauptmahlzeiten, bei gleichbleibender oder sogar erhöhter Sättigungswirkung.

DAS WOHLFÜHLGEWICHT

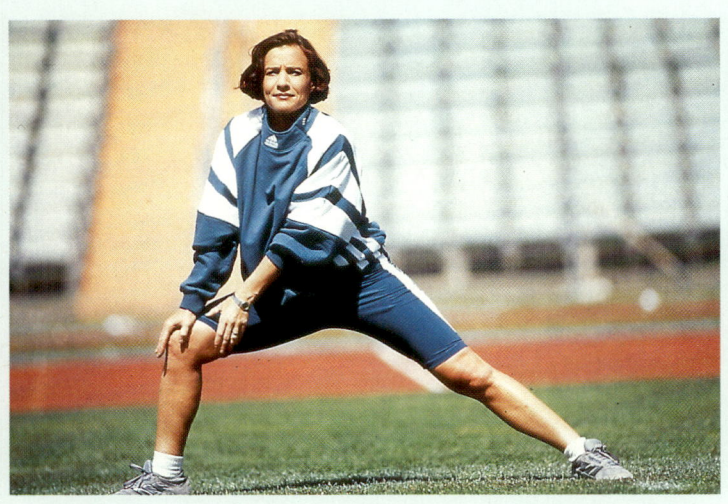

Als Einsteigersportarten während einer Diät sind Radfahren, Schwimmen, Wandern, Joggen und Gymnastik besonders empfehlenswert. Wie für das Essen und Trinken gilt auch für den Sport: Lieber öfter weniger als einmal viel. Die Intensität ist dabei so zu dosieren, daß sie während der gesamten Zeit durchgehalten werden kann. Laufen oder fahren Sie gerade so schnell, daß Sie sich mit Ihrem Partner unterhalten können.

Wer sich an eine Diät hält, sollte diese mit Sport kombinieren. Sport regt den Kreislauf an, aktiviert die Stoffwechselvorgänge, fördert den Fettabbau, beeinflußt positiv die Darmtätigkeiten und verbessert die Sättigungsregulation sowie die Stimmungslage. Mit Sport fühlt Mann und Frau sich einfach wohler während einer Diät.

So erreichen Sie ihr Wohlfühlgewicht

Diäten sind im Zeitalter des Übergewichts Bestandteil des täglichen Lebens geworden. Das Angebot ist zahlreich, doch die Ergebnisse bringen selten den gewünschten langfristigen Erfolg. Oft tritt nur der gefürchtete „Jo-Jo-Effekt" ein: Gewicht runter – Gewicht rauf. Wie heißt es doch so schön, frei nach Wilhelm Busch:

„Dieses treibt er vierzehn Tage, danach steigt er auf die Waage, und da wird es freudig kund, heißa, minus zwanzig Pfund. Wieder schwinden 14 Tage, wieder sitzt er auf der Waage, autsch, nun ist es offenbar, alles wieder, wie es war."

Die erfolgreiche Reduktionsdiät
1. Ausreichendes Eiweißangebot

Eine Reduktionsdiät sollte hochwertiges Eiweiß in ausreichender Menge enthalten, um zu verhindern, daß das lebenswichtige Körpergewebe aufgrund von Eiweißmangel abgebaut wird. Ohne hochwertige Eiweißlieferanten können beim Diäten Schwäche, Nervosität, Müdigkeit und Konzentrationsmängel auftreten. Deshalb gehören in jeden Diätplan Milch und fettarme Milchfrischprodukte wie reine Buttermilch, Kefir, Joghurt sowie mageres Rindfleisch oder Fisch, ergänzt durch pflanzliche Eiweißträger wie Kartoffeln, Brot und Getreide.

2. Wertvolle Kohlenhydrate

Während einer längeren Diät sollten mindestens 100 g Kohlenhydrate pro Tag gegessen werden. Eine ausreichende Kohlenhydratzufuhr verhindert den Anstieg von Ketonkörpern und Fettsäuren im Blut, der durch den erzielten Abbau von Körpermasse auftritt und im Blut eine Acidose (Übersäuerung im Organismus) auslösen kann. Die Kohlenhydrate sollten im natürlichen Verband enthalten sein, wie in Vollkornprodukten, Kartoffeln, Gemüse, Obst oder Milchreis. Bei diesen wichtigen Kohlenhydratlieferanten ist das Sättigungsgefühl pro aufgenommener Kalorie am größten.

3. So wenig Fett wie möglich

Eine Abmagerungskur sollte nicht mehr als 30 % der Kalorien in Form von Fett enthalten. Dieses Ziel ist nur dann zu erreichen, wenn der Verzehr von Lebensmitteln mit einem hohen Anteil an versteckten Fetten drastisch reduziert wird: zum Beispiel Wurstwaren, Schweinefleisch, fettreiche Käsesorten, Süßwaren und Blätterteig.

4. Optimale Vitamin- und Mineralstoffzufuhr

Der Bedarf an kalorienfreien Wirkstoffen wie Vitamine, Mineralstoffe und Spurenelemente nimmt während einer Diät nicht ab. Mit weniger Lebensmitteln müssen die gleichen Mengen Vitamine, Mineralstoffe und Spurenelemente zugeführt werden. Nur so können Risiken für die Gesundheit während längerer Diätphasen ausgeschlossen werden. Dieses Ziel ist zu erreichen, wenn bevorzugt Lebensmittel mit einer hohen Nährstoffdichte verzehrt werden. Hierzu zählen alle Vollkornprodukte, Gemüse und fettarme Milchfrischprodukte wie reine Buttermilch, Kefir, Joghurt, Quark oder Dickmilch. Bewährt hat sich, während einer Diät Speisen und Getränke mit Hefeprodukten aufzuwerten. Sie sind sehr reich an B-Vitaminen, von denen häufig zu wenig aufgenommen werden. Es gibt heute für jeden Geschmack das Richtige: honigsüße Hefeflocken für Müsli und Süßspeisen, Hefe-Extrakte als pikanter Brotaufstrich sowie schmackhafte Hefe-Gemüsebrühen.

Freizeitsport alleine macht nicht schlank. Durch Bewegung und sportliche Leistung kann der Energieverbrauch erhöht werden. Dies bedeutet nicht immer, daß überschüssige Pfunde in kurzer Zeit problemlos wegschmelzen. Um 1 kg Übergewicht abzubauen, müssen 7.000 kcal weniger gegessen, getrunken oder durch sportliche Tätigkeiten mehr verbraucht werden. Daß dies nicht so leicht möglich ist, zeigt der Kaloriensportplan (S. 71). Vom Kalorienzählen alleine wird niemand schlank. Beides muß stimmen – Essen und Trimmen.

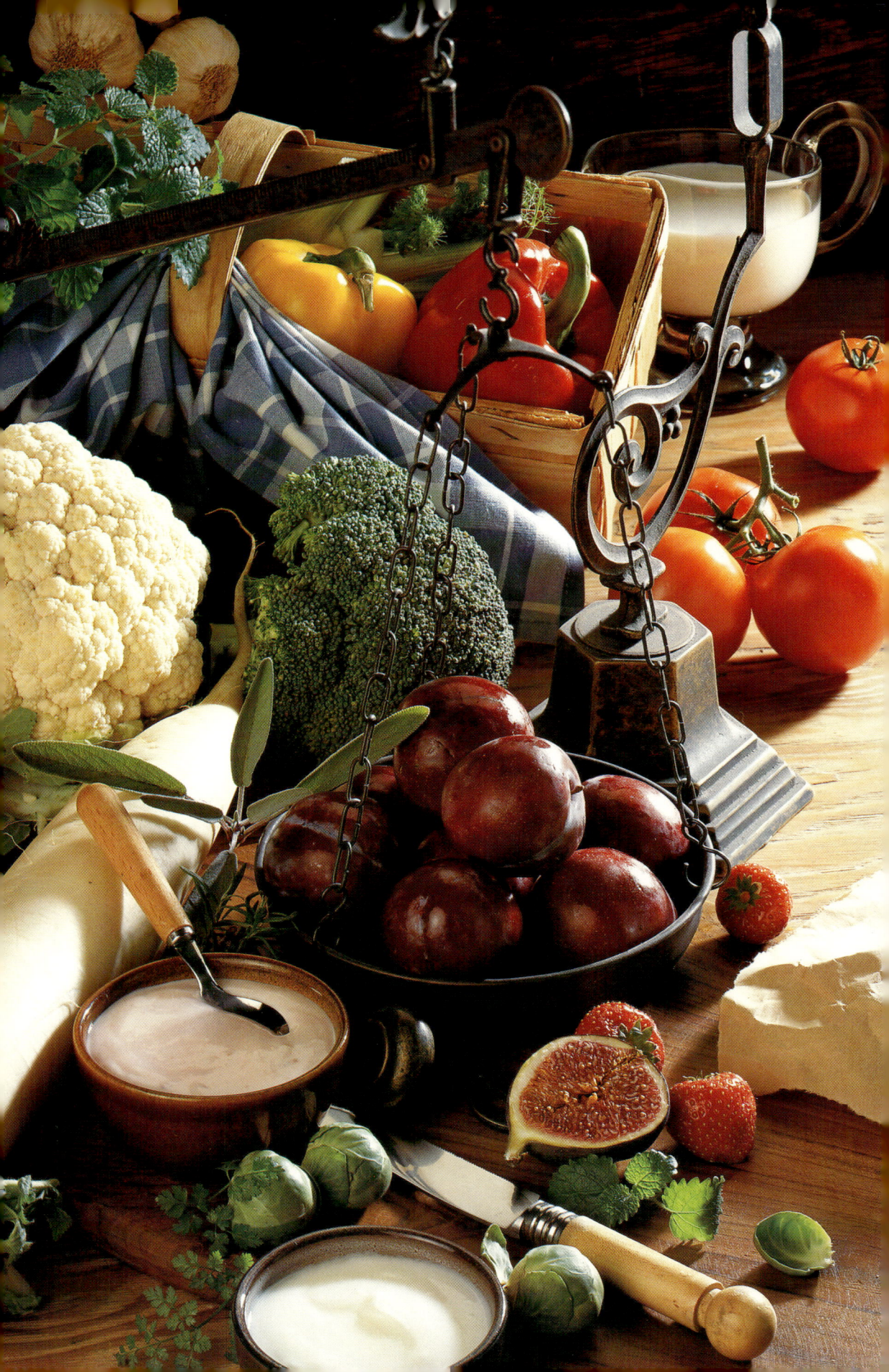

5. Soviel trinken wie möglich – kalorienfrei, versteht sich

Durch jede sportliche Tätigkeit werden wertvolle Mineralstoffe und Spurenelemente über den Schweiß verloren. Wenn die Nahrungszufuhr zum Beispiel während einer Diät verringert wird, reicht die aufgenommene Menge an Mineralstoffen und Spurenelementen nicht immer aus. Die Auswirkungen solcher Mineralstoffdefizite können sich in Form von Muskelkrämpfen, Herzrasen und Kreislaufschwäche – je nach Mineralstoff und Umfang des Mangels – bemerkbar machen.

Natürliches Mineralwasser enthält von Natur aus Mineralstoffe und Spurenelemente in unterschiedlicher Menge und Zusammensetzung. Nicht nur während einer Diät – hier ist es jedoch besonders wichtig – sollten mineralstoffreiche, jodhaltige Mineralwasser bevorzugt konsumiert werden. Jodmangel gehört in Deutschland zu den verbreitetsten Mangelerscheinungen. Und noch einen Vorteil hat natürliches Mineralwasser: Es enthält keine Kalorien.

Die Badezimmerwaage erzählt nicht die ganze Wahrheit

Das Körpergewicht ist eine gute Möglichkeit, die Energiezufuhr zu überprüfen. Bleibt es konstant, entspricht die Zufuhr dem Verbrauch. Das wöchentliche Wiegen ist somit eine praktikable Möglichkeit, die Energiezufuhr zu überwachen. Kleine Veränderungen des Körpergewichtes, sowohl nach oben wie nach unten, können dann durch Änderungen im Eß- und Trinkverhalten leicht korrigiert werden.

Es gibt verschiedene Möglichkeiten, das Körpergewicht zu beurteilen. Eine gute Orientierungsgröße für Erwachsene ist das Normalgewicht nach Broca.

Die Formel lautet:
Körpergröße in cm minus 100 = Normalgewicht in kg
Abweichungen von 10–15 Prozent sind medizinisch unbedenklich und entsprechen dem unterschiedlichen Körperbau.

Die Badezimmerwaage erzählt nicht immer die Wahrheit. Stämmigen, muskulösen Menschen gegenüber ist die Waage voreingenommen und schlanken, leichtgebauten Typen schmeichelt sie. Weniger von den größenabhängigen Aussagen erlaubt der Body Mass Index eine Einordnung in verschiedene Gewichtsklassen.

Eine andere Möglichkeit, das individuelle Wohlfühlgewicht zu berechnen, bietet der sogenannte Body-Mass-Index, den Sie wie folgt berechnen können. Body-Mass-Index = Körpergewicht (in kg) dividiert durch Körpergröße in Meter zum Quadrat

$$BMI = \frac{Körpergewicht\ in\ kg}{(Größe\ in\ Meter)\ 2}$$

Beispiel:
1,82 m x 1,82 m = 3,31
76 kg: 3,31 = 22,9

BMI kleiner 18: Untergewicht. Um eine Gewichtszunahme zu erreichen, mit der das Wohlbefinden und die Leistungsfähigkeit steigt, ist es empfehlenswert, die Kalorienzufuhr zu erhöhen.

BMI 19–25: Normalgewicht.

BMI 26–30: leichtes Übergewicht. Das Körpergewicht sollte hier insbesondere bei vorhandenen Stoffwechselkrankheiten wie Diabetes mellitus, Gicht oder Fettstoffwechselstörungen verringert werden.

BMI größer 30: medizinisch bedenkliches Übergewicht. Eine Gewichtsabnahme ist empfehlenswert.

WARNSIGNALE –
WENN'S WEH TUT

*Vitamin B1 wird zur Ver-
stoffwechselung der B-Vitamine unbedingt benötigt.
Ohne B-Vitamine können
Kohlenhydrate nicht zur
Energiegewinnung heran-
gezogen werden. Reich an
Vitamin B1 sind Vollkorn-
produkte, Schweinefleisch
und Hefeprodukte, wie
zum Beispiel honigsüße
Hefeflocken oder Hefe-
Gemüsebrühen.*

**Damit aus Verzehrunfällen
keine Sportunfälle werden**

**Warnsignale des Körpers bei
Nährstoffdefiziten**
1. Allgemeine Müdigkeit kann bei
einem Mangel an Eisen, Vitamin C
oder den B-Vitaminen auftreten.
Schweinefleisch, Geflügel- und
Rindfleisch enthalten viel Eisen.
Auch pflanzliche Lebensmittel enthalten Eisen, jedoch in geringerer
Menge und in einer schlechter
verwertbaren Form. Reich an Vitamin C sind frisches Obst und
Gemüse.

2. Atembeschwerden können bei
einem Mangel an Vitamin B2
(Riboflavin) und Eisen auftreten.
Insbesondere Vollkornprodukte sowie Milch und Milchprodukte wie
reine Buttermilch, Kefir, Joghurt,
Quark und Frischkäse sind sehr
gute Vitamin B2-Lieferanten.

3. Der von Radlern oder Läufern
so benannte „Hungerast", Black-
out oder Augenflimmern, eine
plötzlich während des Sportes auf-
tretende Kraftlosigkeit, die mit
Schwindelgefühlen einhergeht,
tritt insbesondere bei Ausdauersportarten auf. Ursache kann eine
vollständige Entleerung der Glykogenspeicher (Kohlenhydratreser-

ven) in Muskeln und Leber sein.
Wenn vor Beginn der sportlichen
Tätigkeit nichts oder das Falsche
gegessen wurde, treten diese Sym-
ptome der Unterzuckerung vermehrt auf. Eine ausreichende Auf-
füllung der Kohlenhydratdepots
vor Beginn der Belastung sowie eine regelmäßige Zufuhr von Flüssigkeit, Kohlenhydraten und Elektro-
lyten während des Sportes können
dieses verhindern.

4. Konzentrationsschwäche tritt in
vielen Fällen bei einem Kohlenhy-
dratmangel auf. Glucose, ein Koh-
lenhydrat-Baustein, ist der einzige
Nährstoff, der vom Gehirn zur
Energiegewinnung herangezogen
werden kann. Konzentrationsschwäche kann auch bei einem
Mangel an Magnesium und den
B-Vitaminen auftreten.

5. Kraftlosigkeit kann die Folge
einer zu eiweißarmen Ernährung
sein. Ebenso führt ein Mangel
an Eisen, Magnesium oder den
B-Vitaminen zu einer abnehmen-
den Kraftleistung, zu erhöhter
Müdigkeit und zu verminderter
Infektabwehr. Zu den empfehlenswerten Eiweißlieferanten gehören
alle fettarmen Milchprodukte.

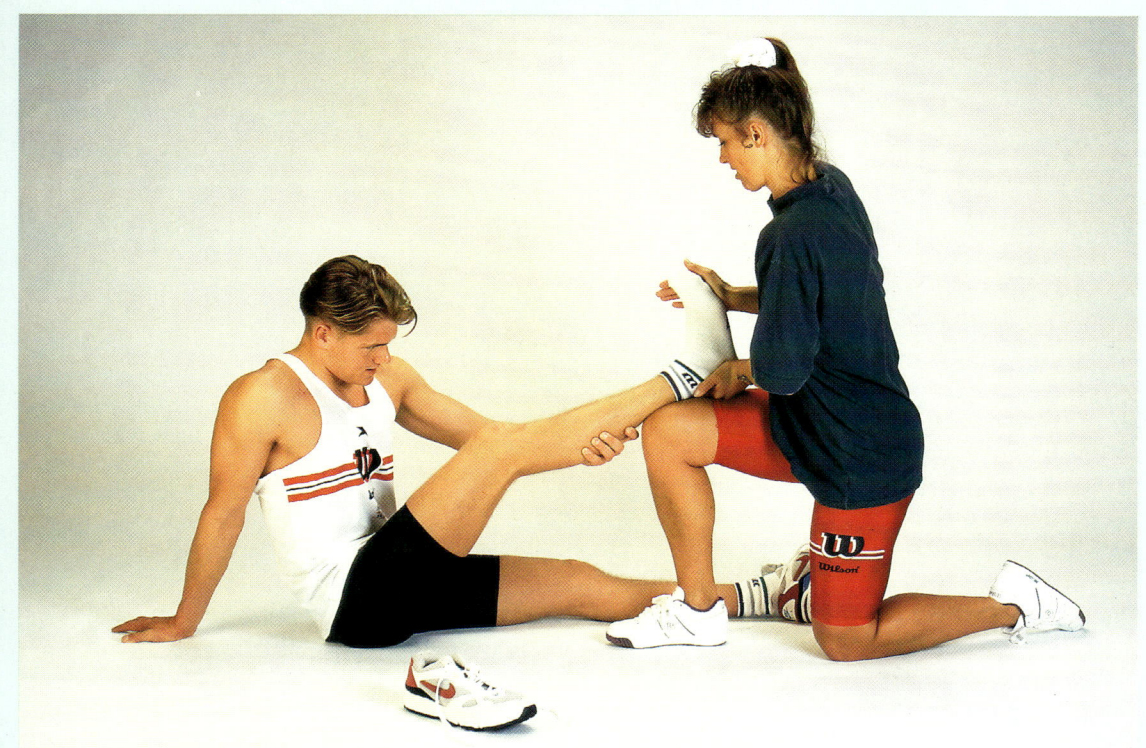

6. Muskelfaserrisse und wieder-
kehrende Muskelzerrungen können bei einem erhöhten Harnsäu-
respiegel vermehrt auftreten. Er
wird in vielen Fällen durch einen
zu hohen Verzehr von Fleisch, In-
nereien und Wurstwaren hervor-
gerufen, insbesondere wenn eine
genetische Veranlagung besteht.
Nach Normalisierung der Harnsäu-
rewerte durch eine Ernährungs-
umstellung treten Muskelverletzungen seltener auf.

7. Muskelkater tritt vermehrt bei
einer unzureichenden Magnesium-
und Calciumzufuhr auf. Nicht aus-
geglichene Schweißverluste
können die Entstehung von Muskelkater zusätzlich begünstigen. Zu
den empfehlenswerten Calcium-
Lieferanten gehören Milch und

fettarme Milchprodukte. Der in
diesen Lebensmitteln enthaltene
Milchzucker fördert die Aufnahme
und Verwertung der enthaltenen
Mineralstoffe noch zusätzlich.

8. Muskelkrämpfe, Muskelverhär-
tungen und Muskelverletzungen
können bei langandauernden Belastungen die Folge eines gestörten
Flüssigkeits- und Mineralstoffhaushaltes sein. Durch rechtzeitigen
Flüssigkeitsersatz während des
Sportes treten diese Beschwerden
sehr viel seltener auf.

*Sehstörungen und ver-
schlechtertes Dämmerungs-
sehen unter Flutlicht können bei einem Vitamin-A-
Mangel auftreten. Neben
den legendären Möhren
sind Milch und Milchpro-
dukte sehr gute Vitamin-A-
Quellen.*

VOR DEM SPORT

Als geeigneter Sport-Imbiß 30–60 Minuten vor Sportbeginn eignen sich ideal Müsli-Riegel, Fruchtschnitten, Obst, insbesondere Trockenfrüchte und Bananen sowie ein Joghurt oder Dickmilch mit Früchten, ein Vollkornbrot mit körnigem Frischkäse oder ein Becher Milchreis.

Essen und Trinken

Damit Muskeln das ausführen, was wir von ihnen verlangen, müssen das Gehirn als Schaltzentrale, das Rückenmark als verantwortliche Schaltstelle und die Nerven als Botenträger in Aktion treten. Hierfür wird Energie benötigt: Ein Baustein ist das Kohlenhydrat namens Glucose, auch Traubenzucker genannt.

Glucose ist der einzige Nährstoff, der vom Gehirn über einen längeren Zeitraum akzeptiert wird. Nur wenn gefastet wird, akzeptiert das Gehirn auch mal etwas anderes, die sogenannten Ketone. Volle Leistungsfähigkeit kann hierbei jedoch nicht erreicht werden. Da dieser Energieträger für Wohlbefinden und Leistung so wichtig ist, können Kohlenhydrate als Glykogen im Organismus gespeichert werden. Die Speicherkapazität beträgt bei Untrainierten 375–450 g in den Muskeln und 75–150 g in der Leber. Die Größe der Glykogenspeicher kann durch Training in Verbindung mit einer kohlenhydratreichen Ernährung bis 600 g gesteigert werden.

Die beste Form der Kohlenhydratzufuhr in der Basisernährung ist das naturbelassene Getreidekorn, weil es neben den Kohlenhydraten zusätzliche Wirkstoffe bietet.

Weißmehl hat zwar den gleichen Anteil an Kohle nhydraten wie Vollkornmehl, aber, da Schalenteile und Keimlinge fehlen, ein Defizit an Vitaminen, Mineralstoffen, Spurenelementen und Ballaststoffen. So werden alleine beim Ausmahlungsprozeß des Getreidekornes zu Weißmehl über 60 % der B-Vitamine entfernt. Hefeprodukte haben sich zur Erhöhung der Vitamin-B-Zufuhr bestens bewährt.

Öfter essen hält fit

Viele Sportler machen den Fehler und essen am Morgen oder in der Mittagspause vor einem abendlichen Training das letzte Mal. Dies ist schlichtweg als Dummheit zu bezeichnen, denn auch bei einer Bürotätigkeit werden wertvolle Kohlenhydratreserven verbraucht. Die Glykogendepots sind dann bei Trainingsbeginn nicht mehr vollständig gefüllt. Der Erfolg eines Trainings ist somit nicht immer gewährleistet.

1–2 Stunden vor Sportbeginn sorgen sportgerechte Zwischenmahlzeiten für eine gute Startposition.

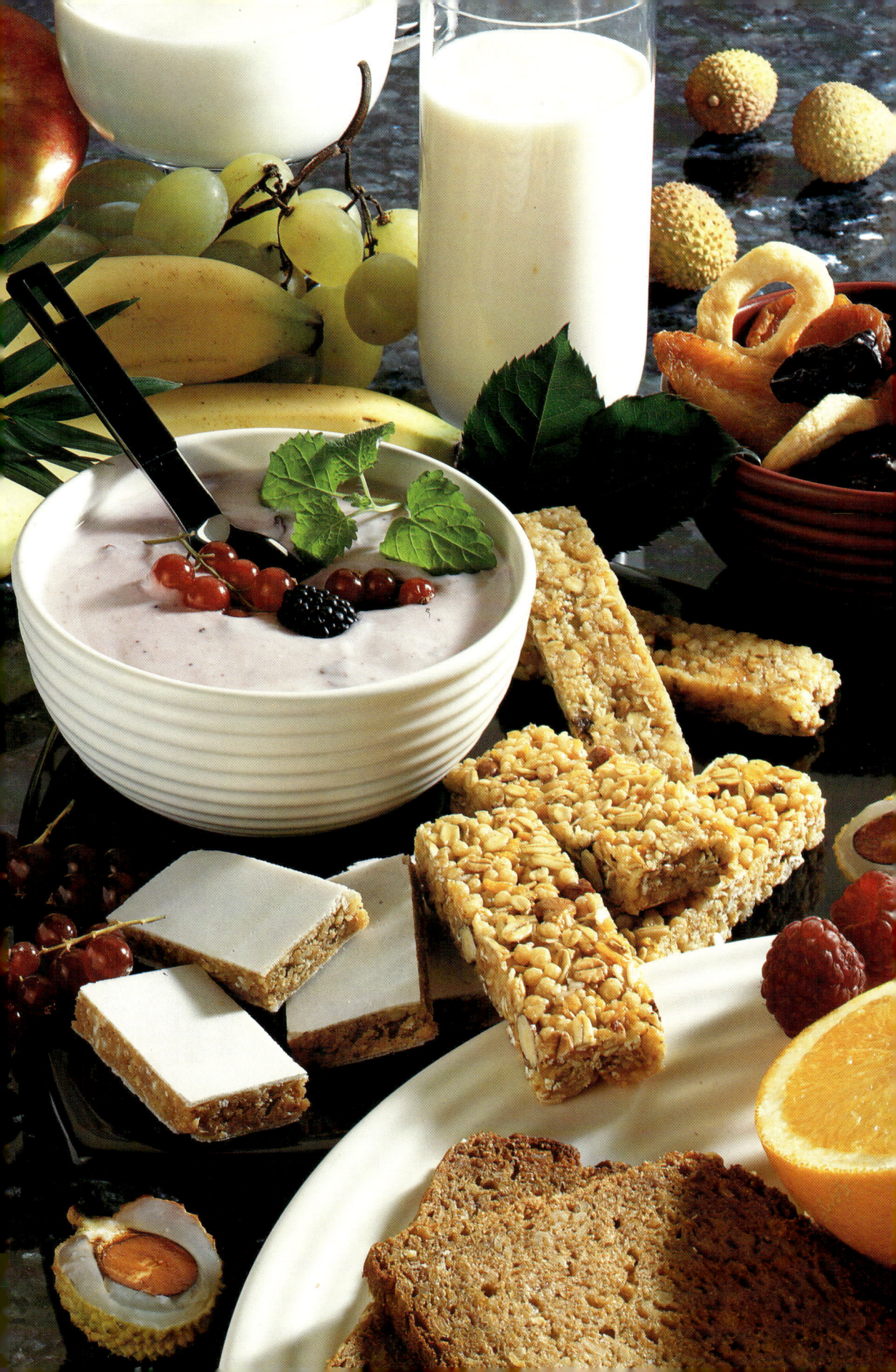

AM AKTIONSTAG

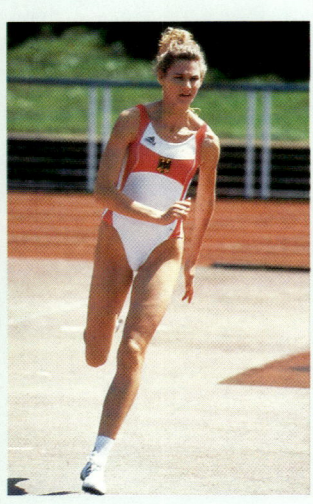

Mit einem Müsli oder Voll-kornbrot mit dünnem Ho-nig- oder Marmeladenbelag wird die Energiezufuhr fast „computergerecht" gere-gelt. Zunächst die schnelle Initialzündung aus Früch-ten oder Honig. Diese Koh-lenhydrate stehen inner-halb weniger Minuten zur Verfügung. Sie werden je-doch auch schnell ver-braucht. Dann greift die umgewandelte Energie aus den Getreideprodukten ein – sie wird verzögert frei – hält aber länger an.

Essen und Trinken

Dem Sportler stehen eine Vielzahl kohlenhydrathaltiger Lebensmittel zur Verfügung, es ist keinesfalls jedoch egal, welche er in seiner Ernährung bevorzugt. Direkt vor oder während der sportlichen Tätigkeit ist es entscheidend, wie schnell und in welcher Menge die in Lebensmitteln enthaltenen Kohlenhydrate dem Organismus zur Verfügung gestellt werden können. Wer nun glaubt, daß Koh-lenhydrate, die schnell ins Blut gelangen bevorzugt vom Sportler konsumiert werden sollten, täuscht sich. Kohlenhydrate, die langsam in das Blut gelangen, wie Kohlenhydrate aus Vollkornpro-dukten oder Milchreis, sind eine sehr gute Grundlage für die Ener-giebereitstellung über einen länge-ren Zeitraum. Demgegenüber sorgen größere Mengen Kohlenhy-drate, die ins Blut schießen, wie Traubenzucker, Honig oder Koh-lenhydrate aus Süßwaren vor Sportbeginn für eine hohe Insulin-ausschüttung. Ein hoher Insulin-spiegel im Blut hemmt jedoch die Fettverbrennung. Hierdurch wer-den die körpereigenen Glykogen-depots schneller entleert, was eine Verschlechterung der Ausdauerlei-stungsfähigkeit zur Folge haben kann.

Kohlenhydratdepots im Schlaf füllen

Zum Aktionstag gehört der Vor-abend. Mit einem kohlenhydrat-reichen Abendessen können die Glykogendepots über Nacht opti-mal gefüllt werden. In allen Sport-arten haben Sportler mit gefüllten Kohlenhydratdepots eine bessere Ausgangssituation als die Aktiven, die am Vorabend sehr fleisch- und eiweißreich gegessen haben.

Zu den empfehlenswerten Gerich-ten gehören Reisspeisen, Kartoffel-gerichte, Nudelspeisen, Cereals wie Haferflocken, Müsli mit Milch-frischprodukten sowie Süßspeisen wie Grießpudding oder Milchreis mit Früchten.

Die Erfolgsformel: Leichte Kost und keine Experimente

Die letzte größere Mahlzeit sollte etwa 3 Stunden vor dem Start ein-genommen werden. Die Speisen sollen den Magen nicht belasten, keine Blähungen verursachen und wertvolle Kohlenhydrate als Ener-gie liefern. Fett- und eiweißreiche Speisen verbleiben häufig zu lange im Magen. Auch ungewohnte Speisen und Getränke können bei der üblichen Nervosität vor Sport-beginn den Magen belasten und zu Magenverstimmungen führen.

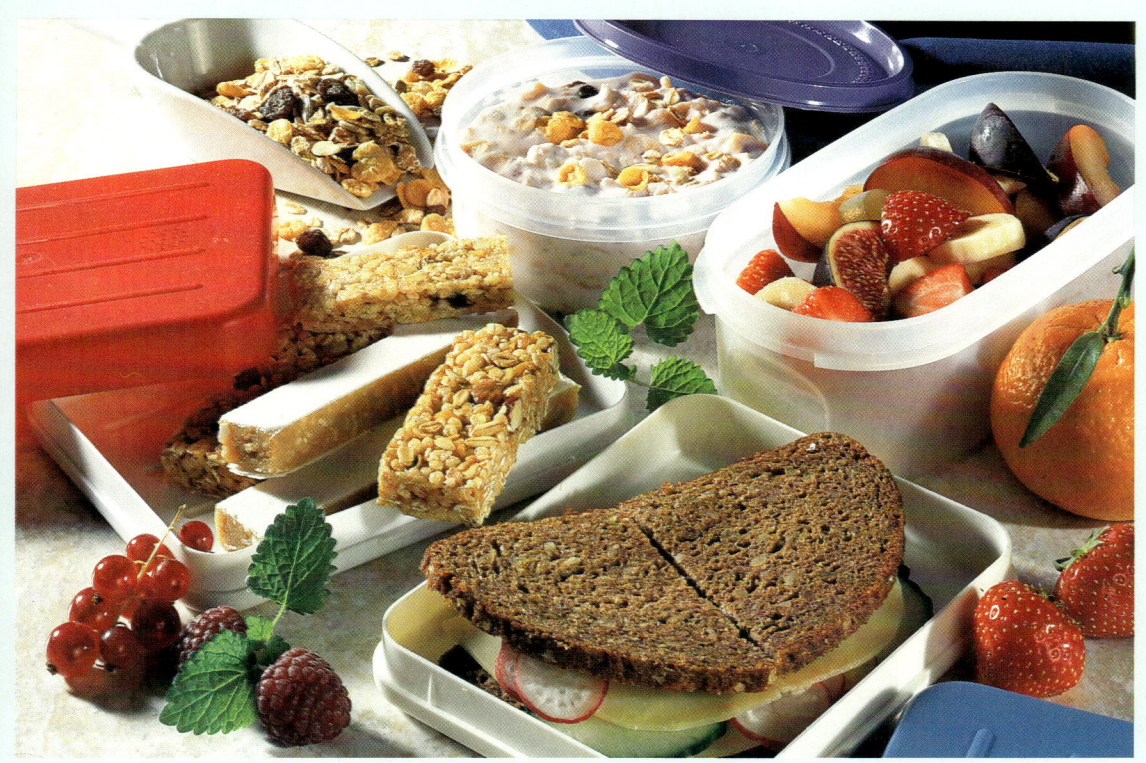

Nachschub aus der Sporttasche

Bei 60 Minuten Tennis oder 30 Minuten Joggen ist ein Energienachschub während der sportlichen Tätigkeit nicht notwendig. Je schlechter jedoch der Trainingszustand und das Ernährungsverhalten, um so geringer die körpereigenen Depots, desto wichtiger die sportgerechte Verpflegung am Aktionstag und während des Sportes. Dies gilt besonders für den Ersatz von Flüssigkeit und Kohlenhydraten.

Bei folgenden Sportarten können während der sportlichen Aktion eingenommene Snacks und Getränke die Leistungsfähigkeit verbessern. Sportarten, die länger als 60–90 Minuten dauern:

Bergwandern, Golf, Marathon, Radfahren, Triathlon, Ski-Langlauf, Tennis, Ultra-Langstreckenlauf. Wettkämpfe mit mehreren Starts, alle Qualifikationswettkämpfe, Turniere sowie Mehrkämpfe, Tischtennis, Tennis, alle Leichtathletikwettbewerbe, Fechten, Squash.

Sportarten, bei denen das Spielgeschehen auf „natürliche" Weise durch Spielpausen oder Halbzeit unterbrochen wird, bieten dann Zeit zur Erholung sowie zum Energie- und Flüssigkeitsnachschub: Basketball, Eishockey, Fußball, Handball, Hockey, Volleyball.

Unser Rat: Besondere Schleimstoffe im Hafer, die Lichenine, können Magensäure binden. Somit eignen sich Haferflocken sehr gut zur Herstellung von Milch- und Fruchtsaftgetränken. Die Zugabe von etwas (Instant) Haferflocken nimmt vielen Säften die Säure.

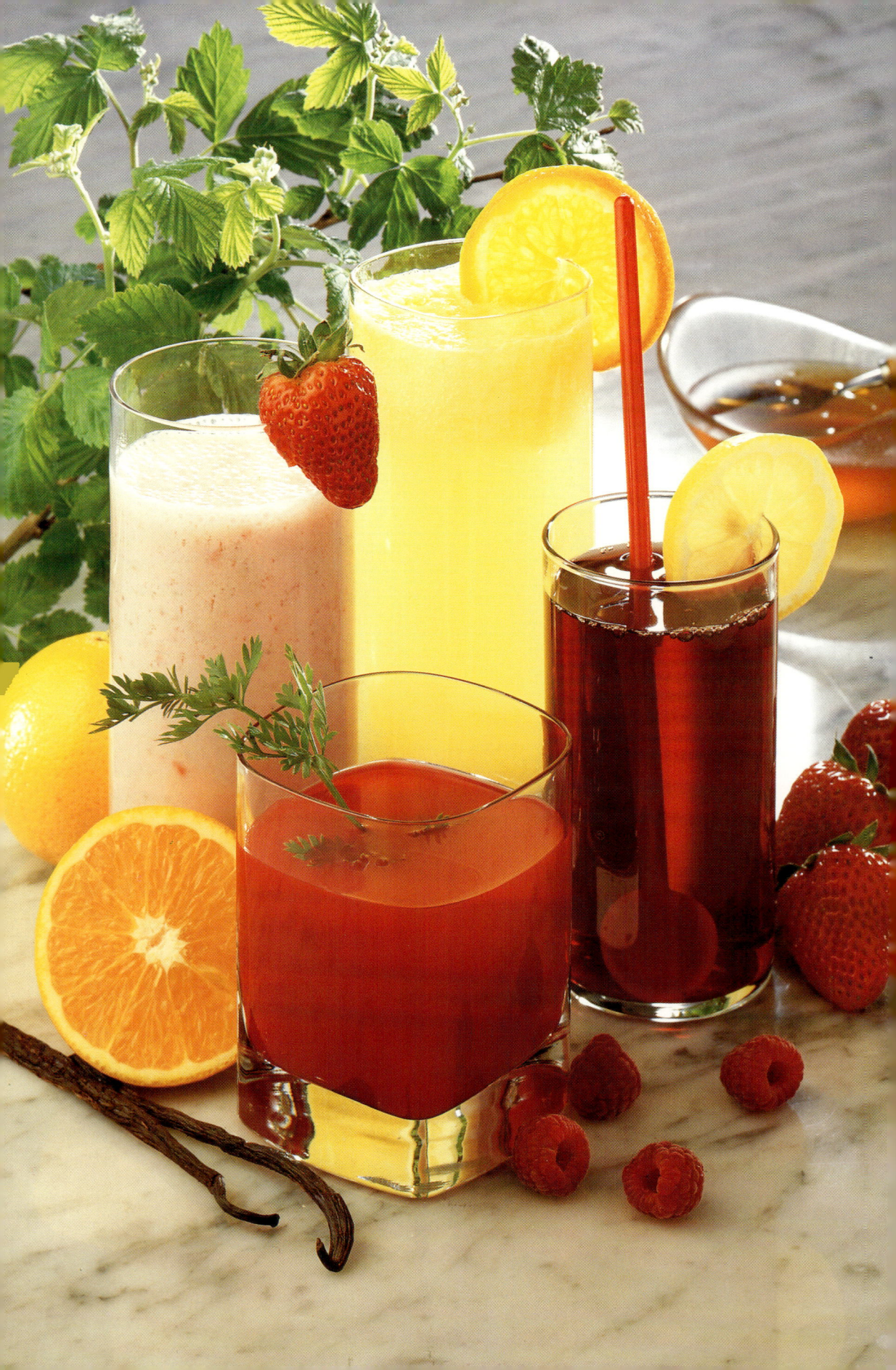

NACH DEM SPORT

Essen und Trinken

12–24 Stunden nach einer sportlichen Aktion können die verbrauchten Energien am besten wieder aufgefüllt werden. Nach intensivem Training oder Wettkampf ist der Verdauungstrakt jedoch häufig überreizt, so daß es bei einem hastigen Eß- und Trinkverhalten zu Bauchkrämpfen kommen kann. Deshalb mit kleinen Portionen und ohne Hektik mit dem Essen und Trinken beginnen.

Wieviel Flüssigkeit?

Es sollte mindestens soviel getrunken werden, wie ausgeschwitzt wurde. Da die Gewichtsverluste im Sport dem effektiven Flüssigkeitsverlust entsprechen, kann durch die Ermittlung des Körpergewichtes zu Beginn des Sports und danach der Schweißverlust errechnet werden. Zur Kontrolle kann auch der morgendliche Urin herangezogen werden.

Hat er am Tag nach dem Wettkampf noch eine intensive Farbe, ist er stark konzentriert. Es liegt noch ein Flüssigkeitsdefizit vor. Ist er hellgelb, ist der Wasserhaushalt ausgeglichen.

Was trinken?

Getränke wählen, die gut vertragen werden. Bewährt haben sich Mineralgetränke auf Milch- oder Fruchtsaftbasis. Doch Augen auf beim Mineralwasserkauf. Der Mineralstoffgehalt und die Zusammensetzung der einzelnen Mineralwasser unterscheiden sich stark. Sie sollten die Mineralwasser bevorzugen, die von Natur aus einen hohen Jodgehalt aufweisen. Jodhaltige Mineralwasser können zu einer natürlichen Fitneß-Quelle werden. Sehr gut geeignet bei kalten Temperaturen sind auch lauwarme Hefe-Gemüsebrühen.

Was essen?

Neben der Flüssigkeitszufuhr spielt die Wiederauffüllung der Kohlenhydratreserven eine wichtige Rolle. Begonnen werden sollte, je nach Verträglichkeit, mit der Zufuhr leicht verdaulicher kohlenhydratreicher Speisen etwa 1–2 Stunden nach Sportende. Nicht zu vernachlässigen ist der Eiweißanteil in der Nachsportkost. Eiweiß wird für den Neuaufbau der Muskelfilamente benötigt. Gut geeignet sind Getreidegerichte mit Milchfrischprodukten wie Quark, Joghurt usw. Sie liefern die notwendigen Kohlenhydrate und qualitativ hochwertiges Eiweiß.

Bier und andere alkoholische Getränke sind zum Flüssigkeitsausgleich ungeeignet. Aufgrund der fehlenden Mineralstoffe wird das Flüssigkeits- und Mineralstoffdefizit sogar noch vergrößert.

OHNE SCHWEISS KEIN PREIS!

*Bei mittlerer Sportinten-
sität verliert der Körper etwa 0,5–1,0 Liter Schweiß
pro Stunde. Bei intensiven
Belastungen oder beim
Sport in der Hitze können
mehr als 3 Liter Schweiß
pro Stunde ausgeschieden
werden.*

Schwitzen schützt und kühlt

Ein Produkt ist bei jeder sportlichen Tätigkeit dabei – der Schweiß.
Das ist notwendig, denn die „Bio-
maschine" Mensch arbeitet lediglich mit einem Wirkungsgrad von
etwa 30 Prozent. Bei jeder Mus-
kelkontraktion, bei jeder Bewegung gehen 70 Prozent der entste-
henden Energie als Wärme verloren. Um eine Überhitzung des Organismus zu verhindern, muß die
überschüssige Wärme abgeführt
werden. Dieses geschieht über die
Schweißbildung und die beim Ver-
dunsten des Schweißes entzogene
Wärme, circa 550 kcal pro Liter
Schweiß. Wenn nicht rechtzeitig
der Schweißverlust ausgeglichen
wird, wird das für die
Schweißproduktion benötigte Wasser den Körperflüssigkeiten wie
Blut, Lymphe, Gewebs- und Hirn-
wasser entzogen. Diese Körperflüssigkeiten dicken dann ein. Das
Blut fließt nicht mehr so gut. Die
Versorgung der Zellen mit Sauerstoff und Nährstoffen ist ge-
schwächt. Stoffwechselprozesse
laufen erschwert ab. Gleichzeitig
versucht der Organismus jetzt, die
notwendige Schweißproduktion zu
drosseln oder zu hemmen.
Der entwässerte Sportler schwitzt
weniger, er „läuft heiß". Es kann
zu Schwindel, Erbrechen, Muskelkrämpfen und Kreislaufversagen
kommen.
Unausgeglichene Flüssigkeitsverluste führen in jeder Sportart zu
Leistungseinbußen. Wenn bereits
2–4 Prozent des Körpergewichtes
durch Schwitzen verloren gehen,
das sind bei einem 60 kg schweren Sportler gerade 1,2 Liter, sinkt
die Ausdauerleistungsfähigkeit um
bis zu 20 Prozent. Ab einem Flüssigkeitsverlust von 10 Prozent des
Körpergewichtes können schwer-
wiegende physiologische Veränderungen eintreten, bis hin zum Nie-
renversagen.

**Was mit jedem Tropfen
Schweiß verloren geht**

Der Schweiß enthält neben Wasser auch Elektrolyte (Mineralstoffe
und Spurenelemente). Neben den
Mineralstoffen Natrium, Kalium,
Calcium, Magnesium, Phosphat
und Chlorid werden auch wichtige
Spurenelemente wie Eisen und Jod
ausgeschieden.

Richtig schwitzen schützt

Nicht jeder Sportler schwitzt
gleich viel. Trainierte schwitzen
deutlich mehr als Untrainierte.
Trainierte besitzen mehr und effi-
zienter arbeitende Schweißdrüsen
als Nichtsportler. Gleichzeitig ist
die Konzentration an Mineral-

stoffen und Spurenelementen im Schweiß von Leistungssportlern geringer als im Schweiß von Freizeitsportlern. Hochleistungssportler können den Schweiß besser „verdünnen", halten somit wichtige Mineralstoffe im Organismus besser zurück. Auch wenn alle Mineralstoffe für den Organismus wichtig sind, so treten unter Sportlern bei bestimmten Mineralstoffen vermehrt Defizite auf. Zu den „Risiko-Mineralstoffen" gehören in erster Linie die Spurenelemente Eisen und Jod sowie die Mineralstoffe Magnesium und Kalium. Magnesium und Kalium sind im Schweiß stärker konzentriert als im Blut. Mit 1 Liter Schweiß werden auch 0,7–1,2 Milligramm Eisen und 42 Mikrogramm Jod ausgeschieden. Dieses entspricht 60–70 Prozent der täglich mit der Nahrung dem Organismus zur Verfügung gestellten Eisenmenge sowie 25 Prozent der empfohlenen, und 50 Prozent der im Durchschnitt erreichten Jodzufuhr.

Je öfter desto besser

Im Training sollten Sie alle 10–15 Minuten 100–200 Milliliter (0,1–0,2 Liter) trinken. Das ist die optimale Menge, die vom Magen aufgenommen und verwertet werden kann.

Trinken Sie, bevor der Durst kommt.

Durst tritt erst auf, wenn bereits ein Flüssigkeitsdefizit vorliegt. Gewöhnen Sie sich an, während des Trainings in regelmäßigen Abständen zu trinken. Viele Sportler tun dies nur während eines Wettkampfes. Aber ein Hitzeschaden kann sich auch beim Training einstellen.

Trinken, was schmeckt und bekommt

Welches Sport-Getränk für Sie das richtige ist, können nur Sie selber entscheiden. Hier hilft nur Ausprobieren. Testen Sie einmal jodhaltige Mineralwasser mit Apfelsaft gemischt oder Sportgetränke mit einem Kohlenhydratgehalt von 2–5 Prozent.

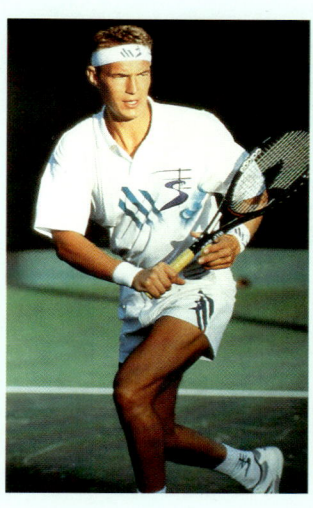

Mit gefüllten Flüssigkeitsdepots den Sport beginnen. Zur Vorbereitung auf das Training empfiehlt es sich, etwa 15–30 Minuten vor dem Start 0,2 Liter zu trinken. Das Getränk sollte leicht gekühlt sein. Bewährt hat sich ein natriumhaltiges, jodreiches Mineralwasser mit einem hohen Hydrogencarbonatanteil. Durch diese als Hyper-Hydration bezeichnete Maßnahme sinkt die Temperatur im Körperkern, und damit verringert sich die durch die enorme Wärmeproduktion bedingte Mehrbelastung des Herz-Kreislauf-Systems.

DIE AKTIVE JUGEND

„Was Hänschen nicht lernt, lernt Hans nimmermehr." Das gilt auch oder sogar gerade im Ernährungsverhalten. Deshalb sollte im Kindesalter der Grundstein für gesundes Essen und Trinken gelegt werden. Hier ist eine abwechselungsreiche, vollwertige Mischkost, in der auch Fleisch zwei- bis dreimal in der Woche enthalten ist, der richtige Weg. Bereits beim Frühstück werden die Weichen für den gesamten Tag gestellt. Große Bedeutung haben die Zwischenmahlzeiten. Öfter essen hält fit.

Ernährungstips für sportlich aktive Kinder und Jugendliche

Wer kennt nicht die Bilder von einer 15jährigen Tennisspielerin, die in der Weltrangliste ganz oben steht oder dem 15jährigen Jungen, der bei der letzten Olympiade um Medaillen schwamm. Im Turnen oder Eiskunstlauf ist es fast schon „Alltag": 14–15jährige lehren den „alten" Hasen mit 20 Jahren das „Fürchten".

Welche Nahrung brauchen Kinder?

Der Energie- und Nährstoffbedarf liegt beim Kind bezüglich seiner Körpergröße wesentlich höher als beim Erwachsenen. Schon im Alter von 5–7 Jahren benötigen Kinder mit etwa 1.800 kcal genausoviel Nahrungsenergie wie eine erwachsene Frau bei leichter körperlicher Arbeit. In Wachstumsphasen wie zum Beispiel mit 14 oder 15 Jahren benötigen Kinder bis zu 3.500 kcal täglich – nur zum „Wachsen". Kommt dann noch intensiver Sport dazu, kann der Energiebedarf auf 4.000 – 4.500 kcal pro Tag ansteigen. Das ist weit mehr, als ein „normaler" Erwachsener benötigt, der keinen oder wenig Sport treibt.

Der Bedarf an Eiweiß, Calcium, Phosphor, Magnesium, den B-Vitaminen und beim Vitamin D steigt bei Kindern sogar überproportional zum Energiebedarf. Die Konsequenz muß eine besonders hochwertige Ernährung sein, wenn die volle geistige und körperliche Entwicklung gewährleistet sein soll. Zu den empfehlenswerten Lebensmitteln für Kinder und Jugendliche gehören in hohen Maßen Milch und Milchfrischprodukte. Sie enthalten wertvolles Eiweiß sowie die lebensnotwendigen Mineralstoffe und Vitamine. Die morgens meist knapp bemessene Zeit zwischen dem Aufstehen und dem Zeitpunkt, zu dem das Kind das Haus verlassen muß, sollte niemals Ursache dafür sein, ein gutes Frühstück in Frage zu stellen. Damit das Kind ausreichend Zeit zum Essen hat, sollte es rechtzeitig geweckt werden. Wenn gemeinsam gefrühstückt wird, ißt ein Kind mehr zum Frühstück, als wenn es die Mahlzeit alleine einnehmen muß. Das Frühstück sollte reichhaltig zusammengestellt sein. Wenn das Kind mit leerem Magen zur Schule geht, leiden Aufmerksamkeit und Konzentrationsfähigkeit.

Ein zweiter kritischer Punkt ist die Pausenmahlzeit. Frühstück und Pausenmahlzeit sollten gemeinsam zu mindestens einem Drittel den

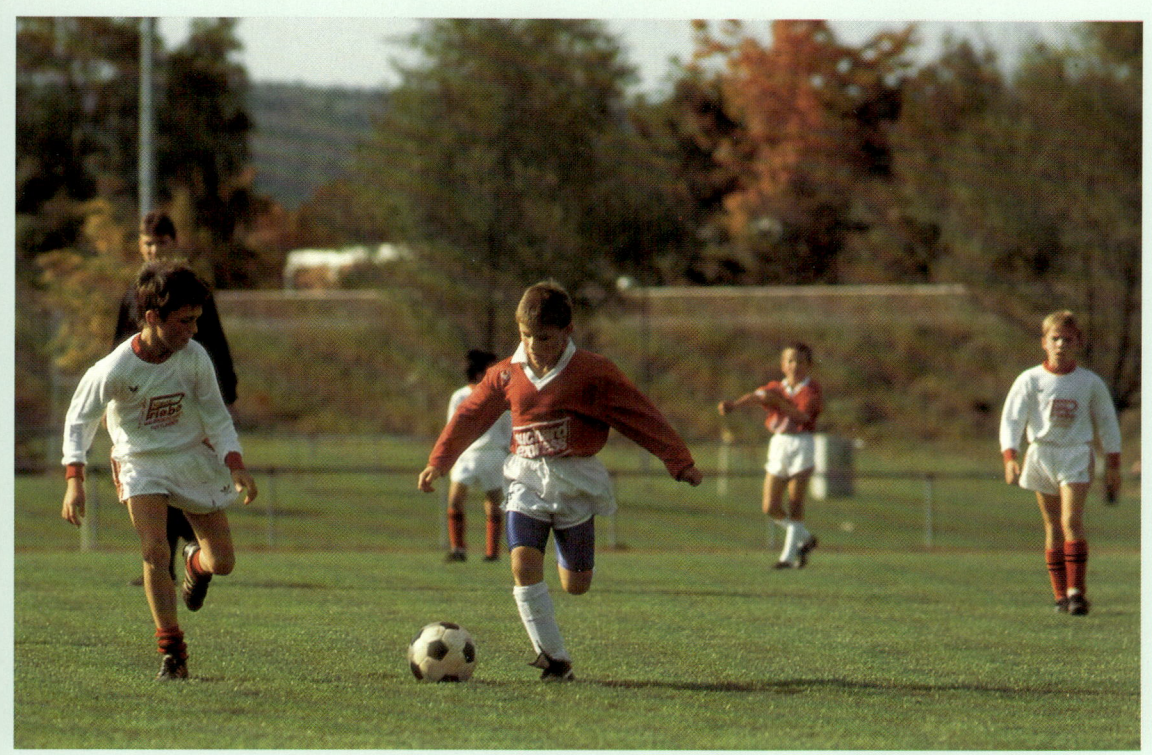

Tagesbedarf an Energie und Nährstoffe decken. Entsprechend muß auch die Pausenmahlzeit geplant werden.

Da sie erst einige Stunden nach der Zubereitung verzehrt wird, ist die richtige Verpackung sehr wichtig. Die Lebensmittel müssen frisch bleiben und hygienisch einwandfrei und unzerdrückt transportiert werden können. Am besten eignen sich Behälter mit einem gut schließenden Deckel, die leicht zu reinigen und unzerbrechlich sind.

Die folgende Liste gibt Anregungen für appetitliche und vollwertige Lebensmittel, die sich für das Schulfrühstück oder das Sport-Lunch-Paket hervorragend eignen. Bei der Auswahl und der Zubereitung des Pausenbrotes sollte das

Kind mitentscheiden und mitwirken. Das gemeinsame Planen und Zubereiten ist zudem eine gute Möglichkeit, dem Kind zu erläutern, wie wichtig die Pausenverpflegung und eine sinnvolle Lebensmittelauswahl sind.

Brote: Alle Sorten aus Vollkornmehl und Vollkornschrot wie Weizen- und Roggenvollkornbrot, Grahambrot und Knäckebrot, Roggenbrötchen.

Belag: Magere Wurst- und Käsesorten. Hin und wieder darf es auch ein Schokoladenaufstrich sein. Zur Garnierung Gurken, Radieschen, Tomatenscheiben oder ein Salatblatt.

Obst: Frisches Obst und Gemüse.

Getränke: Milch, Kakao, Obst- und Gemüsesäfte.

Sonstiges: Vollkornkeks, Quarkspeisen, Müsli oder Joghurt mit Früchten.

DIE AKTIVE FRAU

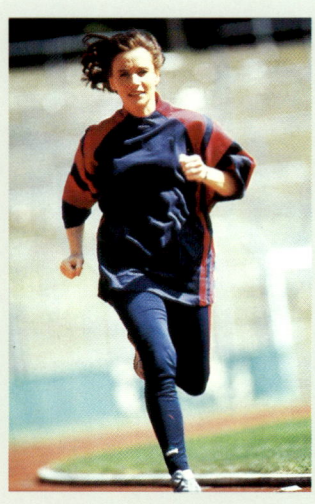

Mit gewissen Dingen müssen sich Frauen einfach abfinden, empfahl schon Bertolt Brecht dem weiblichen Geschlecht. Mit dieser Feststellung hat er heute noch recht, obwohl die Leistungsexplosion im Frauensport anderes vermuten läßt. Frauen benötigen qualitativ die gleichen Nährstoffe wie Männer. Quantitativ, also mengenmäßig gibt es jedoch große Unterschiede. Dabei kann die Menge der Nährstoffe, die von der Frau benötigt werden, höher sein, wie im Falle des Nahrungseisens, oder auch niedriger, wie im Falle der Energie, sprich Kalorien.

Der „kleine" Unterschied Nr. 1: Kalorienverbrauch

Der geringere Energiebedarf bei der Frau ist bedingt durch die andere Körperzusammensetzung. Der Anteil an fettfreier Körpermasse ist bei Frauen niedriger als bei Männern, der Fettgewebsanteil größer. Da Fettgewebe nicht so stoffwechselaktiv ist wie das Muskelgewebe, wird weniger Energie verbraucht. Hinzu kommt, daß Männer im Durchschnitt mehr wiegen und etwas größer sind als Frauen. Ein größerer Körper und mehr Muskelmasse erlauben es Männern eher, Kaloriensünden zu begehen, ohne dafür mit Übergewicht und Figurproblemen „bezahlen" zu müssen.

Frauen „dürfen" also weniger essen, müssen aber gleichviel oder sogar mehr wertgebende Inhaltsstoffe aufnehmen. Es ist deshalb nicht nur für die leistungsorientierte Sportlerin, sondern auch für weniger aktive Frauen wichtig, Lebensmittel mit einer hohen Nährstoffdichte auszuwählen. Diese Lebensmittel haben pro Kalorie viele wertgebende Inhaltsstoffe. Hierzu gehören neben kalorienreduzierten oder kalorienfreien Lebensmitteln, mit Vitaminen und Mineralstoffen angereicherten Speisen und Getränken auch mineralstoffreiche Mineralwasser und Getreideprodukte, wenn diese mit dem gesamten Korn be- und verarbeitet wurden. So hat Vollkornbrot eine hohe Nährstoffdichte, Weißbrot dagegen weist eine sehr geringe Nährstoffdichte auf.

Der „kleine" Unterschied Nr. 2: Eisen

Frauen haben bedingt durch die monatliche Menstruation einen höheren Eisenbedarf als Männer. Wenn die Sportlerin sich mit der heute noch üblichen Kost ernähren wollte, müßte Sie 2.800– 3.200 kcal aufnehmen, um genügend Nahrungseisen aufnehmen zu können. Um ihr Wohlfühlgewicht zu halten, dürften es hingegen nur 2.200–2.400 kcal sein.

Vitamin C verbessert die Eisenaufnahme

Sportlich aktive Frauen sollten in ihrem Ernährungsplan regelmäßig Lebensmittel mit einem hohen Eisengehalt pro 1000 Kalorien auswählen. Sehr sinnvoll ist es, diese Mahlzeiten mit Lebensmitteln zu kombinieren, die die Eisenaufnahme zusätzlich fördern. Bestens bewährt hat sich, vor dem Hauptgericht einen Salat mit einem Zitronensaftdressing zu essen oder zum Dessert ein Stück Obst.

Zum Frühstück ideal: Ein mit Vitamin C angereichertes Milch- oder Fruchtsaftgetränk. Ein Müsli mit frischen Früchten erfüllt diese Anforderungen ebenfalls. Das in diesen Lebensmitteln enthaltene Vitamin C verbessert die Eisenaufnahme aus pflanzlichen Lebensmittel um bis zu 200 Prozent. Alle Sportlerinnen, die viel schwitzen, sollen beim Mineralwasser die Marken bevorzugen, denen das wichtige Eisen nicht entzogen wurde. Dieses ist jedoch nur bei ausgewähltem Mineralwasser der Fall, da man den meisten Mineralwassern aus optischen und geschmacklichen Gründen Eisen entzieht. Dieses muß auf dem Etikett mit dem Begriff enteisent angegeben werden. Nur Mineralwasser, die dieses nicht auf dem Etikett haben, besitzen noch ihren natürlichen Eisengehalt.

Der „kleine" Unterschied Nr. 3: Calcium

Viele Frauen unterliegen aufgrund ihres Hormonstatus einem erhöhten Knochenabbau. Dieser langjährige Prozeß kann zur Osteoporose führen, einer mengenmäßigen Verminderung des Knochengewebes bei erhaltender Knochenstruktur.

Hierbei sind die Knochenmasse und die Knochenstabilität verringert. Wenn Frauen das Alter von 45 Jahren erreichen, haben viele bis zu einem Drittel ihrer Knochenmasse verloren. Jetzt können Brüche und Frakturen bereits bei so leichten Belastungen auftreten, die ein Mensch mit gesunden Knochen nicht einmal wahrnehmen würde. Eine Ursache bei der Entstehung von Osteoporose kann eine zu geringe Calcium-Aufnahme mit der Nahrung sein.

Der kleine Unterschied Nr. 4: Medikamente

Orale Kontrazeptiva (Pille) sind die verbreitetsten prophylaktischen, therapeutischen Medikamente in der Gynäkologie. Wenn auch klinische Nebenwirkungen sehr selten sind, beeinflußt die Einnahme der Pille die Nährstoffverwertung. So wird der Bedarf an den Vitaminen B2, B6, B12 und Vitamin C erhöht. Deshalb sollten im Speiseplan gezielt Lebensmittel ausgewählt werden, die eine hohe Nährstoffdichte an diesen Vitaminen aufweisen. Hierzu gehören Getreide, Gemüse, Milchprodukte, Fisch sowie zur Vitamin-B-Zufuhr Hefeprodukte.

Milch und Milchprodukte wie Joghurt, Dickmilch, reine Buttermilch und fettarmer Kefir sind besonders gut zur Calciumversorgung geeignet. Pro Gramm Nahrungscalcium haben diese Lebensmittel die wenigsten Kalorien. Neben dem hohen Gehalt an Calcium fördert der enthaltene Milchzucker zusätzlich die Calciumaufnahme. Bereits ein Glas (0,2 Liter) Buttermilch, ein Glas (0,2 Liter) Kefir und ein Becher Joghurt decken die empfohlene Calciumzufuhr pro Tag.

DIE AKTIVEN SENIOREN

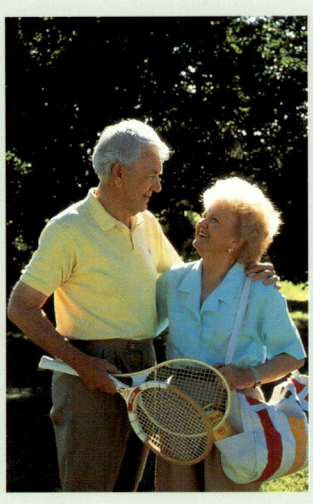

Ob beim Marathon-Lauf, Ski-Langlauf oder auf organisierten Radtouren – die Zahl der Teilnehmer über 50 Jahre steigt. Es hat sich herumgesprochen: Eine regelmäßige sportliche Betätigung in Verbindung mit einer bedarfsgerechten Ernährung gibt nicht nur dem Leben mehr Jahre, sondern auch den Jahren mehr Leben.

Aktiver leben – bewußter ernähren

Alter ist keine Krankheit, auch wenn der Körper sich verändert. Es ist erst recht kein Grund für eine einseitige Lebens- und Ernährungsweise. Anpassung heißt die Zauberformel für Fitneß und Wohlbefinden in der zweiten Lebenshälfte. Denn die beste Möglichkeit, das Leben zu verlängern, besteht darin, es nicht durch ein falsches Lebens- und Ernährungsverhalten zu verkürzen.

Was Sie wissen und berücksichtigen sollten

* Stoffwechselprozesse laufen in der 2. Lebenshälfte verlangsamt ab. Die Anpassungsfähigkeit des Körpers und das Regenerationsvermögen lassen nach.

* Die Muskelmasse nimmt ab. Sie sinkt von etwa 30–40 Prozent des Körpergewichtes auf rund 15 Prozent bei einem 75jährigen. Es erhöht sich der Anteil des Körperfettes.

* Die Knochen verlieren an Festigkeit, weil sie kalkärmer werden. Hiervon sind besonders Frauen betroffen. Bis zum 80. Lebensjahr gehen 25 Prozent der Knochenmasse verloren.

* Verdauungsprobleme nehmen zu, häufig verursacht durch eine zu geringe Flüssigkeitszufuhr oder nicht gut gekaute Speisen.

* Geruchs- und Geschmacksempfinden lassen nach, das Durstgefühl funktioniert schlechter.

* Die Häufigkeit der Medikamenteneinnahme steigt. Dies kann sich ungünstig auf die Nährstoffverwertung auswirken. So begünstigen zum Beispiel Abführmittel durch den Wasserverlust einen Mineralstoffmangel, Cortison einen Calcium-Mangel mit der Folge einer Entkalkung der Knochen.

* Der Energieverbrauch verringert sich. Der Körper benötigt mit steigenden Lebensjahren immer weniger Kalorien. Als Faustregel gilt: Ab dem 25. Lebensjahr sinkt der Kalorienverbrauch pro Jahr um 15 kcal/Tag. Mit 35 Lebensjahren ist der Kalorienverbrauch pro Tag um 150 kcal gegenüber einem 25jährigen verringert. Während mit 25 Jahren noch 2.700 kcal pro Tag benötigt werden, muß ein 55jähriger mit 2.250 kcal und ein 75jähriger mit „mageren" 1.950 kcal auskommen.

Wie hoch dieser Unterschied ist, wird deutlich, wenn die umgekehrte Rechnung aufgestellt wird: Pro Tag 150 kcal über den Bedarf gegessen bedeutet auf ein Jahr gerechnet 150 x 360 = 54.000 kcal zuviel. Diese überschüssige Kalorienmenge würde einer Gewichtszunahme von circa 7 Kilogramm entsprechen. Dies ist auch eine mögliche Erklärung, wieso bei gleichem Eßverhalten mit den Jahren ein kleiner „Bierbauch" entsteht. Die Zufuhr an Vitaminen, Mineralstoffen und Spurenelementen muß trotz abnehmender Kalorienzufuhr gleich oder in bestimmten Fällen sogar höher sein.

So essen und trinken Sie richtig
* Essen Sie täglich etwas Frisches, Obst, Salat oder rohes Gemüse. Wenn Sie Obst oder Gemüse nicht kauen können, trinken Sie es, in Form von Säften.

* Nehmen Sie mehr fettarme Milchprodukte zu sich. Sie liefern wertvolles Calcium für die Knochenfestigkeit.

* Trinken Sie reichlich. Nicht nur, wenn der Durst sich meldet. Denn mit dem Alter läßt das Durstempfinden nach, so daß viel zu wenig getrunken wird.

1–1,5 Liter sind das Minimum, um die Entgiftungsfunktionen der Niere zu unterstützen. Wird laufend zu wenig getrunken, können sich giftige Stoffwechselprodukte im Blut anhäufen. Bevorzugen sie mineralstoffreiche Mineralwasser.

* Würzen Sie kräftiger als bisher. Viele Kräuter und Gewürze haben zusätzlich einen günstigen Effekt für den Stoffwechsel, z.B. hilft Kümmel bei Blähungen. Wenn gesalzen wird, sollten Sie Jodsalz verwenden. Ein Jodmangel ist weit verbreitet. Bereits jeder dritte Deutsche leidet darunter.

* Bei Verdauungsproblemen sollten Sie natürliche Hilfen wie Milchzucker bevorzugen. Er aktiviert die Darmflora und beugt so Darmträgheit auf biologische Weise vor. Zudem fördert er die Aufnahme von Calcium und anderen wichtigen Mineralstoffen. Als sinnvoll hat sich die Verwendung von 3–4 Esslöffel über den Tag verteilt erwiesen. Milchzucker wird einfach den Speisen und Getränken beigegeben. Seine volle Wirkung entfaltet er, wenn er über längere Zeit genommen wird.

Viel Bewegung ist wichtig. Das erlaubt eine höhere Kalorienzufuhr, so daß gelegentliche „Ernährungssünden" wie Sahnetorte oder Kartoffelchips in Maßen erlaubt sind. Bewegung an frischer Luft bremst auch den Knochenabbau, weil Sonne die für die Calcium-Anreicherung wichtige Vitamine-D-Produktion fördert.

Vitamin A	mg pro 100 g verzehrbarer Lebensmittel
Sanddornbeeren	0,20
Holunderbeeren	0,20
Trockenpflaumen	0,10
Camembert	0,70
Milch	0,03
Butter/Margarine	0,60
Huhn	0,26
Lebertran	30,00

Vitamin B12	mµ pro 100 g verzehrbarer Lebensmittel
Innereien	58,50
Hefe	8,00
Sauerkraut	4,50
Rindfleisch	2,00
Schweinefleisch	0,80
Scholle	1,45
Magermilchjoghurt	0,75
Buttermilch	0,40

Mineralstoff Calcium	mg pro 100 g verzehrbarer Lebensmittel
Emmentaler	1.200
Vollmilch	120
Buttermilch	110
Fenchel	110
Kresse	200
Aprikosen	75
Feigen	140
Nüsse	200

Vitamin B1 (Thiamin)	mg pro 100 g verzehrbarer Lebensmittel
Bierhefe	2,40
Schweinefleisch	1,05
Hähnchenbrust	0,75
Weizenvollkornbrot	0,63
Rinder- oder Kalbsherz	0,60
Roggenvollkornbrot	0,50
Kartoffeln	0,25
Milch	0,20

Vitamin C	mg pro 100 g verzehrbarer Lebensmittel
Blumenkohl gek.	45,00
Paprikaschote ged.	105,00
Paprikaschote roh	140,00
Rosenkohl gek.	87,00
Kohlrabi gek.	43,00
Kartoffeln	22,00
Erdbeeren	62,00
Orangen	50,00

Mineralstoff Eisen	mg pro 100 g verzehrbarer Lebensmittel
Schweinefleisch	3,0
Geflügel	2,0
Schwarzwurzel	3,3
Spinat	3,1
Feldsalat	2,0
Hafer/Weizen/Reis	3,0
Roggenvollkornbrot	3,3
Knäckebrot	4,7

Vitamin B2 (Riboflavin)	mg pro 100 g verzehrbarer Lebensmittel
Milch	2,20
Hähnchenbrust	0,90
Bierhefe	0,75
Spinat	0,50
Vollkornbrot	0,38
grüne Bohnen	0,38
Speisequark	0,36
Weizenkeime	0,22

Vitamin E	mg pro 100 g verzehrbarer Lebensmittel
Weizenkeimöl	200,00
Margarine	28,00
Nüsse	21,00
Sojabohnen	15,00
Bohnen	4,00
Vollkorn	6,00
Weizenkeime	28,00
grünes Gemüse	2,00

Mineralstoff Magnesium	mg pro 100 g verzehrbarer Lebensmittel
Weizen	173,00
Hirse	170,00
Soja	247,00
Bohnen	132,00
Kartoffeln,	25,00
Sauerampfer	41,00
Grünkohl	35,00
Schwarzwurzeln	23,00

Kalorienverbrauch bei einer Aktivität von 10 Min. in Bezug auf das jeweilige Körpergewicht	kcal/50 kg	kcal/80 kg	kcal/95 kg
Badminton	49	78	92
Basketball	69	110	131
Bergsteigen ohne Last	61	97	115
Bergsteigen mit 5 kg Last	65	103	123
Boxen (im Ring)	111	177	210
Fußball	66	105	125
Golf	43	68	81
Gymnastik	33	53	63
Judo	98	156	185
Laufen	82	130	155
Radfahren	32	51	61
Radrennfahren	85	135	161
Reiten	55	88	105
Skifahren	60	95	113
Skilanglauf	72	114	136
Squash	106	170	201
Schwimmen (Rücken)	85	135	161
Schwimmen (Brust)	81	130	154
Schwimmen (Kraulen)	78	125	148
Tanzen	52	134	160
Tennis	55	87	105
Tischtennis	34	54	65
Volleyball	25	40	48
Wandern	40	64	76
Kochen	23	36	43
Einkaufen	31	50	59
Fußboden wischen	31	50	59
Gartenarbeit	39	62	73
Musizieren (z. B. Geige spielen)	23	36	43
Sitzen	11	17	21
Stehen	13	20	24
Schreibmaschine schreiben	14	22	25
Tapezieren	24	38	46

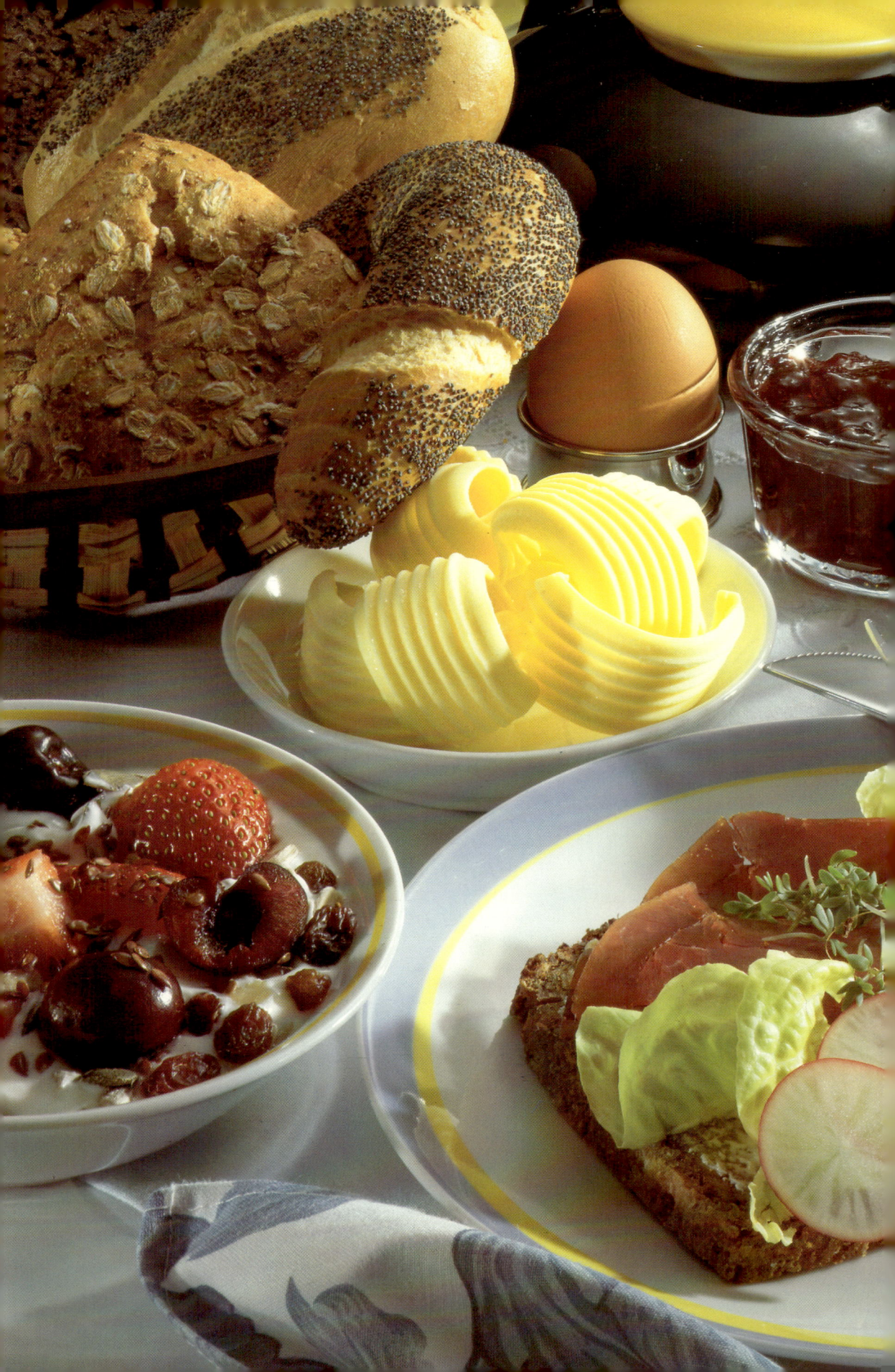

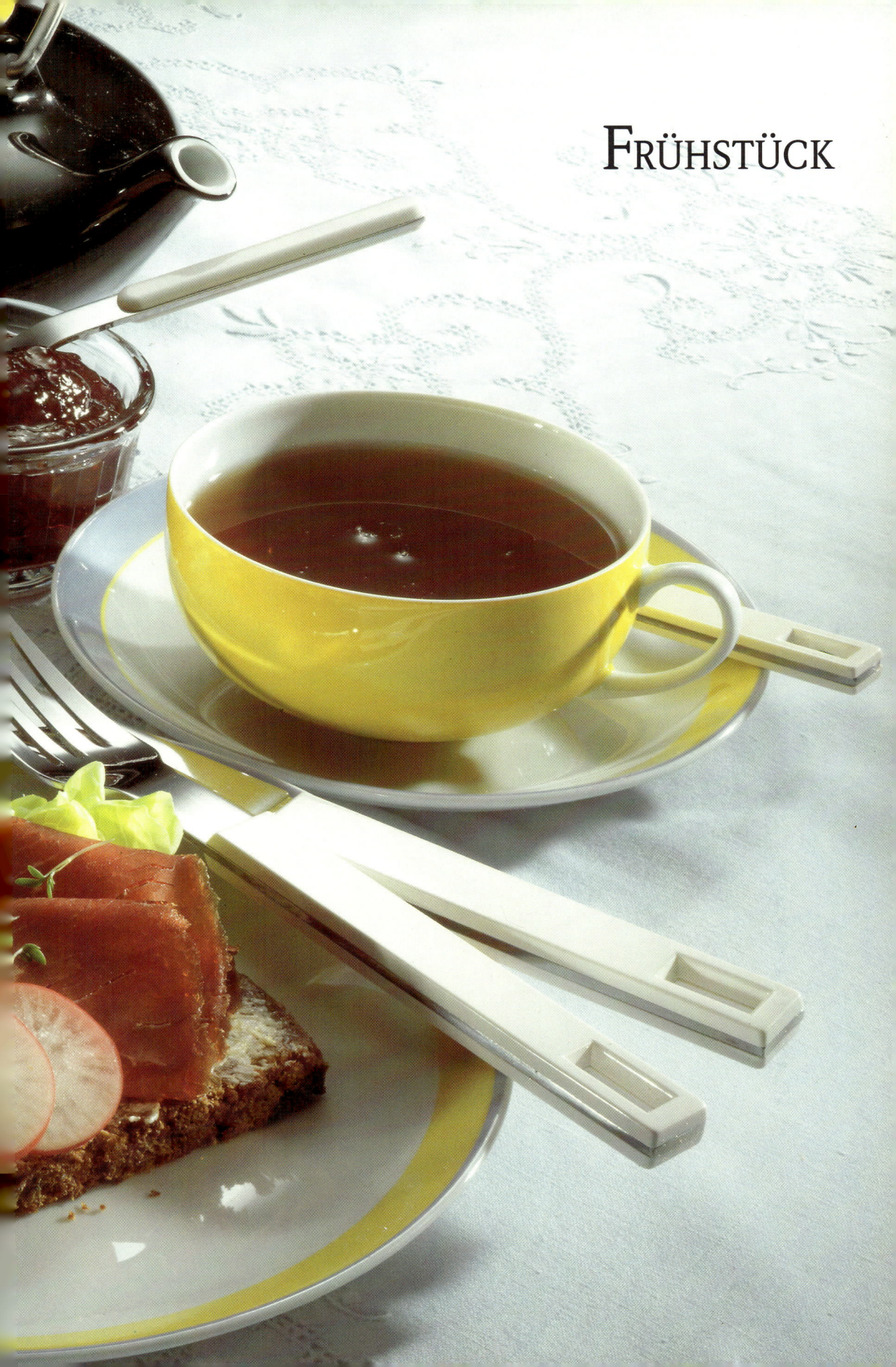

GEKOCHTE MÜSLIS

HIRSEMÜSLI
Für 1 Person:
1–2 EL Butter
1 kleine Zwiebel
1 Karotte
1 Stück Sellerie
1/2 Paprikaschote
2–3 EL Hirse
1 1/2 Tassen Hefebrühe
1/2 Tasse süße Sahne
Meer- oder Jodsalz
Pfeffer aus der Mühle
1 Prise Muskatpulver
2–3 EL Alfalfa-Keime

Pro Person etwa
434 kcal/1823 kJ
9 g E · 28 g F · 32 g Kh

DINKELSCHROTBREI
Für 1 Person:
1 1/2 Tassen Milch
2–3 EL Dinkel-Vollkorn-
Schrot
250 g Dickmilch
1–2 EL Honig
1 Orange
1 Grapefruit
1–2 EL Mandelblättchen
1–2 EL Pinienkerne
1–2 EL Haselnußkerne

Pro Person etwa
715 kcal/3005 kJ
25 g E · 33 g F · 69 g Kh

HIRSEMÜSLI (oben)
Die Butter in einem Topf erhitzen. Die Zwiebel, die Karotte, den Sellerie und die Paprikaschote putzen, waschen und gut abtropfen lassen. Das Gemüse in sehr feine Würfel schneiden. Alles zur Butter geben und glasig schwitzen. Die Hirse waschen und gut abtropfen lassen. Anschließend zum Gemüse geben und kurz mitschwitzen. Mit der Hefebrühe auffüllen, 6–8 Minuten köcheln lassen. Vom Feuer nehmen und 10 Minuten ausquellen lassen. Die Sahne unter das Müsli rühren. Das Ganze mit Meer- oder Jodsalz, Pfeffer und Muskat kräftig abschmecken. Das Hirsemüsli anrichten, mit Alfalfa-Keimen bestreuen, ausgarnieren und servieren.

DINKELSCHROTBREI (unten)
Die Milch mit dem Dinkel-Vollkorn-Schrot in einen Topf geben. Unter ständigem Rühren bei mäßiger Hitze 4–5 Minuten köcheln lassen. Vom Feuer nehmen. Die Dickmilch und den Honig unterrühren und ausquellen lassen. Die Orange und die Grapefruit schälen. Die Früchte in Würfel schneiden und unter das Müsli heben. Den Dinkelschrotbrei anrichten. Mit Mandelblättchen, Pinienkernen und Haselnußkernen bestreuen, ausgarnieren und servieren.

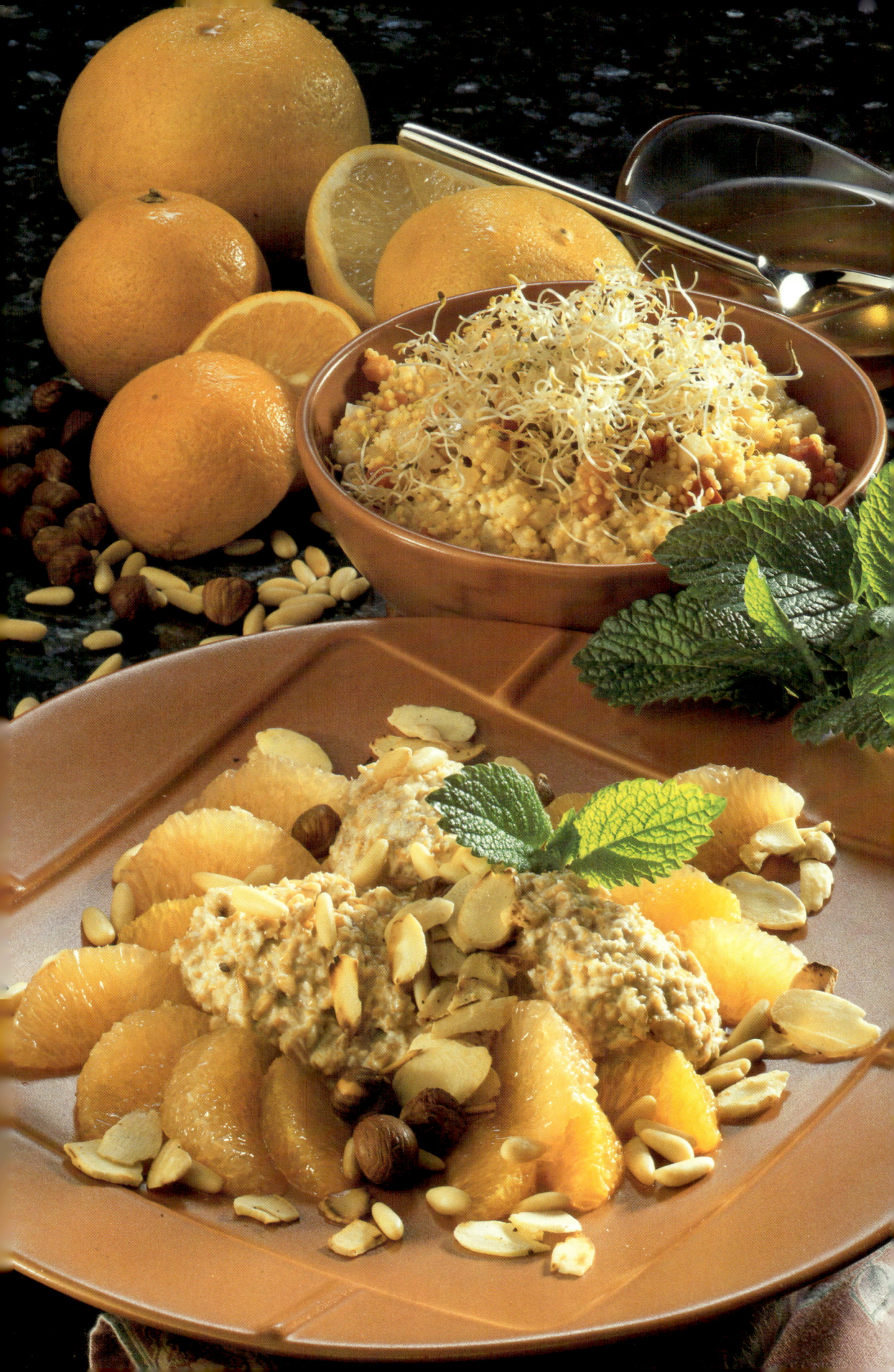

VOR DEM WETTKAMPF

FRÜHSTÜCK 1
Für 1 Person:
1 Scheibe Vollkornbrot
1 Scheibe Mischbrot
40 g Butter
20 g Emmentaler
1 Tomate
20 g gekochter Schinken
1 Essiggurke
1–2 EL gehackte Kresse
Meer- oder Jodsalz
Pfeffer aus der Mühle
1 Apfel
150 g Joghurt

Pro Person etwa
704 kcal/2956 kJ
22 g E · 43 g F · 46 g Kh

FRÜHSTÜCK 2
Für 1 Person:
50 g Haferflocken
1/4 Liter Milch
2–3 EL Honig
1 Orange
2 Kiwis
1 Mango
1–2 EL gehackte Pinien-
kerne
1–2 EL gehackte Sonnen-
blumenkerne

Pro Person etwa
761 kcal/3196 kJ
22 g E · 22 g F · 90 g Kh

FRÜHSTÜCK 1 (oben)
Die Brotscheiben dünn mit Butter bestreichen. Das Vollkornbrot
mit dem Emmentaler und der in
Scheiben geschnittenen Tomate
belegen. Das Mischbrot mit dem
Schinken und der in Scheiben
geschnittenen Essiggurke belegen. Die Brote mit frisch gehackter Kresse bestreuen. Mit Salz
und Pfeffer würzen. Dazu den
gewaschenen, entkernten und in
Viertel geschnittenen Apfel und
den Joghurt servieren.

FRÜHSTÜCK 2 (unten)
Die Haferflocken in einen Suppenteller geben. Die Milch mit
dem Honig erhitzen. Die Orange
und die Kiwis sowie die Mango
schälen. Die Orange und die
Kiwi in Würfel schneiden. Das
Mangofruchtfleisch vom Kern
lösen und würfeln. Mit den
übrigen Früchten zu den Haferflocken geben. Das Ganze mit der
heißen Honigmilch übergießen.
Mit den gehackten Pinienkernen
und Sonnenblumenkernen bestreut servieren.

Tip:

*Sicher ist das Frühstück wohl die
wichtigste Mahlzeit des Tages.
Vergessen sollten Sie dabei aber
auf keinen Fall, zwischen den
Haupt- und Zwischenmahlzeiten
des Tages auch auf die kleinen
„Energiepausen" zu achten. Diese
sollten nicht zu kalorienreich sein,
jedoch zur Ergänzung des Vita-
min- und Mineralstoffhaushaltes
Ihres Körpers beitragen. Frisches
Obst und Gemüse in Verbindung
mit Mineralwasser ist hier zum
Beispiel ideal. Vermeiden Sie auf
jeden Fall Getränke und Lebensmittel mit hohem Zuckergehalt.
Diese „Kalorienbomben" schaden
eher, als daß sie eine sinnvolle
Nahrungsergänzung darstellen.
Selbstverständlich eignen sich
auch Milchfertigprodukte, wie
Joghurt, Buttermilch usw.*

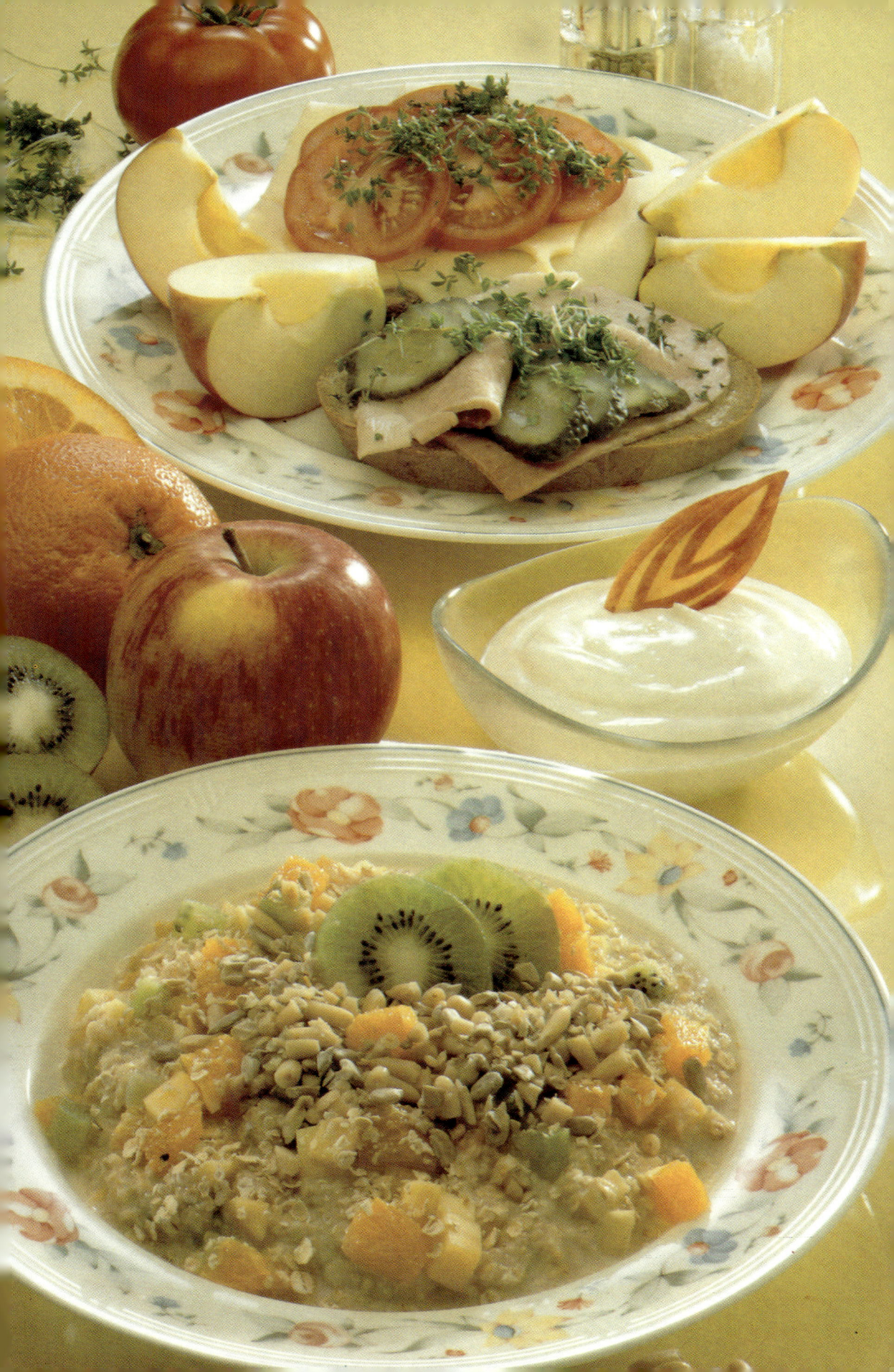

EINFACH UND GUT

FRÜHSTÜCK 1

Für 1 Person:
1 Scheibe Vollkornbrot
20 g Butter
30 g Schinkenwurst
oder 20 g Butterkäse
1 Tomate
1 Stück Salatgurke
Meer- oder Jodsalz
150 g Fruchtjoghurt
1 Glas Gemüsesaft

Pro Person etwa
507 kcal/2129 kJ
15 g E · 26 F · 46 g Kh

FRÜHSTÜCK 2

Für 1 Person:
1 Vollkornbrötchen
20 g Butter
30 g Honig
1–2 EL gehackte Mandeln
1 Orange
1 Kiwi
1 Glas Buttermilch

Pro Person etwa
491 kcal/2062 kJ
10 g E · 23 g F · 55 g Kh

FRÜHSTÜCK 1 (oben)

Das Vollkornbrot dünn mit Butter bestreichen. Mit der Schinkenwurst oder dem Butterkäse belegen. Die Tomate und die Salatgurke waschen, gut abtropfen lassen. In Scheiben schneiden und auf einem Teller anrichten. Mit Meer- oder Jodsalz bestreuen. Mit dem Vollkornbrot, dem Fruchtjoghurt und dem Gemüsesaft servieren.

FRÜHSTÜCK 2 (unten)

Das Vollkornbrötchen halbieren und dünn mit Butter bestreichen. Den Honig gleichmäßig darauf verteilen und mit den Mandeln bestreuen. Die Orange und die Kiwi schälen. In Scheiben schneiden und mit dem Vollkornbrötchen anrichten. Mit der Buttermilch servieren.

MENGENANGABEN

1 Glas = 1/8 Liter
1 Tasse = 75–100 g
1 TL Butter = 10 g
1 EL Butter = 20 g
1 TL Öl = 10 g
1 EL Öl = 20 g
1 EL Milch = 15 g
1 Tasse Milch (1/8 l) = 125 g
1 TL Zucker = 5 g
1 EL Zucker = 10 g
1 EL Honig = 20 g
1 EL Marmelade = 25 g
1 EL Mehl = 10 g
1 Scheibe Brot = 40 g
1 Scheibe Vollkornbrot = 40 g
1 Scheibe Toast = 30 g
1 Scheibe Knäcke = 10 g
1 Brötchen = 45 g
1 Zwieback = 10 g
1 Scheibe Käse (dünn) = 20 g
1 Scheibe Schinken = 20 g
1 kleiner Apfel = 100 g
1 Banane = 80 g
1 Orange = 150 g
1 Grapefruit = 300 g
1 kleiner Pfirsich = 80 g
1 Tomate = 50 g
1 Zwiebel = 50 g
1 Bund Radieschen = 50 g

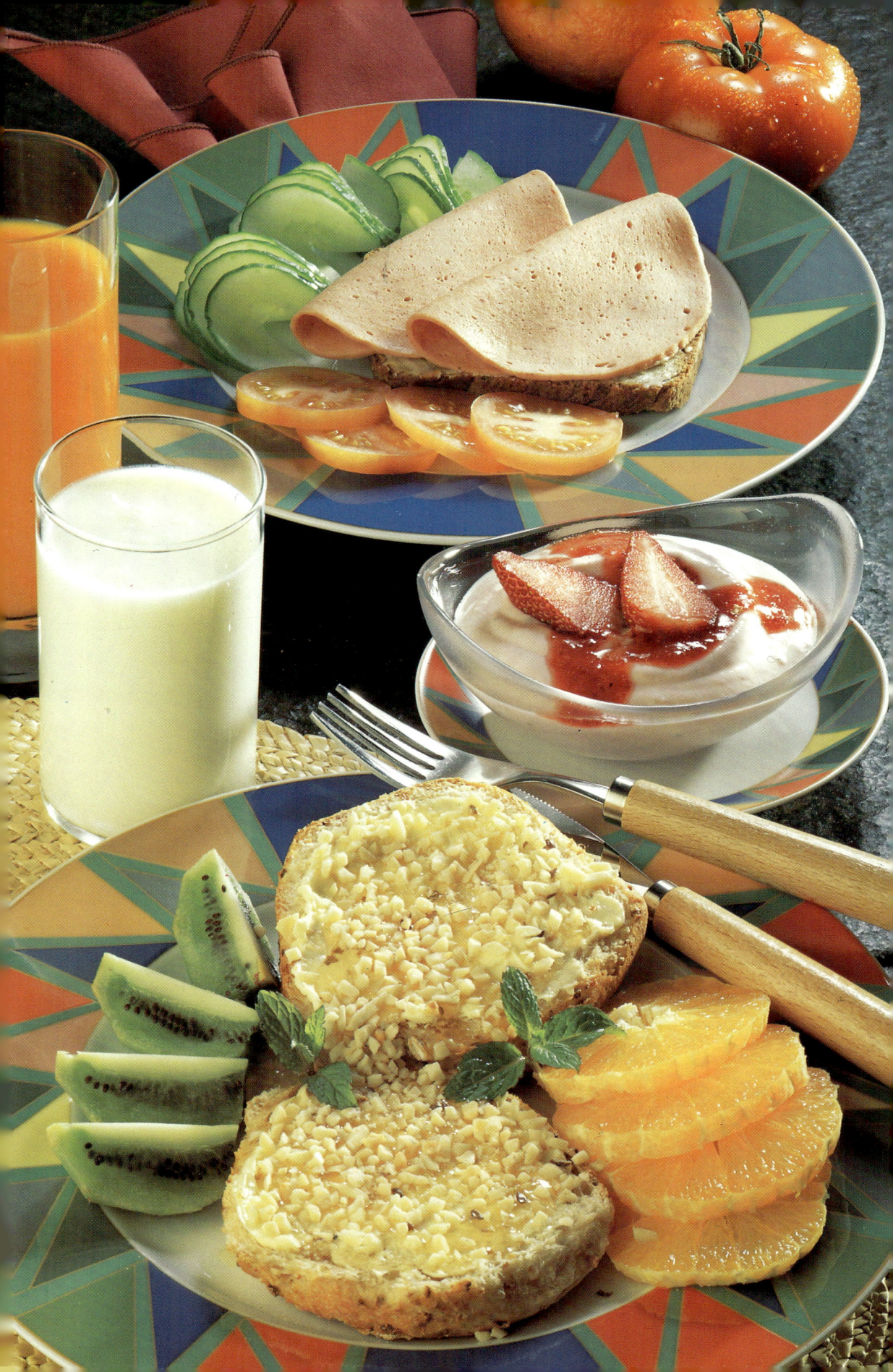

CORNFLAKES

ROSINENFLAKES
Für 1 Person:
50 g Cornflakes
nach Wahl
1/4 Liter Milch
Honig nach Geschmack
1–2 EL Sanddornmark
4 Trockenpflaumen
2 EL Rosinen
1 Apfel
Zitronensaft
1 TL Sesamsamen
1 EL Sonnenblumenkerne
1 EL Kürbiskerne

Pro Person etwa
778 kcal/3268 kJ
21 g E · 26 g F · 106 g Kh

DICKMILCHFLAKES
Für 1 Person:
50 g Cornflakes
nach Wahl
250 g Dickmilch
1/8 Liter Milch
1 Apfel
Saft von 1 Zitrone
1 Karotte
1 Stück Sellerie
4–5 EL ungeschwefelte
Rosinen
1–2 EL Walnußkerne
1–2 EL Haselnußkerne
1–2 EL Weizenkeime

Pro Person etwa
748 kcal/3142 kJ
24 g E · 27 g F · 90 g Kh

ROSINENFLAKES (oben)
Die Cornflakes in einen Suppenteller geben. Die Milch mit dem Honig und dem Sanddornmark erhitzen. Die Trockenpflaumen in feine Würfel schneiden und mit den Rosinen zu den Cornflakes geben. Den Apfel waschen, entkernen, schälen und fein würfeln. Die Apfelwürfel sofort mit Zitronensaft beträufeln und zu den übrigen Zutaten geben. Das Ganze mit der heißen Milch übergießen, mit den Sesamsamen, den Sonnenblumenkernen und den Kürbiskernen bestreuen, ausgarnieren und servieren.

DICKMILCHFLAKES (unten)
Die Cornflakes in einen Suppenteller geben. Die Dickmilch mit der Milch in einen Topf geben und erhitzen. Den Apfel schälen, entkernen und fein raspeln. Mit Zitronensaft beträufeln. Die Karotte und den Sellerie putzen. Ebenfalls fein raspeln. Das Gemüse, die Äpfel und die Rosinen zu den Cornflakes geben. Mit der heißen Milch übergießen. Mit den Walnußkernen, den Haselnußkernen und den Weizenkeimen bestreuen, ausgarnieren und servieren.

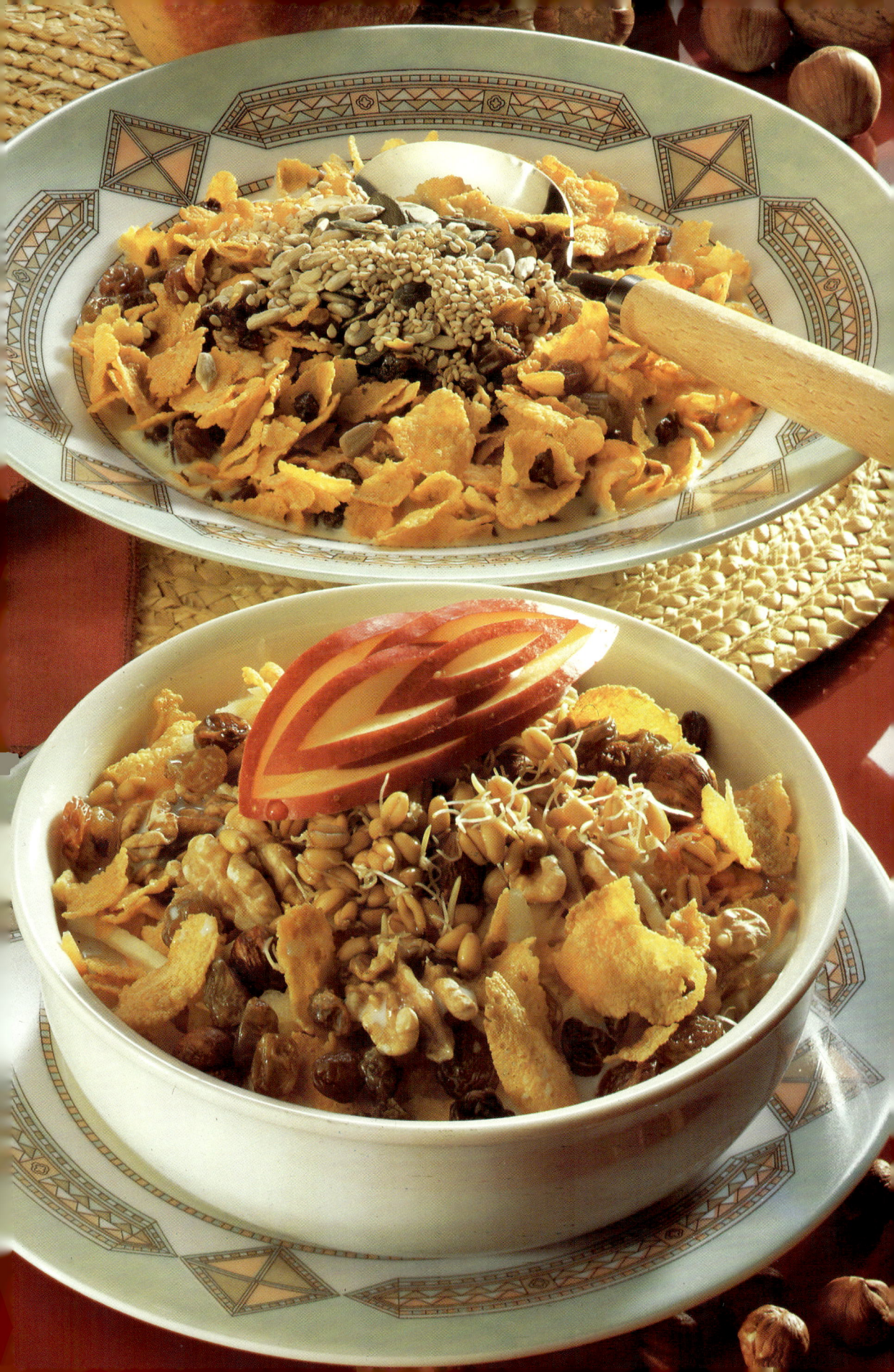

KÖRNERMÜSLIS

FÜNF-KORN-MÜSLI
Für 1 Person:
1/2 Tasse grobe Fünf-
Korn-Schrot-Mischung
60 g Hefebrühe
250 g Dickmilch
2–3 EL Rosinen
2 getrocknete Aprikosen
1 Tasse Johannisbeeren
1 Tasse Brombeeren
1–2 EL Sanddornmark
1 TL Apfeldicksaft
1 TL Sesamsamen

Pro Person etwa
704 kcal/2957 kJ
21 g E · 18 g F · 98 g Kh

HAFERMÜSLI
Für 1 Person:
1/2 Tasse grobes Hafer-
Vollkorn-Schrot
1/2 Tasse Orangensaft
150 g Joghurt
1–2 EL Hagebuttenmark
1 TL Apfeldicksaft
Saft von 1 Zitrone
1 Apfel, 100 g Erdbeeren
1–2 EL Kürbiskerne
1–2 EL Sonnenblumen-
kerne

Pro Person etwa
617 kcal/2591 kJ
72 g E · 19 g F · 52 g Kh

FÜNF-KORN-MÜSLI (oben)
Das Fünf-Korn-Schrot mit der
Hefebrühe in einer Schüssel verrühren und über Nacht ziehen
lassen. Am nächsten Tag mit der
Dickmilch, den Rosinen und den
in feine Würfel geschnittenen
Aprikosen vermischen. Die Johannisbeeren und die Brombeeren verlesen, waschen und gut
abtropfen lassen. Mit dem Sanddornmark unter das Müsli rühren. Das Müsli mit Apfeldicksaft
je nach Geschmack süßen. Anrichten und mit den Sesamsamen
bestreut servieren.

Tip:
Wer Kalorien einsparen möchte,
der sollte generell die energierei-
chen Nüsse und getrockneten
Früchte gegen frisches Obst oder
Gemüse austauschen.

HAFERMÜSLI (unten)
Das Hafer-Vollkorn-Schrot mit
dem Orangensaft in einer Schüssel vermischen und über Nacht
quellen lassen. Den Joghurt mit
dem Hagebuttenmark und dem
Apfeldicksaft unter das Hafer-
schrot rühren. Mit Zitronensaft
leicht säuern. Den Apfel schälen,
entkernen und in feine Würfel
schneiden. Sofort mit Zitronensaft beträufeln. Die Erdbeeren
verlesen, putzen, waschen, gut
abtropfen lassen und ebenfalls
würfeln. Die Früchte unter das
Müsli rühren und anrichten. Mit
den in einer trockenen Pfanne
leicht gerösteten Kürbis- und
Sonnenblumenkernen bestreut
servieren.

Tip:
Alle Samen, Körner und Kerne gibt
es mittlerweile in gut sortierten
Lebensmittelgeschäften, in Bio-
läden und Reformhäusern.

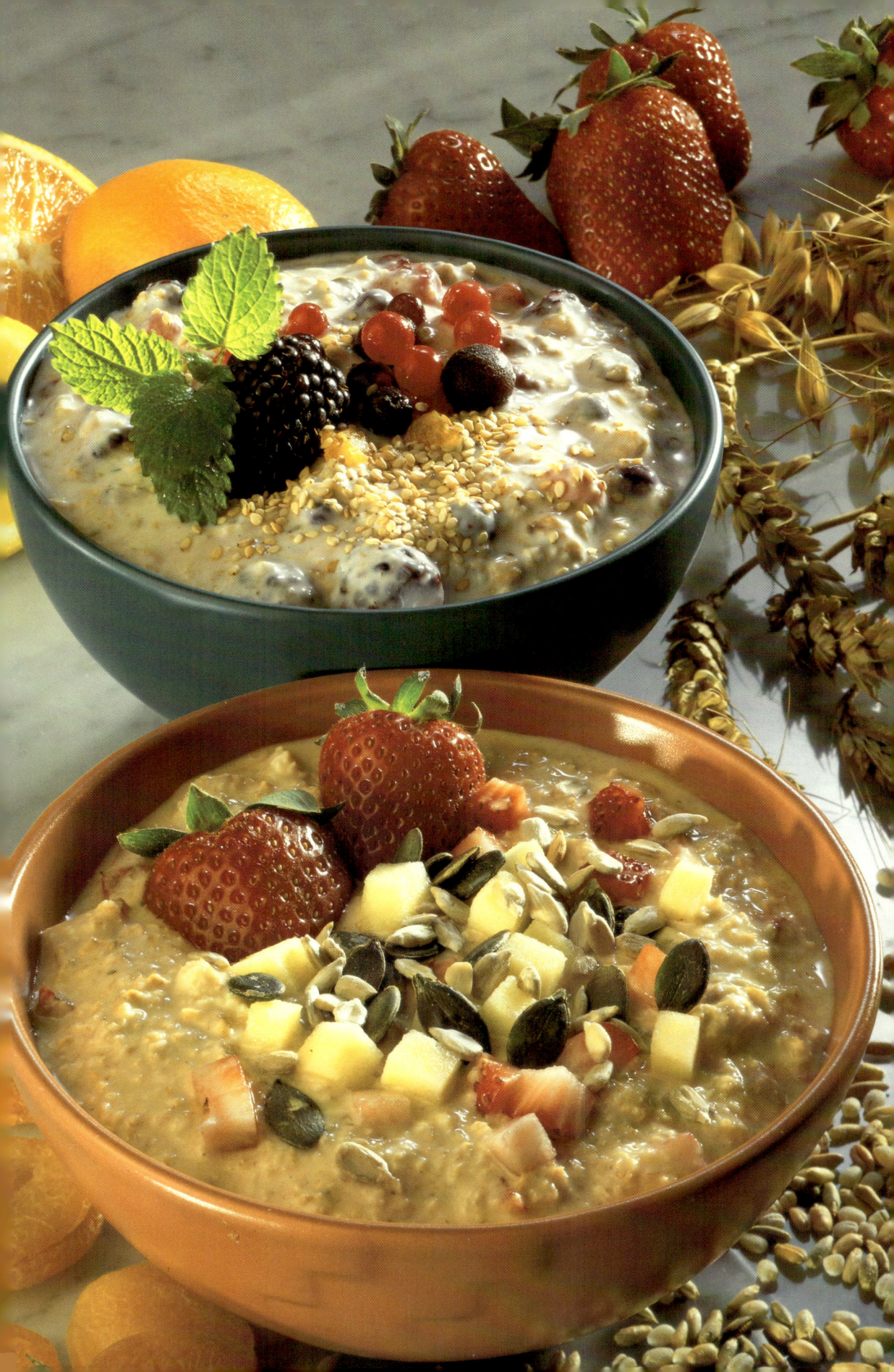

SPROSSENMÜSLIS

ROGGENSPROSSEN-
MÜSLI
Für 1 Person:
250 g Dickmilch
2–3 EL Roggenflocken
1 Apfel
Saft von 1/2 Zitrone
Saft von 1 Orange
100 g süße Kirschen
etwas Vanillearoma
1 Prise Zimtpulver
1 TL Apfeldicksaft
1 Tasse Roggensprossen
1 TL Leinsamen

Pro Person etwa
517 kcal/2171 kJ
14 g E · 24 g F · 63 g Kh

KRÄUTERMÜSLI
Für 1 Person:
125 g Speisequark
1 Schuß süße Sahne
1 kleine Zwiebel
1/2 Tasse Kräuter
Zitronensaft
Worcestersauce
Meer- oder Jodsalz
Pfeffer aus der Mühle
1 Prise Cayennepfeffer
1/2 TL Birnendicksaft
1 Tasse Getreidesprossen
1 Scheibe Vollkornbrot

Pro Person etwa
419 kcal/1760 kJ
29 g E · 18 g F · 26 g Kh

ROGGENSPROSSENMÜSLI
(oben)
Die Dickmilch mit den Roggenflocken in einer Schüssel vermischen. Den Apfel schälen, entkernen und grob raspeln. Mit
Zitronensaft und Orangensaft
unter das Müsli rühren. Die Kirschen waschen, entsteinen,
ebenfalls unter das Müsli geben.
Das Ganze mit Vanillearoma,
Zimtpulver und Apfeldicksaft
aromatisieren und anrichten. Die
Roggensprossen verlesen, waschen, gut abtropfen lassen. Mit
dem Leinsamen über das Müsli
streuen und servieren.

KRÄUTERMÜSLI
(unten)
Den Speisequark mit der Sahne
in einer Schüssel glattrühren.
Die Zwiebel schälen, fein
hacken. Mit den gehackten Kräutern unter den Quark rühren.
Den Quark mit Zitronensaft,
Worcestersauce, Meer- oder Jodsalz, Pfeffer und Cayennepfeffer
kräftig abschmecken und mit Birnendicksaft abrunden. Die Getreidesprossen verlesen, waschen, gut abtropfen lassen und
unter den Quark heben. Den
Quark gleichmäßig auf das Vollkornbrot streichen, anrichten,
ausgarnieren und servieren.

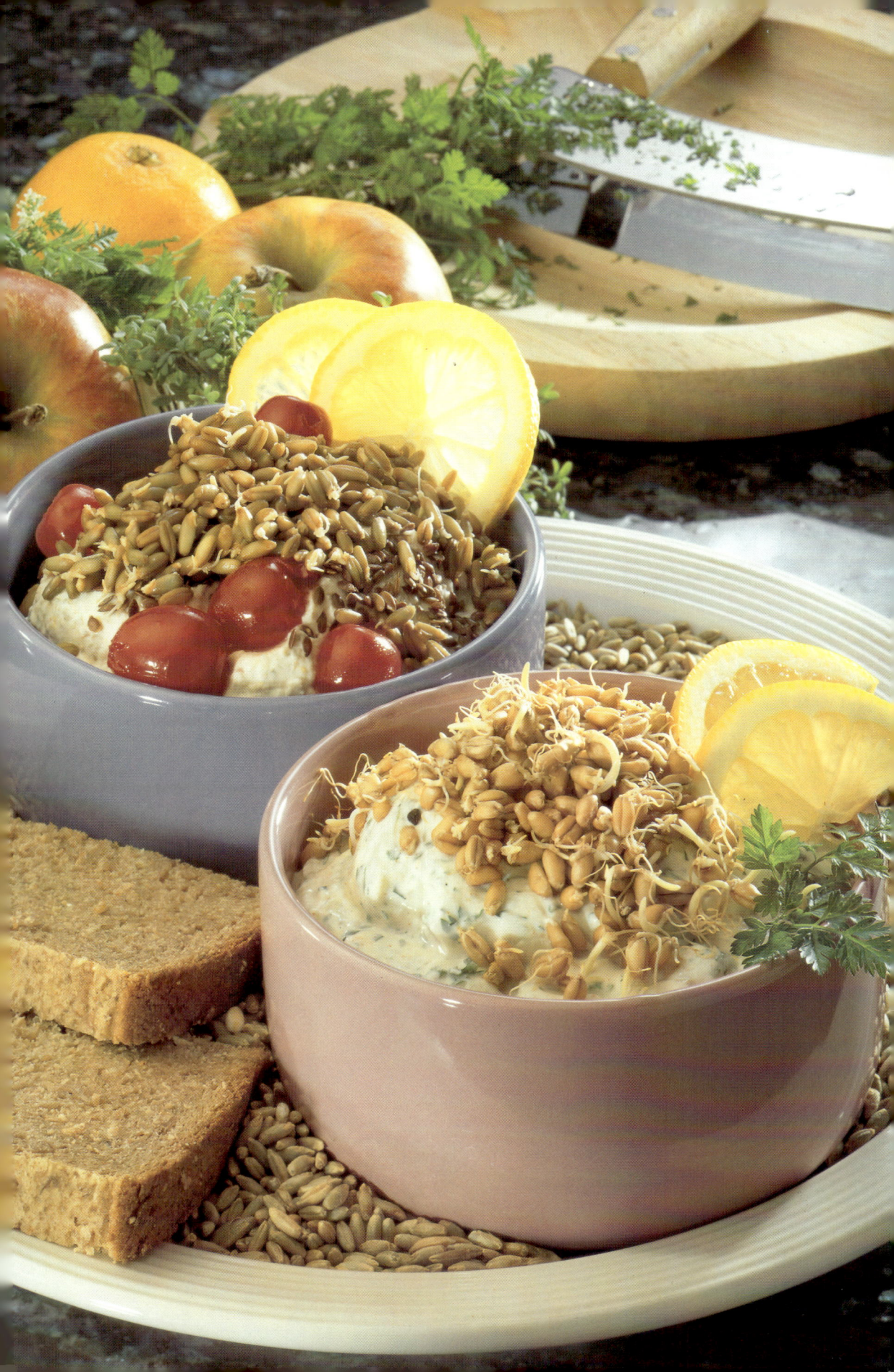

GESUNDER AUFSTRICH

HIRSEAUFSTRICH
1 EL Butter
1 kleine Zwiebel
1 Stück Zucchino
1 Karotte
1 Tomate
2–3 EL Hirse
1 1/2 Tassen Hefebrühe
1–2 EL Haferflocken
125 g Speisequark
Meer- oder Jodsalz
Pfeffer aus der Mühle
1 Prise Cayennepfeffer
2–3 EL gehackte Kresse
2–3 EL Linsensprossen

Pro Portion (ca. 70 g)
etwa
60 kcal/250 kJ
2 g E · 3 g F · 5 g Kh

TROCKENOBST-
AUFSTRICH
100 g getrocknete Früchte
Saft von 1 Orange
3–4 EL geriebene Nüsse
2–3 EL Honig
Zitronensaft
Vanillearoma

Pro Portion (ca. 40 g)
etwa
70 kcal/295 kJ
1 g E · 3 g F · 12 g Kh

HIRSEAUFSTRICH
(oben)
Die Butter in einer Pfanne erhitzen. Die geschälte und feingehackte Zwiebel darin glasig schwitzen. Den Zucchino und die Karotte putzen, waschen, gut abtropfen lassen und grob raspeln. Zur Zwiebel geben und kurz mitschwitzen. Die Tomate enthäuten, entkernen, in Würfel schneiden. Zum Gemüse geben und die Hirse unterrühren. Die Hefebrühe angießen. Das Ganze bei mäßiger Hitze 6–8 Minuten köcheln lassen. Vom Feuer nehmen und 10 Minuten ausquellen lassen. Anschließend die Haferflocken und den Speisequark untermischen. Mit Meer- oder Jodsalz, Pfeffer und Cayennepfeffer kräftig abschmecken. Die verlesene, gewaschene und feingehackte Kresse sowie die Linsensprossen unter den Hirseaufstrich rühren. Nochmals abschmecken, anrichten, ausgarnieren und servieren.

TROCKENOBSTAUFSTRICH
(unten)
Die Früchte in Würfel schneiden. Mit dem Orangensaft im Mixer oder mit dem Pürierstab pürieren. Die geriebenen Nüsse und den Honig unter das Fruchtpüree rühren. Mit Zitronensaft und Vanillearoma abrunden. Falls die Masse noch nicht streichfähig genug ist, noch einige geriebene Nüsse einrühren. Anrichten, ausgarnieren und servieren.

Tip:
Für unseren Trockenobstaufstrich können Sie Trockenfrüchte Ihrer Wahl verwenden. Achten Sie jedoch bei der Zubereitung darauf, daß auch getrocknete Früchte einen unterschiedlichen Wassergehalt haben. Geben Sie beim Pürieren nur so viel Flüssigkeit dazu, daß der Aufstrich streichfähig bleibt.

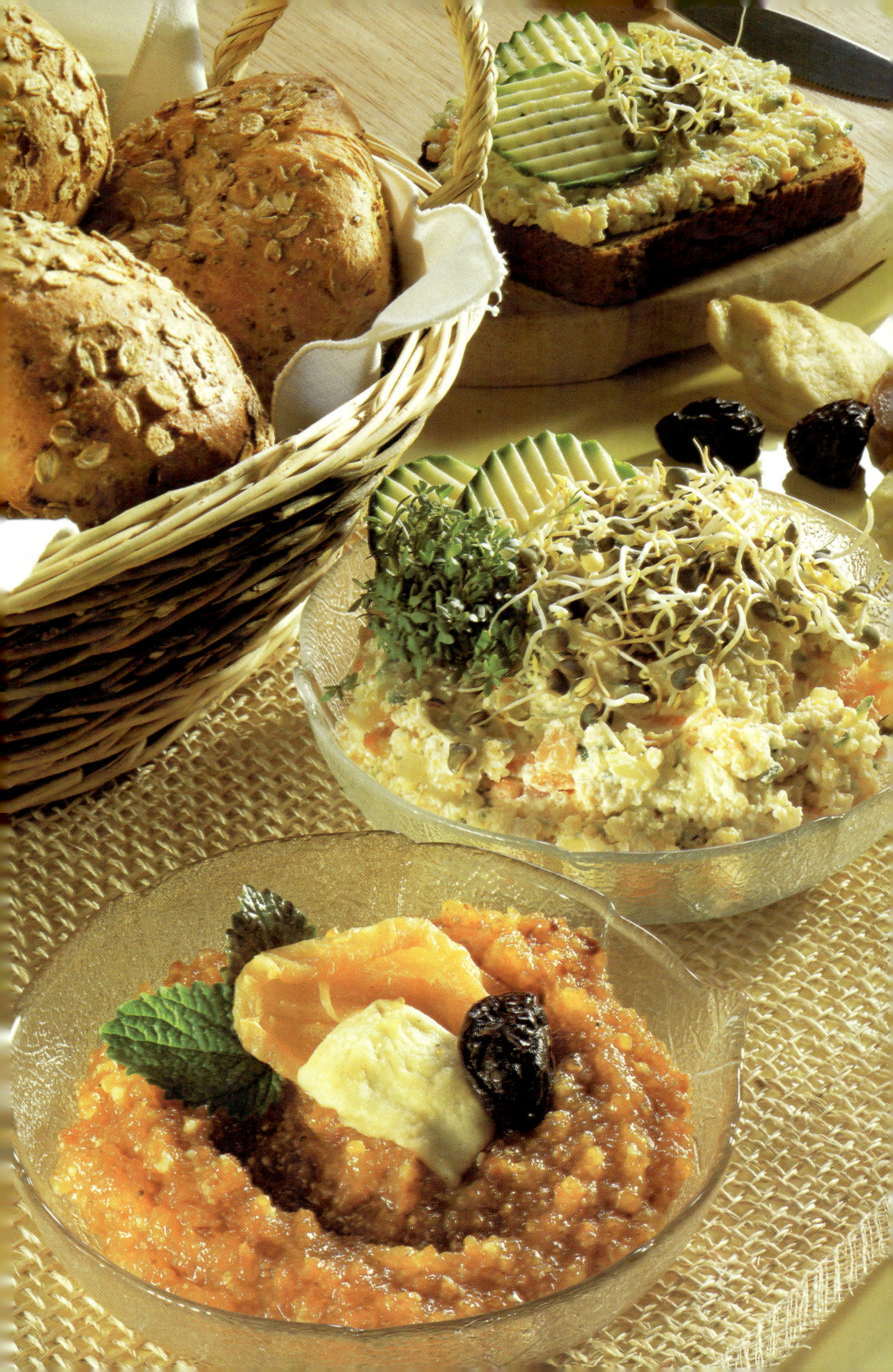

EIERGERICHTE

GEKRÄUTERTES EIEROMELETTE
Für 1 Person:
1 EL Butter, 1 Zwiebel
1 Paprikaschote
1 Tasse Erbsen und
Karotten (TK-Produkt)
30 g gekochter Schinken
Salz, Pfeffer
1 Prise Muskatpulver
1 Prise Cayennepfeffer
2 Eier
1 Schuß süße Sahne
1/2 Tasse Kräuter

Pro Person etwa
469 kcal/1970 kJ
24 g E · 33 g F · 12 g Kh

FRÜHSTÜCKS-PFÄNNCHEN
Für 1 Person:
1 EL Butter
2 Frühlingszwiebeln
1 Paprikaschote
50 g Sojasprossen
1 Tasse Kidneybohnen
1–2 EL Weizenkeime
1–2 EL Sesamkeime
1–2 EL Tomatenketchup
Salz, Pfeffer
1 Prise Cayennepfeffer
1 Prise Curry
2 Eier, 2 EL Schnittlauch

Pro Person etwa
580 kcal/2436 kJ
43 g E · 28 g F · 30 g Kh

GEKRÄUTERTES EIEROMELETTE (oben)
Die Butter in einer Pfanne erhitzen. Die geschälte und feingehackte Zwiebel darin glasig schwitzen. Die Paprikaschote halbieren, entkernen, waschen, gut abtropfen lassen und in feine Würfel schneiden. Zur Zwiebel geben und kurz mitschwitzen. Die Erbsen und Karotten auftauen lassen. Mit dem in Würfel geschnittenen Schinken in die Pfanne geben und kurz mitschwitzen. Das Ganze mit Salz, Pfeffer, Muskat und Cayennepfeffer kräftig abschmecken. Die Eier mit der Sahne verschlagen und die gehackten Kräuter untermischen. Mit Salz, Pfeffer, Muskat und Cayennepfeffer abschmecken. In einer Pfanne mit wenig Fett ein Omelette ausbacken. Das Omelette anrichten, mit dem Gemüse füllen, zusammenklappen, ausgarnieren und servieren.

FRÜHSTÜCKSPFÄNNCHEN (unten)
Die Butter in einer Pfanne erhitzen. Die geputzten und in Scheiben geschnittenen Frühlingszwiebeln darin glasig schwitzen. Die Paprikaschote halbieren und entkernen. In Streifen schneiden. Zu den Frühlingszwiebeln geben und kurz mitschwitzen. Die Sojabohnensprossen verlesen, waschen, gut abtropfen lassen. Mit den Kidneybohnen, den Weizenkeimen und den Sesamkeimen in die Pfanne geben und ebenfalls kurz mitschwitzen. Den Tomatenketchup unterrühren. Mit Salz, Pfeffer, Cayennepfeffer und Curry abschmecken. Zwei Spiegeleier in einer Pfanne mit wenig Fett braten. Das Gemüse anrichten. Mit den Eiern belegen und mit frisch geschnittenem Schnittlauch bestreut servieren.

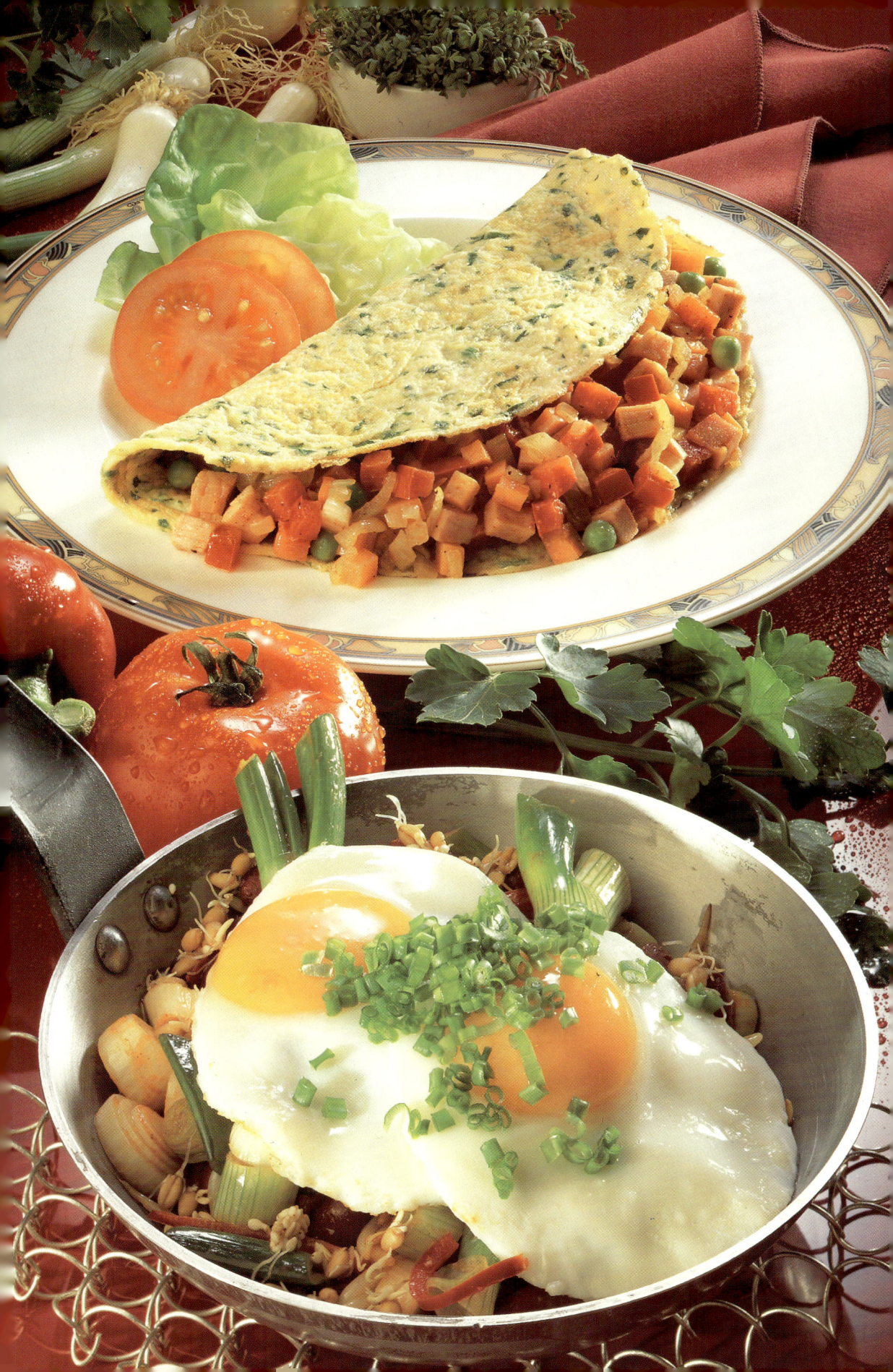

ROHKOSTSALATE

FRÜHSTÜCKSSALAT
Für 1 Person:
50 g Eisbergsalat
50 g Radicchio
1 Apfel
Saft von 1/2 Zitrone
100 g Erdbeeren
150 g Joghurt
1–2 EL Tomatenketchup
1 EL Johannisbeergelee
1–2 EL Obstessig
Salz, Pfeffer
1/2 TL Currypulver
1–2 EL Mandelblättchen
1–2 EL Sonnenblumen-
kerne

Pro Person etwa
494 kcal/2075 kJ
15 g E · 22 g F · 52 g Kh

WURZEL-ROHKOST
Für 1 Person:
2 Karotten
1 Stück Sellerie
1 Apfel
Zitronensaft
2 Scheiben Ananas
125 g Dickmilch
1 Tasse Orangensaft
Johannisbrotkernmehl
Salz, Pfeffer
1–2 EL Obstessig
2–3 EL gehackte
Walnüsse

Pro Person etwa
311 kcal/1306 kJ
10 g E · 16 g F · 47 g Kh

FRÜHSTÜCKSSALAT (oben)
Den Eisbergsalat und den Radicchiosalat verlesen, waschen,
gut abtropfen lassen. In mundgerechte Stücke zerpflücken und in
eine Schüssel geben. Den Apfel
schälen, entkernen. In dünne
Scheibchen schneiden und mit
Zitronensaft beträufeln. Die Erdbeeren verlesen, waschen, gut
abtropfen lassen und halbieren
oder vierteln. Mit den übrigen
Salatzutaten vorsichtig vermischen und dekorativ anrichten.
Den Joghurt mit dem Tomatenketchup, dem Johannisbeergelee
und dem Obstessig glattrühren.
Mit Salz, Pfeffer und Curry kräftig abschmecken und gleichmäßig auf dem Salat verteilen.
Mit Mandelblättchen und Sonnenblumenkernen bestreuen
und servieren.

Zu beiden Rezepten passen je
1–2 Scheiben Vollkornbrot mit
dünnem Butter- oder Margarine-
aufstrich.

WURZEL-ROHKOST (unten)
Die Karotten und den Sellerie
putzen, waschen, gut abtropfen
lassen und fein raspeln. Den
Apfel schälen, entkernen, ebenfalls raspeln. Mit dem Gemüse
vermischen und mit Zitronensaft
beträufeln. Die Ananasscheiben
in feine Würfel schneiden, unter
die Salatzutaten heben und dekorativ anrichten. Die Dickmilch
mit dem Orangensaft in einen
Topf geben und erhitzen. Mit
Johannisbrotkernmehl binden.
Mit Salz, Pfeffer und Obstessig
abschmecken. Das Dressing vom
Feuer nehmen, leicht erkalten
lassen. Anschließend gleichmäßig über die Rohkost geben
und mit den gehackten Walnüs-
sen bestreuen. Je nach Geschmack mit gehackter Kresse
bestreut servieren.

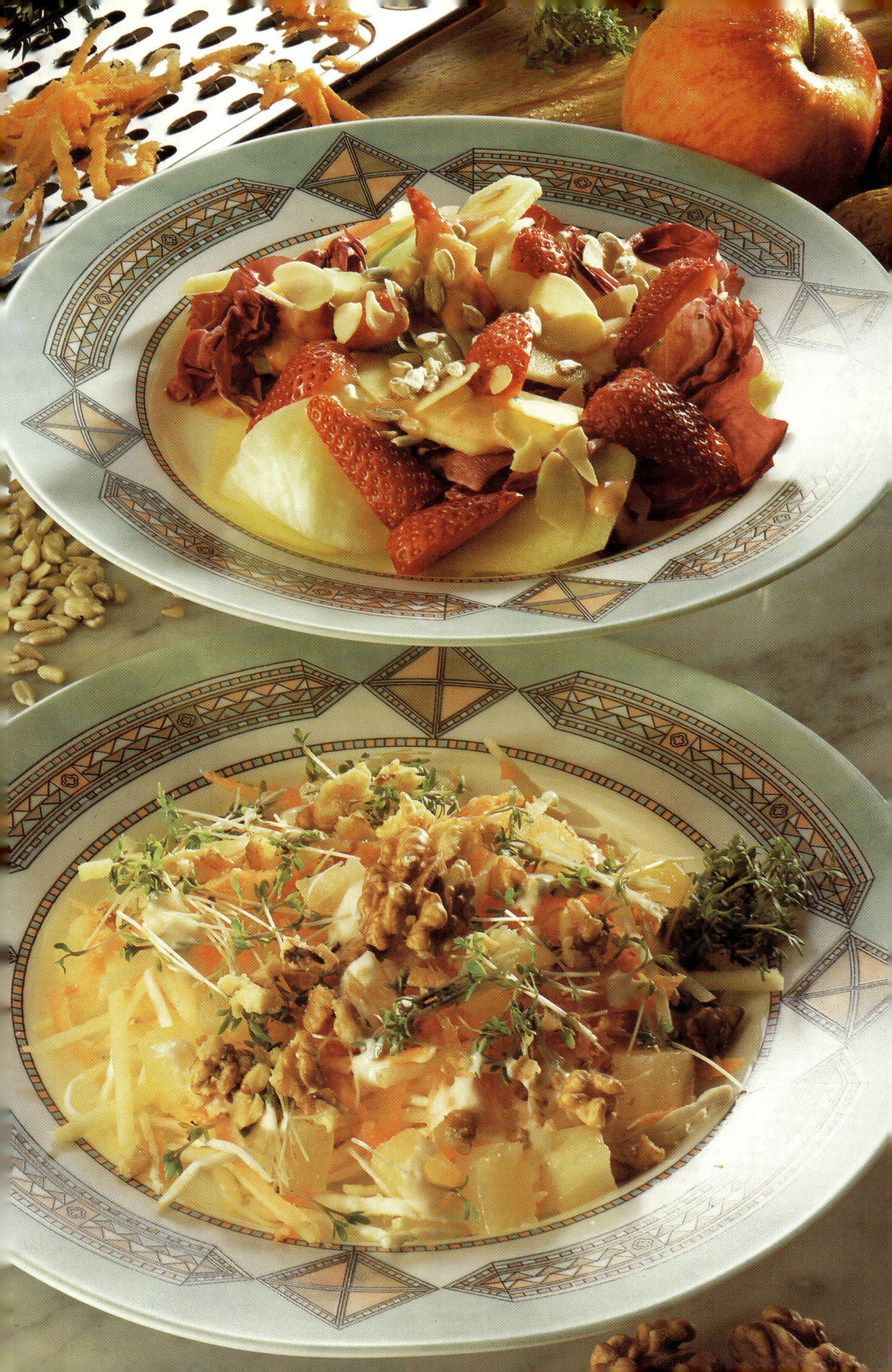

DELIKATE FRUCHTSALATE

FRUCHTSALAT MIT
SAURER SAHNE
Für 1 Person:
1 Nektarine
1 Apfel
Zitronensaft
1 Tasse Erdbeeren
1 Tasse Weintrauben
Saft von 1 Orange
1 Prise Vanillearoma
1–2 EL Honig
3–4 EL saure Sahne
1–2 EL Pinienkerne
1–2 EL Pistazienkerne

Pro Person etwa
391 kcal/1642 kJ
6 g E · 16 g F · 50 g Kh

FRÜCHTE MIT
SPROSSEN
Für 1 Person:
1 Banane
Saft von 1/2 Zitrone
2 Scheiben Ananas
1 Mango
1 Kiwi
100 g körniger Frischkäse
1–2 EL Honig
2–3 EL Weizensprossen
2 EL Sonnenblumen-
sprossen
1–2 EL Alfalfa-Sprossen

Pro Person etwa
515 kcal/2160 kJ
25 g E · 8 g F · 76 g Kh

FRUCHTSALAT MIT SAURER
SAHNE (oben)
Die Nektarine waschen, halbieren, entkernen und in Würfel
schneiden. Den Apfel schälen,
entkernen, ebenfalls würfeln und
mit Zitronensaft beträufeln. Die
Erdbeeren und die Weintrauben
verlesen, waschen, gut abtropfen
lassen und halbieren oder vierteln. Die Früchte in einer Schüssel miteinander vermischen und
dekorativ anrichten. Den Orangensaft mit dem Vanillearoma,
dem Honig und der sauren Sahne
glattrühren und gleichmäßig auf
dem Fruchtsalat verteilen. Mit
Pinien- und Pistazienkernen
bestreuen, ausgarnieren und
servieren.

FRÜCHTE MIT SPROSSEN
(unten)
Die Banane schälen, in feine
Würfel schneiden und sofort mit
Zitronensaft beträufeln.
Die Ananasscheiben in Würfel
schneiden. Die Mango und die
Kiwi dünn schälen. Das
Mangofruchtfleisch vom Kern
lösen und mit der Kiwi in Würfel
schneiden. Alle Früchte mit dem
körnigen Frischkäse in einer
Schüssel vermischen. Je nach
Geschmack mit Honig süßen.
Die Sprossen verlesen, waschen,
gut abtropfen lassen. Das Früch-
temüsli anrichten. Mit den
Sprossen bestreuen, ausgarnie-
ren und servieren.

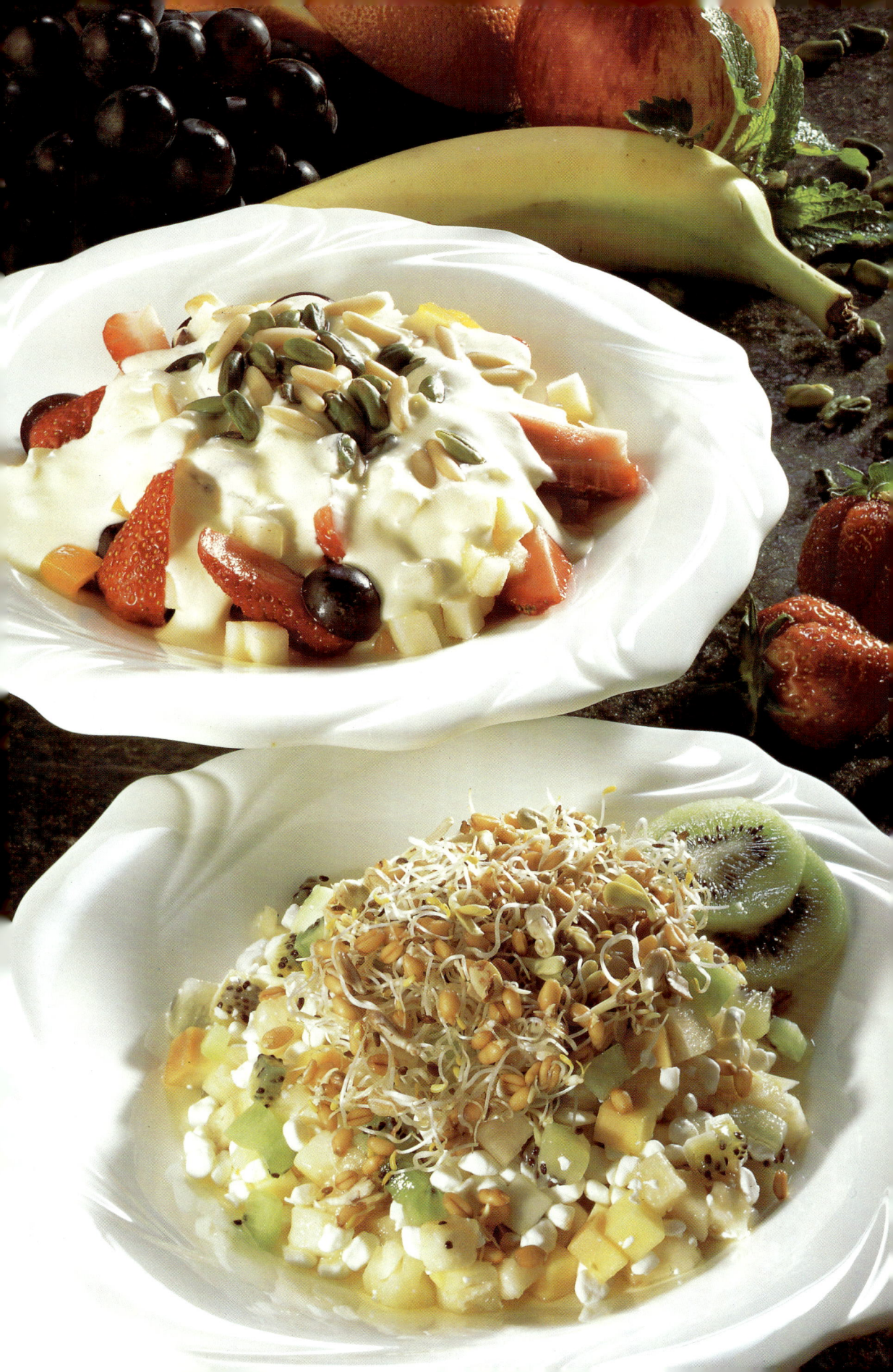

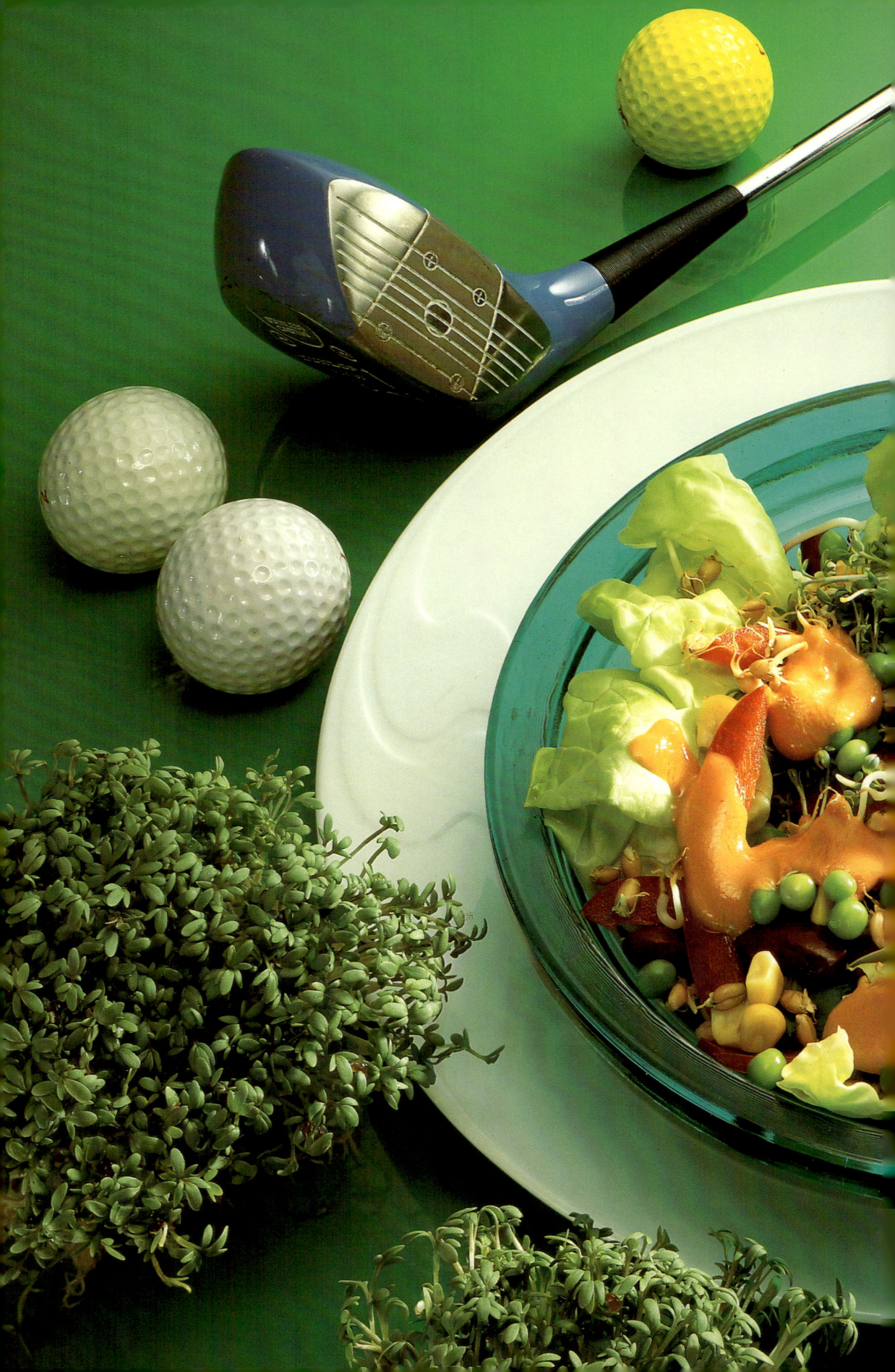

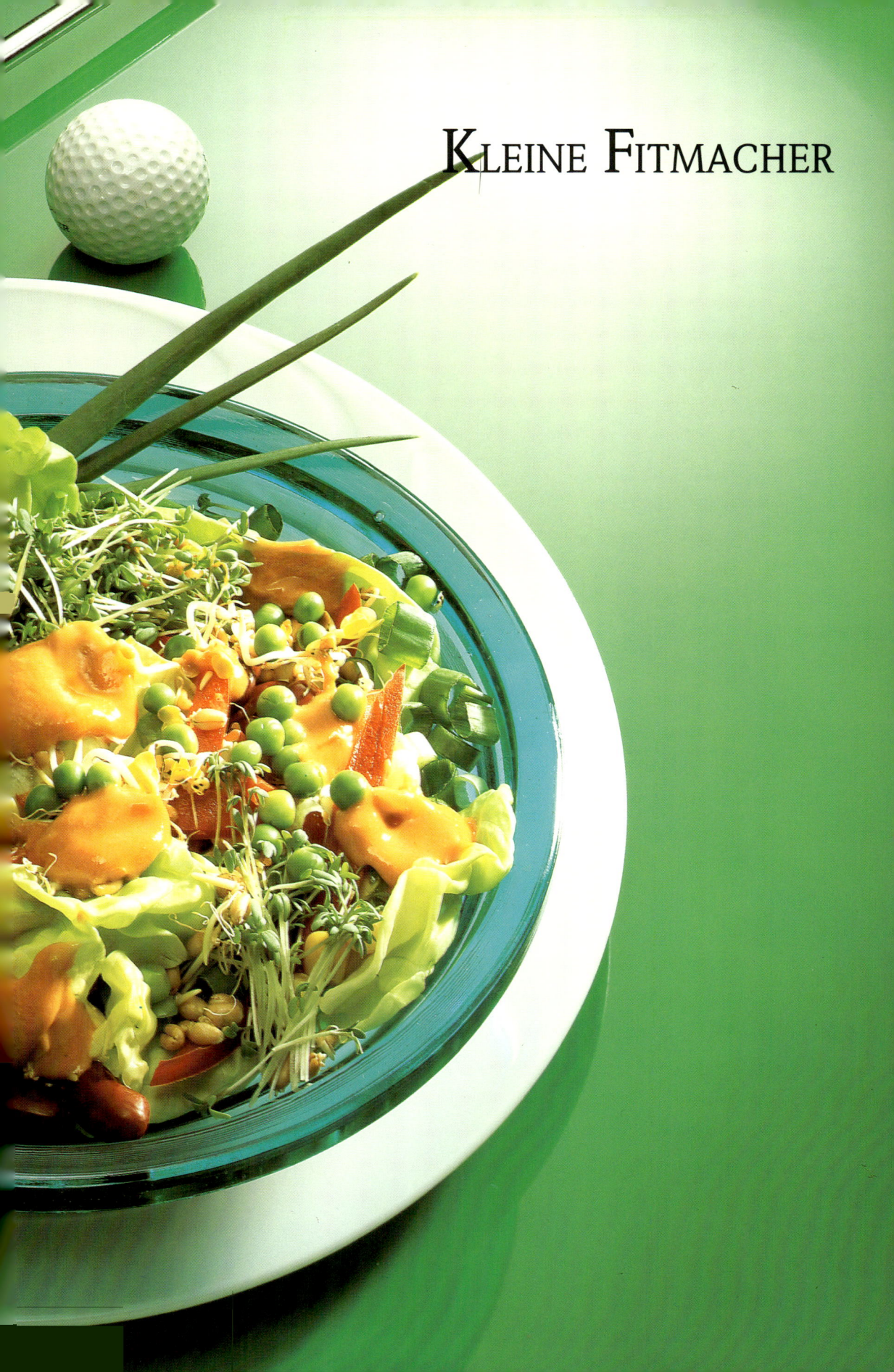

KLEINE FITMACHER

ZWISCHENDURCH: SALATE

TOMATEN-ROHKOST

2 Tomaten
1 kleine Zwiebel
1 rote Paprikaschote
1 grüne Paprikaschote
1/2 Tasse Brühe
2–3 EL Weizenkeimöl
1–2 EL Aceto balsamico
Salz, Pfeffer
100 g Mozzarella
1–2 EL Basilikum

Pro Person etwa
295 kcal/1239 kJ
9 g E · 23 g F · 9 g Kh

GESCHMORTER SALAT

1–2 EL Olivenöl
1 Knoblauchzehe
1 kleine Zwiebel
1 rote Paprikaschote
1 kleine Aubergine
Salz
1 kleiner Zucchino
1–2 EL Tomatenmark
2 Tomaten
1/2 Tasse Brühe
Pfeffer
Cayennepfeffer
2–3 EL Obstessig
1/2 TL Oregano
1/2 TL Basilikum
1/2 Tasse Kräuter

Pro Person etwa
184 kcal/772 kJ
5 g E · 11 g F · 13 g Kh

TOMATEN-ROHKOST (oben)
Die Tomaten unter fließendem Wasser abwaschen, den Strunk herausschneiden und das Fruchtfleisch in Scheiben schneiden. Die Zwiebel schälen und fein hacken. Die Paprikaschoten halbieren, entkernen, waschen und in Würfel schneiden. Die Rohkostzutaten miteinander vermischen und in eine Schüssel geben. Die Brühe mit dem Weizenkeimöl und dem Aceto balsamico vermischen. Das Ganze mit Salz und Pfeffer würzen. Die Rohkost damit beträufeln. Den Mozzarella in Scheiben schneiden. Den Rohkostsalat anrichten und den Käse gleichmäßig darauf verteilen. Mit dem verlesenen, gewaschen und frisch gehackten Basilikum bestreut servieren.

GESCHMORTER SALAT (unten)
Das Olivenöl in einem Topf erhitzen. Die Knoblauchzehe und die Zwiebel fein hacken. Beides in das Öl geben und glasig schwitzen. Die Paprikaschote putzen, waschen und in feine Streifen schneiden. Zur Zwiebel geben und mitschwitzen. Die Aubergine putzen und in Scheiben schneiden. Mit Salz bestreuen und kurz ziehen lassen. Anschließend unter fließendem Wasser abwaschen und gut abtropfen lassen. Zum Gemüse geben und kurz mitbraten. Den Zucchino putzen und in Scheiben schneiden. Ebenfalls zum Gemüse geben und mitbraten. Das Tomatenmark unterrühren. Die gewaschenen und in Scheiben geschnittenen Tomaten zum Gemüse geben. Das Ganze mit der Brühe auffüllen. Mit Salz, Pfeffer, Cayennepfeffer, Obstessig, Oregano und Basilikum würzen und 5–6 Minuten dünsten. Den Geschmorten Salat anrichten und mit den gehackten Kräutern bestreut servieren.

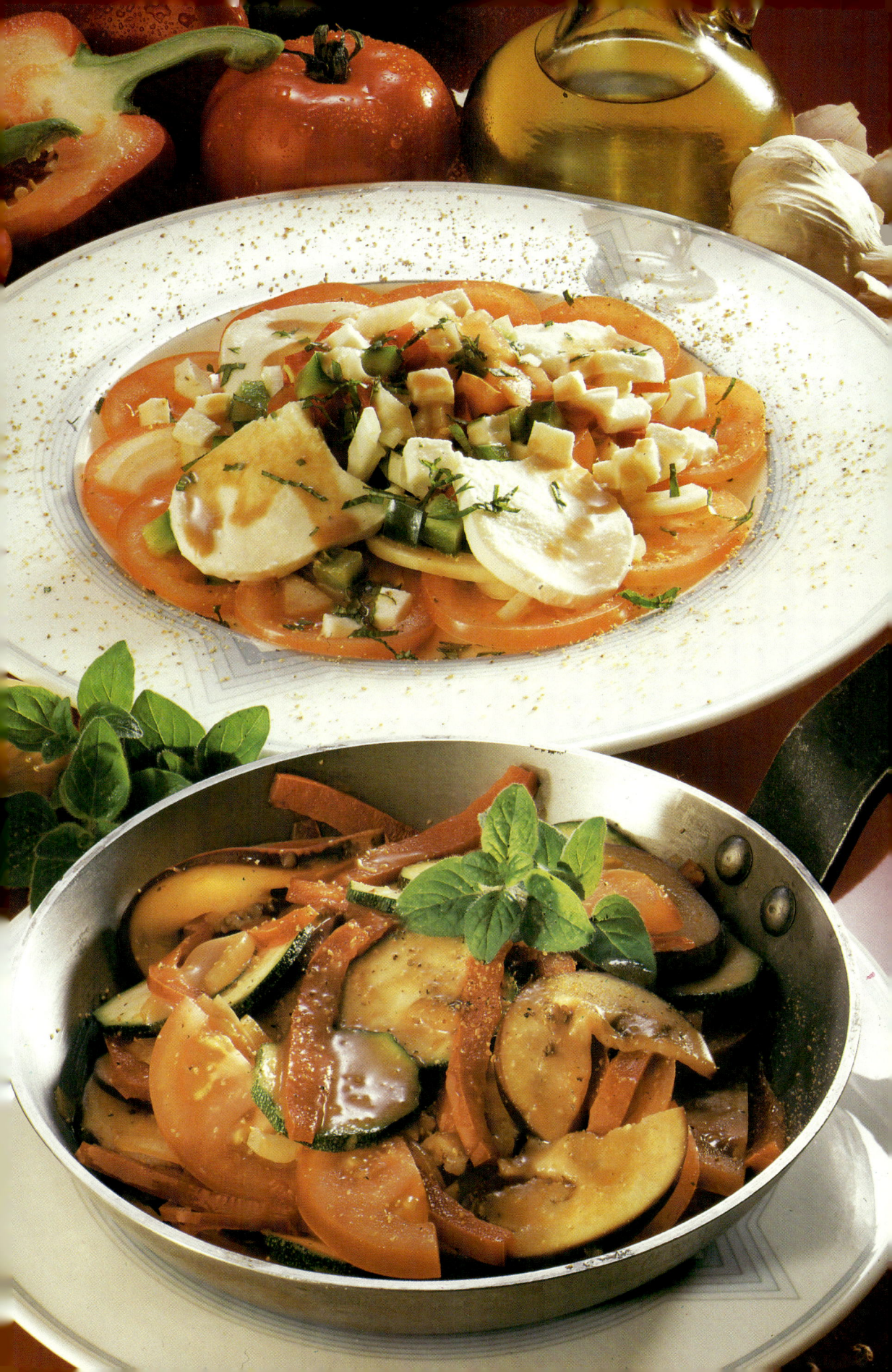

FITMACHER-ROHKOST

KAROTTEN-ROHKOST
2 Karotten
1 Apfel
Zitronensaft
2 Scheiben Ananas
einige Tropfen kaltge-
preßtes Weizenkeimöl
250 g Kefir
1–2 EL Honig
2–3 EL gehackte Nüsse
1–2 EL Kresse

Pro Person etwa
286 kcal/1201 kJ
7 g E · 13 g F · 30 g Kh

FARMER-ROHKOST
2 Frühlingszwiebeln
1 rote Paprikaschote
1 Tasse Zuckermais
1 Tasse Kidneybohnen
1–2 EL Tomatenketchup
1–2 EL Crème fraîche
Saft von 1 Orange
Salz, Pfeffer
Apfeldicksaft
1–2 EL Sonnenblumen-
keime
1–2 EL Weizenkeime

Pro Person etwa
295 kcal/1365 kJ
15 g E · 7 g F · 42 g Kh

KAROTTEN-ROHKOST (oben)
Die Karotten und den Apfel
schälen. Den Apfel entkernen
und beides grob raspeln. Mit Zitronensaft beträufeln und in eine
Schüssel geben. Die Ananasscheiben in feine Würfel schneiden und mit dem kaltgepreßten
Weizenkeimöl unter die Rohkostzutaten mischen. Die Karotten-
Rohkost anrichten, den Kefir mit
dem Honig glattrühren und
gleichmäßig auf der Rohkost verteilen. Die gehackten Nüsse und
die Kresse darüberstreuen, ausgarnieren und servieren.

Tip:
Bei Verwendung von frischen Ka-
rotten sollten Sie generell einige
Tropfen Öl beifügen, um die Vita-
min A-Aufnahme im Körper vorzu-
bereiten.

FARMER-ROHKOST (unten)
Die Frühlingszwiebeln putzen,
waschen, gut abtropfen lassen
und in feine Streifen schneiden.
Die Paprikaschote halbieren, entkernen, waschen und würfeln.
Den Mais und die Kidneybohnen
gut abtropfen lassen. Mit den
Frühlingszwiebeln und den Paprikaschoten in einer Schüssel
vermischen. Den Tomaten-
ketchup mit der Crème fraîche
und dem Orangensaft glattrühren. Mit Salz, Pfeffer und
Apfeldicksaft abschmecken und
die Rohkost damit anmachen.
Die Farmer-Rohkost im Kühlschrank 10–15 Minuten ziehen
lassen, anrichten. Anschließend
mit den verlesenen Keimen
bestreuen, ausgarnieren und
servieren.

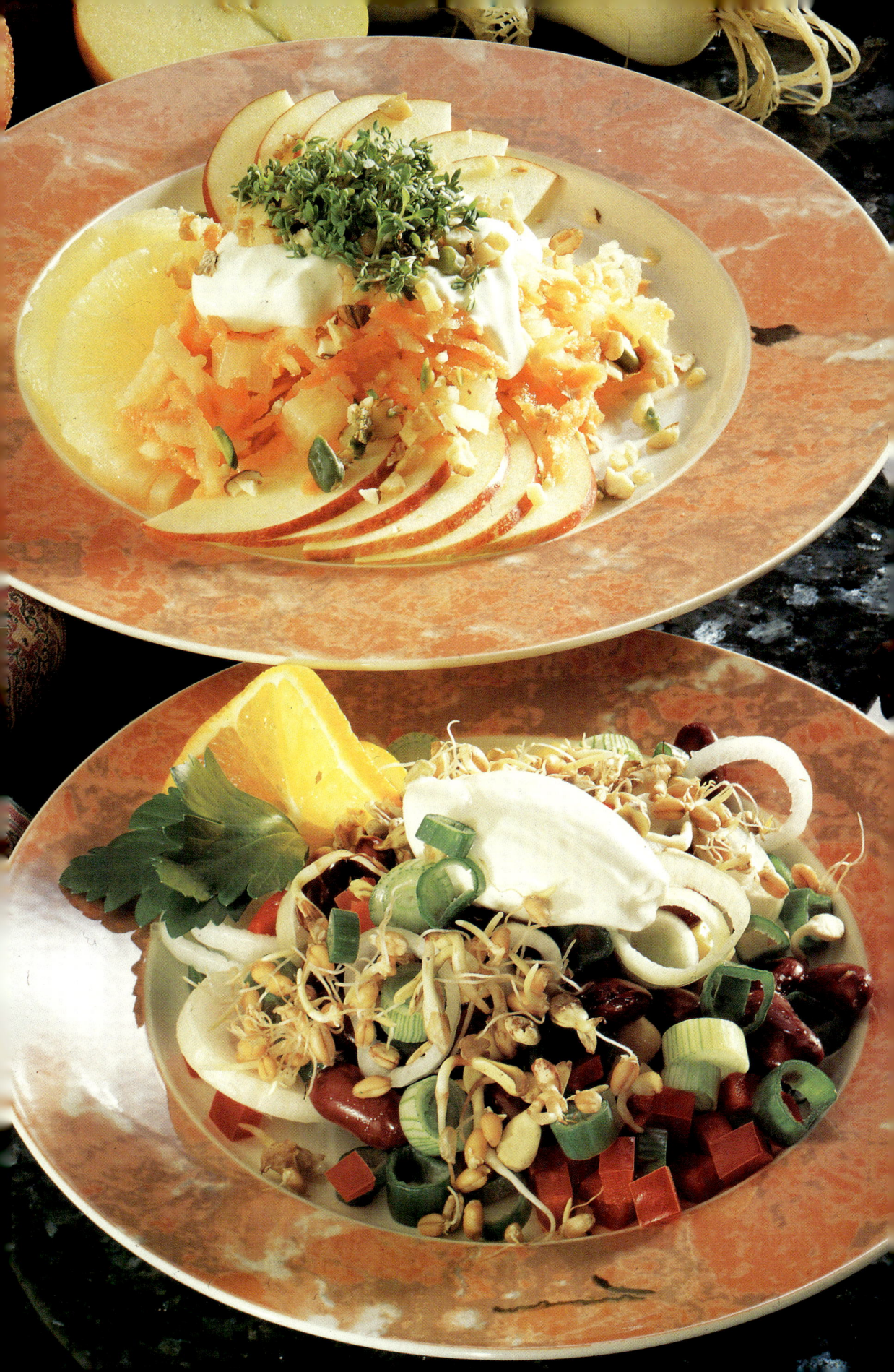

BROTAUFSTRICH

KNOBLAUCHAUFSTRICH
125 g Magerquark
1 kleine Zwiebel
2 Knoblauchzehen
1 Essiggurke
1 Frühlingszwiebel
Salz, Pfeffer
1/2 TL Tsatsikigewürz
2 EL gehackte Petersilie
2 Scheiben Vollkornbrot

Pro Person etwa
170 kcal/714 kJ
19 g E · 0 g F · 18 g Kh

SARDELLENAUFSTRICH
200 g körniger Frischkäse
2 Frühlingszwiebeln
4 Sardellenfilets
1 kleiner säuerlicher
Apfel
etwas Zitronensaft
2 EL gehackte Kresse
Salz, Pfeffer
Cayennepfeffer
2 Scheiben deftiges
Bauernbrot

Pro Person etwa
240 kcal/1008 kJ
21 g E · 5 g F · 23 g Kh

KNOBLAUCHAUFSTRICH
(oben)
Den Magerquark in eine Schüssel geben. Die Zwiebel und die Knoblauchzehen schälen und fein hacken. Die Essiggurke in feine Würfel schneiden. Die Frühlingszwiebel waschen, putzen und fein würfeln. Die Zutaten zum Quark geben und alles gut vermischen. Das Ganze mit Salz, Pfeffer und Tsatsikigewürz kräftig würzen. Die Petersilie verlesen, waschen, fein hacken und unter den Quark ziehen. Den Knoblauchaufstrich auf die Vollkornbrotscheiben verteilen. Mit Kräuterzweigen ausgarnieren und servieren.

SARDELLENAUFSTRICH
(unten)
Den körnigen Frischkäse in eine Schüssel geben. Die Frühlingszwiebeln waschen, putzen, in feine Würfel schneiden und zum Frischkäse geben. Die Sardellenfilets unter fließendem Wasser abwaschen, gut abtropfen lassen und fein hacken. Den Apfel schälen, entkernen, würfeln und mit Zitronensaft beträufeln. Die Sardellenfilets, die Apfelwürfel und die gehackte Kresse dazugeben und verrühren. Den Frischkäse mit Salz, Pfeffer und Cayennepfeffer kräftig würzen und auf die Bauernbrotscheiben verteilen. Mit Kräuterzweigen ausgarnieren und servieren.

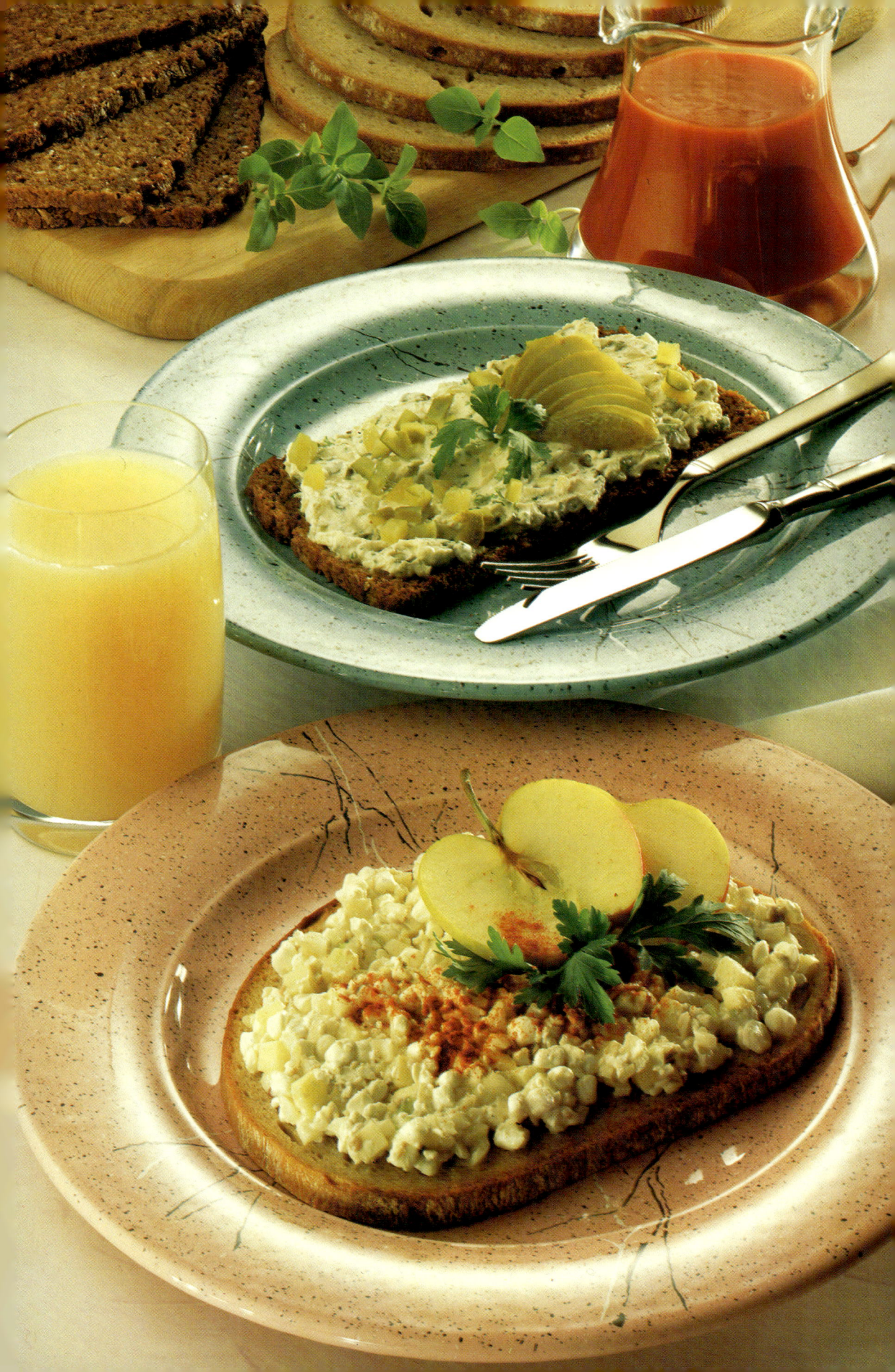

VIERMAL GELEE

JOGHURTGELEE
200 g Erdbeeren
300 g Joghurt
1 Prise Vanillearoma
Saft von 1 Orange
5–6 Blatt weiße Gelatine
2–3 EL Honig
2–3 EL Pistazienkerne

Pro Person etwa
278 kcal/1096 kJ
17 g E · 54 g F · 52 g Kh

BLUTORANGENGELEE
4 Blutorangen
1 Glas Orangensaft
5–6 Blatt rote Gelatine
1 TL Apfeldicksaft
2–3 EL gehackte Nüsse

Pro Person etwa
176 kcal/739 kJ
2 g E · 1 g F · 38 g Kh

BEERENGELEE
1/4 Liter Kirschsaft
3–4 EL Hirse
250 g gemischte Beeren
2–3 EL Honig
Vanillearoma, Zimtpulver
1 EL Agar-Agar

Pro Person etwa
232 kcal/974 kJ
5 g E · 2 g F · 46 g Kh

JOGHURTGELEE (oben)
Die Erdbeeren verlesen, waschen und gut abtropfen lassen. Im Mixer oder mit dem Pürierstab pürieren. Mit dem Joghurt in einer Schüssel vermischen. Den Erdbeerjoghurt mit Vanillearoma verfeinern. Den Orangensaft in einem Topf erhitzen. Die gewässerte Blattgelatine gut ausdrücken und in dem heißen Orangensaft auflösen. Tropfenweise das Orangengelee unter den Erdbeerjoghurt rühren. Das Ganze mit Honig süßen. In dekorative Förmchen füllen und im Kühlschrank vollständig erstarren lassen. Anschließend mit Pistazien bestreuen und servieren.

Tip:
Das Joghurtgelee läßt sich ganz einfach in ein Schokoladengelee verwandeln. Anstelle der Erdbeeren wird 1/2 Tasse flüssige Schokolade untergerührt und das Rezept anschließend wie beschrieben vollendet. Je nach Geschmack können Sie das Gelee mit gehackten Nüssen ausgarniert servieren.

BLUTORANGENGELEE (Mitte)
Die Blutorangen schälen und die weiße Innenhaut entfernen. Die Früchte im Mixer pürieren. Den Orangensaft in einem Topf erhitzen. Die gewässerte, gut ausgedrückte rote Gelatine darin auflösen. Tropfenweise das Orangengelee unter das Püree rühren. Das Ganze mit Apfeldicksaft süßen. In dekorative Förmchen füllen und im Kühlschrank vollständig erstarren lassen. Anschließend anrichten und mit den gehackten Nüssen bestreut servieren.

BEERENGELEE (unten)
Den Kirschsaft in einem Topf erhitzen. Die Hirse darin 6–8 Minuten köcheln lassen. Das Ganze vom Feuer nehmen und 10 Minuten ausquellen lassen. Die Beeren zerdrücken. Mit dem Honig, dem Vanillearoma und dem Zimtpulver verfeinern. Mit dem in Wasser aufgelösten Agar-Agar unter die Hirsemasse rühren. Die Masse unter Rühren erhitzen und anschließend vom Feuer nehmen. In Gläser füllen, erkalten lassen und servieren.

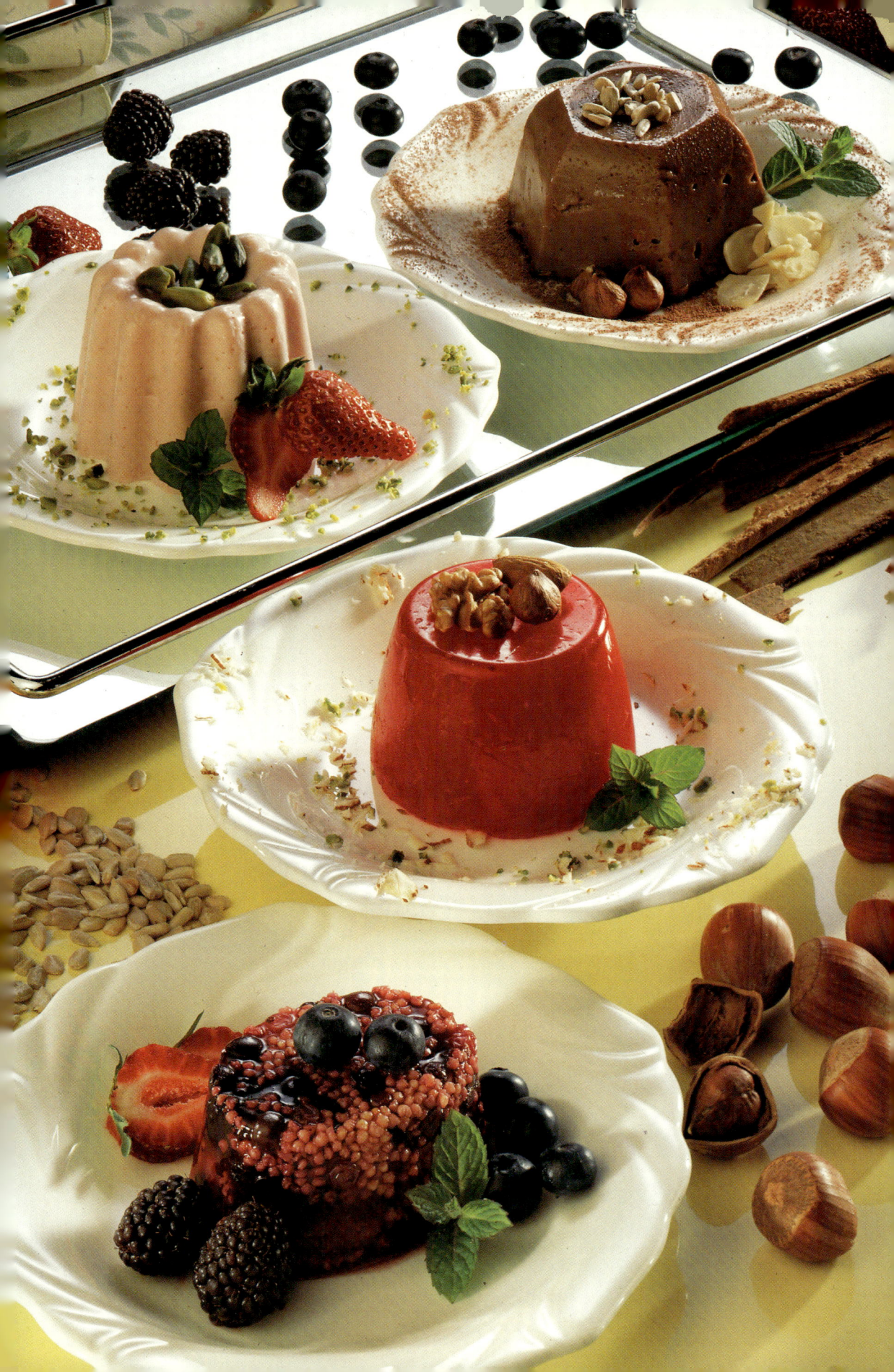

MILCHGETRÄNKE

HAFERMILCH
3/8 Liter Milch
1 Schuß süße Sahne
3–4 EL Haferflocken
2 Bananen
Saft von 1 Zitrone
50 g Marzipan-Rohmasse
Vanillearoma, Honig

Pro Person etwa
476 kcal/1999 kJ
10 g E · 18 g F · 63 g Kh

FRUCHTSHAKE
100 g frische Früchte
100 g Vanilleeis
1/4 Liter Milch
1 Schuß süße Sahne
Vanillearoma, Honig

Pro Person etwa
291 kcal/1222 kJ
8 g E · 15 g F · 27 g Kh

MILCHKAFFEE
1/4 Liter heißer Kaffee
1/4 Liter Vollmilch
1 Prise Vanillearoma
2–3 EL Honig
2 Eigelb
1 Tasse geschlagene
Sahne

Pro Person etwa
374 kcal/1570 kJ
8 g E · 29 g F · 16 g Kh

HAFERMILCH (oben)
Die Milch mit der Sahne und
den Haferflocken in einen Topf
geben und zum Kochen bringen.
Die Banane schälen, grob schneiden und mit Zitronensaft beträufeln. Die Milch mit den Bananen
und der Marzipan-Rohmasse im
Mixer pürieren. Mit Vanillearoma und Honig aromatisieren.
Die Hafermilch anrichten, ausgarnieren und servieren.

FRUCHTSHAKE (Mitte)
Die Früchte kleinschneiden. Mit
dem Vanilleeis, der Milch und
einem Schuß Sahne im Mixer
pürieren. Den Fruchtshake mit
Vanillearoma und Honig nach
Geschmack aromatisieren.
Anrichten, ausgarnieren und
servieren.

Tip:
Den Fruchtshake bereitet man
am besten mit Himbeeren oder
Erdbeeren zu.

MILCHKAFFEE (unten)
Den Kaffee mit der Vollmilch
in einem Topf erhitzen. Mit
Vanillearoma und Honig nach
Geschmack süßen. Das Eigelb
mit der geschlagenen Sahne verrühren. Kräftig unter den Milchkaffee schlagen. Den Milchkaffee
anrichten, ausgarnieren und
servieren.

Tip:
In der Gesundheitsküche werden
alle Getränke nicht mit Zucker ge-
süßt. Empfehlenswert sind Honig,
Fruchtzucker und Dicksäfte.

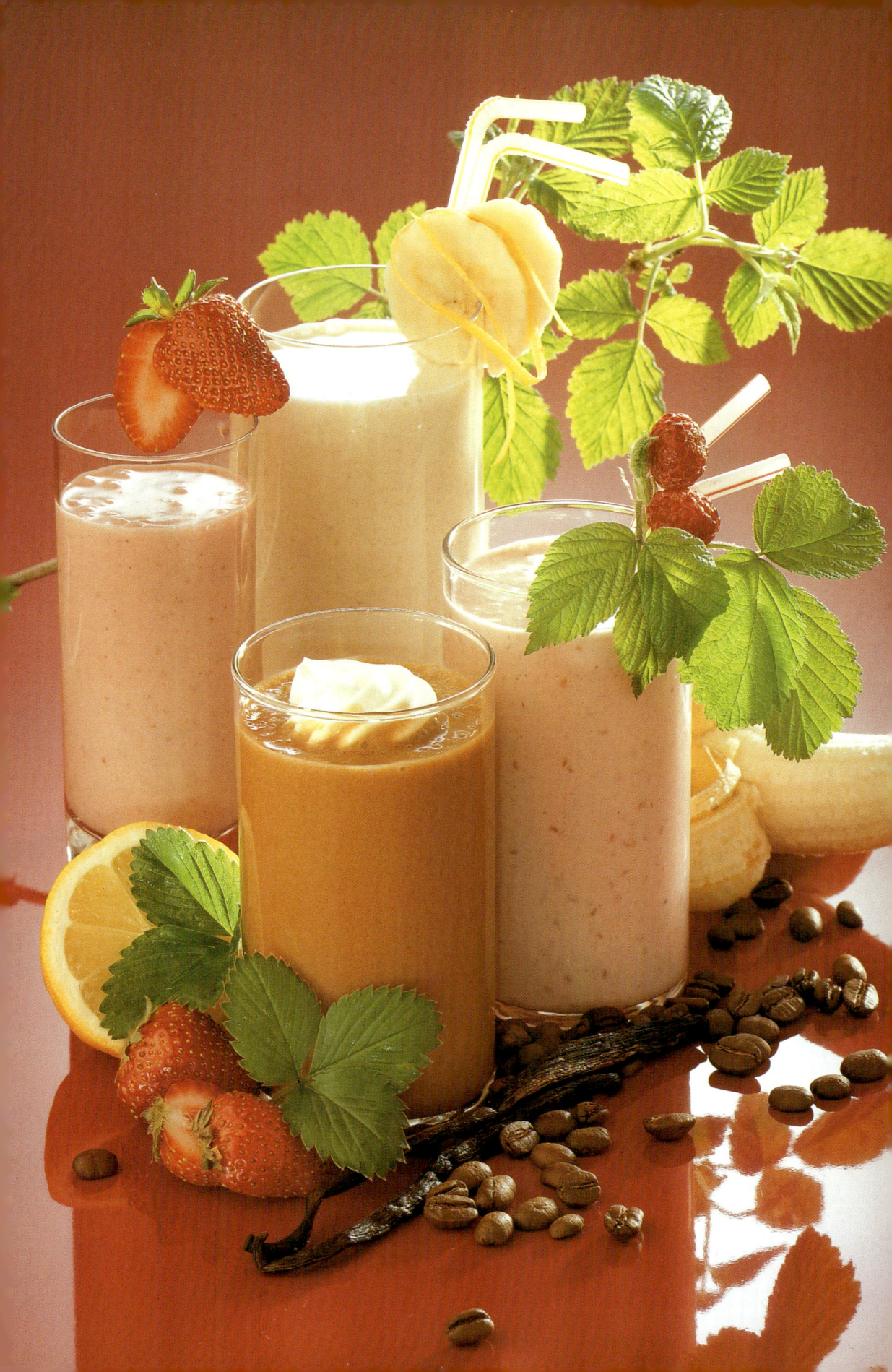

FRUCHTSAFT UND CO.

FRUCHTMOLKE
100 g Himbeeren
100 g Erdbeeren
1/4 Liter Fruchtmolke
1 Prise Vanillearoma
1–2 EL Honig

Pro Person etwa
159 kcal/668 kJ
3 g E · 0 g F · 33 g Kh

HONIG-FRUCHTSAFT
2 Orangen
2 Scheiben Ananas
1/4 Liter Mineralwasser
50 g Honig
1 Msp. Zimtpulver
1 Prise Nelkenpulver
Saft von 1 Zitrone

Pro Person etwa
157 kcal/659 kJ
1,3 g E · 0 g F · 35 g Kh

GEMÜSESAFT
250 g Karotten
250 g rote Bete
Saft von 1 Zitrone
Saft von 1 Orange
2–3 EL Honig
etwas Obstessig

Pro Person etwa
120 kcal/505 kJ
1,5 g E · 0 g F · 27 g Kh

FRUCHTMOLKE (oben)
Die Früchte verlesen, waschen, gut abtropfen lassen und klein-schneiden. Mit der Fruchtmolke im Mixer pürieren. Das Ganze mit Vanillearoma und Honig aromatisieren, anrichten und servieren.

HONIG-FRUCHTSAFT (Mitte)
Die Orangen schälen und wür-feln. Mit der kleingeschnittenen Ananas im Mixer pürieren. Das Mineralwasser und den Honig dazugeben und kurz durch-mixen. Das Ganze mit Zimtpul-ver, Nelkenpulver und Zitronen-saft aromatisieren, anrichten und servieren.

GEMÜSESAFT (unten)
Die Karotten und die rote Bete schälen, kleinschneiden und entsaften. Den Saft mit dem Zitronensaft und dem Orangen-saft verrühren. Das Ganze mit Honig und Obstessig aromatisie-ren. Den Gemüsesaft anrichten, ausgarnieren und servieren.

Verwenden Sie für die Zubereitung von Frucht- und Gemüsesäften stets ganz frische Ware. Lange Lagerzeiten, Licht und Temperaturunterschiede zerstören die so wertvollen Vitamine und Mineralstoffe in Obst und Gemüse. Achten Sie auch stets darauf, daß bei der Zubereitung peinlichst sauberes Geschirr bzw. Geräte benutzt werden. Frische Früchte und frisches Gemüse sollten Sie stets unter fließendem kalten Wasser vorsichtig abwaschen und gut abtropfen lassen. Sollten Sie die Schale von Zitrusfrüchten, ob als Dekoration oder Zutat, mitverwenden, so können Sie die schädlichen Spritzmittel ganz einfach entfernen: Einige Tropfen Salatöl auf den Früchten verteilen und mit einem Küchenpapier gründlich abreiben, anschließend unter fließendem Wasser abwaschen.

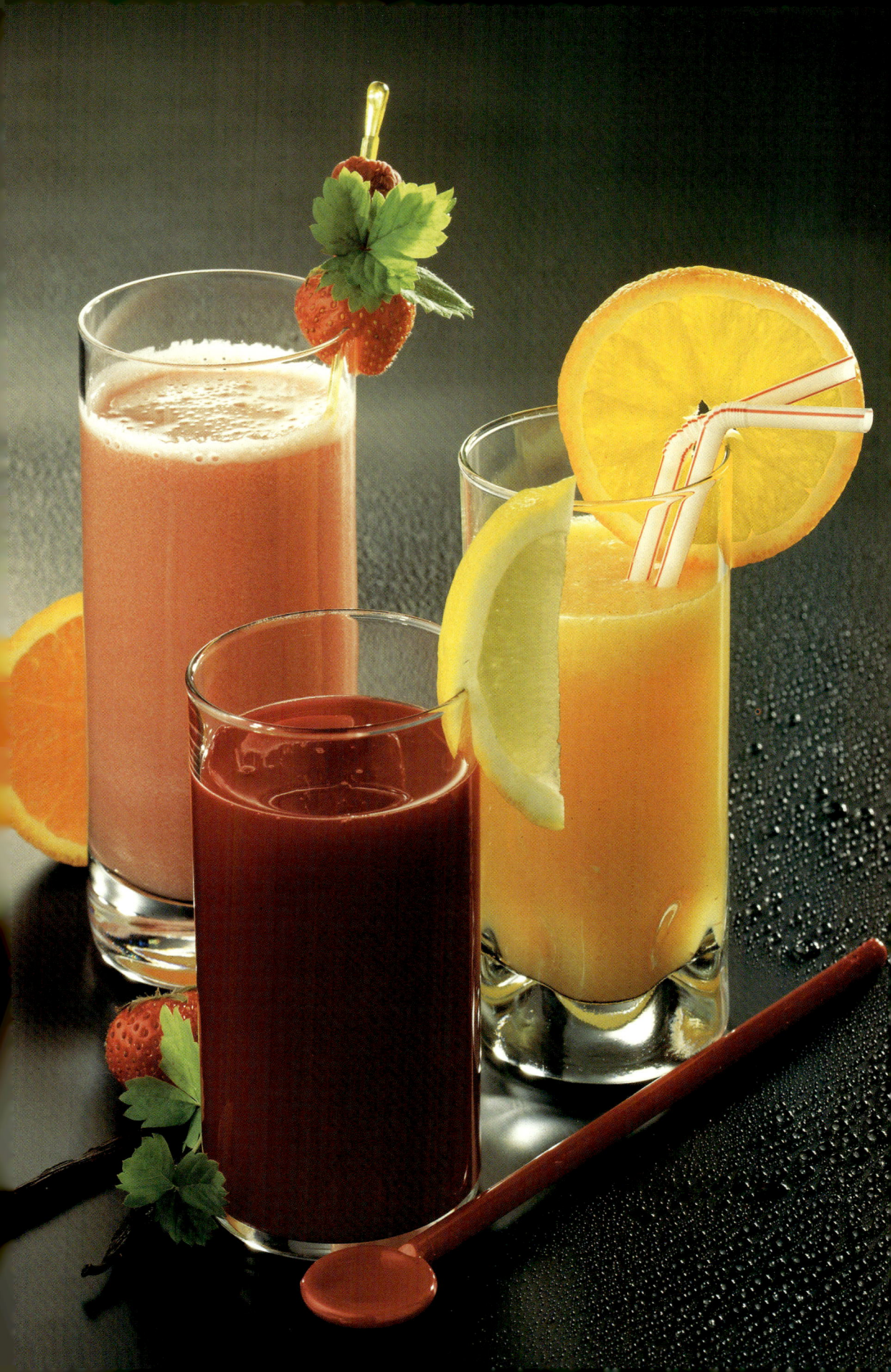

MÜSLIRIEGEL

NUSSRIEGEL
Für ca. 20 Riegel:
200 g Butter, 200 g Honig
2–3 EL Kakaopulver
1 TL Zimtpulver
1 EL Zitronenschale
1 EL Orangenschale
300 g gehackte Nüsse
100 g gemahlene
Mandeln
30 g Sesamsamen
30 g Leinsamen
100 g Sonnenblumen-
kerne
200 g Sanddornmark
6 Vollkornoblaten
(12,2 x 20,2 cm)

Pro Riegel etwa
316 kcal/1330 kJ
12 g E · 26 g F · 12 g Kh

MÜSLI-SAHNE-RIEGEL
Für ca. 20 Riegel:
100 g Butter, 200 g Honig
1/4 Liter süße Sahne
1 EL Zitronenschale
1 EL Orangenschale
250 g getrocknete Früchte
400 g gehackte Nüsse
50 g Leinsamen
150 g Haferflocken
6 Vollkornoblaten
(12,2 x 20,2 cm)

Pro Riegel etwa
164 kcal/692 kJ
2 g E · 7 g F · 20 g Kh

NUSSRIEGEL (oben)
Die Butter mit dem Honig, dem Kakaopulver, dem Zimtpulver, der geriebenen Zitronen- und Orangenschale in einen Topf geben und unter ständigem Rühren einmal aufkochen lassen. Die gehackten Nüsse mit den gemahlenen Mandeln, den Sesamsamen, den Leinsamen und den Sonnenblumenkernen unter die Honigmasse rühren und einmal aufkochen lassen. Das Sanddornmark ebenfalls untermischen. Anschließend 3 eckige Vollkornoblaten auf ein Backblech legen und die Masse gleichmäßig darauf verteilen. Mit den restlichen Vollkornoblaten abdecken. Ein Brett zum Beschweren darauf legen und das Ganze 15–20 Minuten ruhen lassen. Anschließend im auf 180–200 °C vorgeheizten Backofen 15–20 Minuten backen. Herausnehmen, erkalten lassen, Riegel davon abschneiden und zum weiteren Verzehr bereitstellen.

MÜSLI-SAHNE-RIEGEL (unten)
Die Butter mit dem Honig und der Sahne sowie der Zitronen- und Orangenschale in einen Topf geben und unter ständigem Rühren kurz aufkochen lassen. Die getrockneten Früchte in sehr feine Würfel schneiden. Mit den Nüssen, den Leinsamen und den Haferflocken unter die Honigsahne rühren und unter ständigem Rühren 2–3 Minuten köcheln lassen. Anschließend 3 eckige Vollkornoblaten auf ein Backblech legen und die Masse gleichmäßig darauf verteilen. Mit den restlichen Vollkornoblaten abdecken. Ein Holzbrett darauf legen und 10–15 Minuten ruhen lassen. Das Ganze im auf 180–200 °C vorgeheizten Backofen 20–25 Minuten backen. Herausnehmen, erkalten lassen. Riegel davon abschneiden und zum weiteren Verzehr bereitstellen.

Tip:
Bei der Verwendung von getrockneten Früchten empfehlen wir Ihnen, immer ungeschwefelte Ware zu kaufen.

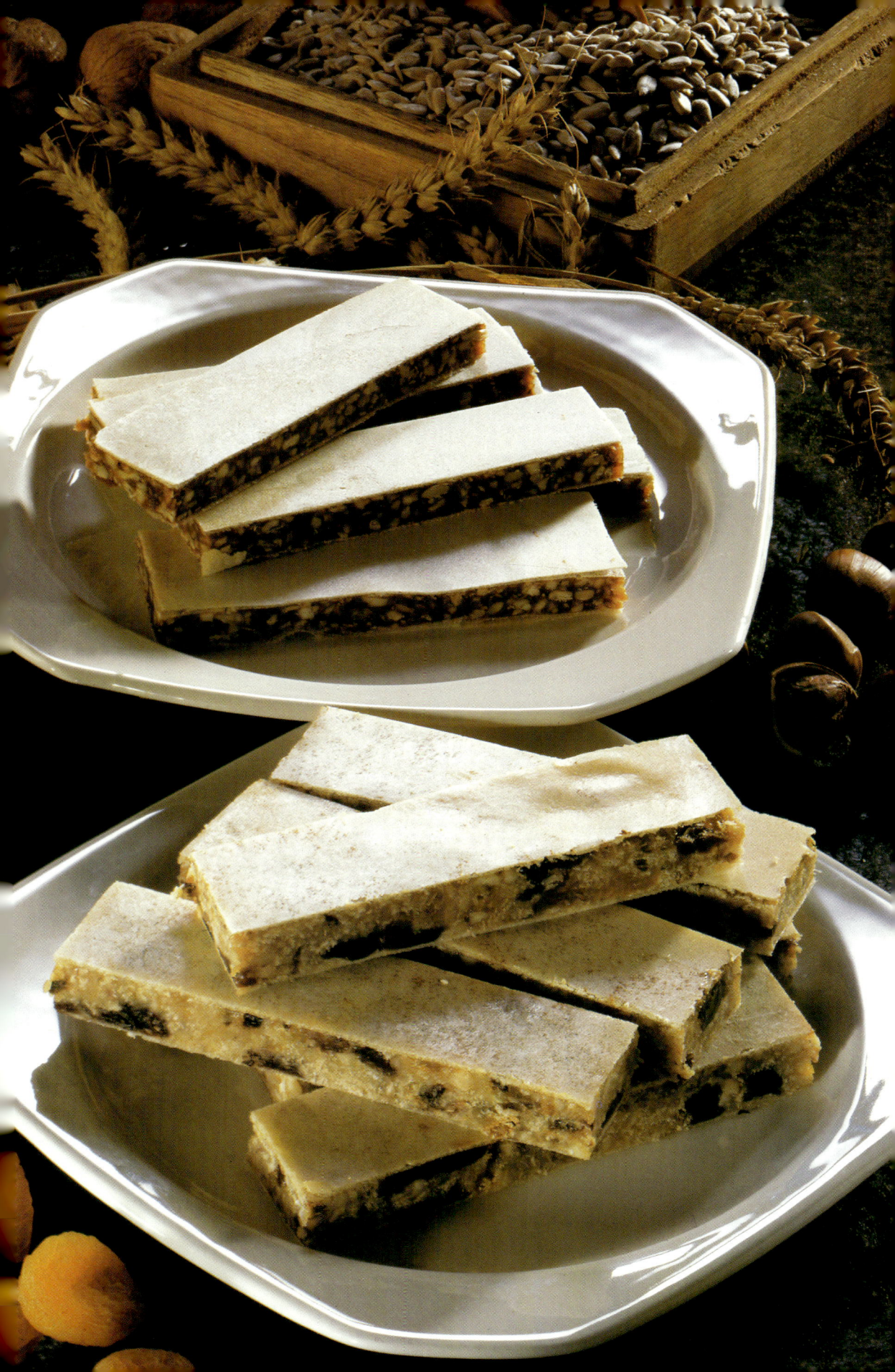

UNTERWEGS FIT

HIRSEPFANNKUCHEN
1/4 Liter Milch
100 g Hirse
1 TL Zitronenschale
1 Prise Vanillearoma
100 ml süße Sahne, 4 Eier
3–4 EL Weizenvollkorn-
mehl
2 EL Honig, Butter
1 Tasse Fruchtgelee
1 Tasse Mandelblättchen

Pro Person etwa
1106 kcal/4645 kJ
32 g E · 59 g F · 101 g Kh

FITNESSKEKSE
Für ca. 20 Stück:
125 g Butter, 75 g Honig
100 g Trockenobst
Saft von 1 Orange
Saft von 1 Zitrone
1 TL Vanillearoma
Meer- oder Jodsalz
1 TL Zitronenschale
1 TL Orangenschale
250 g Weizenvollkorn-
mehl
75 g gemahlene
Haselnüsse
75 g gemahlene Mandeln
2 Eigelb, 2 EL Milch
je 1–2 EL Sesam, Sonnen-
blumenkerne und
Mandelsplitter

Pro Stück etwa
194 kcal/816 kJ
4 g E · 12 g F · 15 g Kh

HIRSEPFANNKUCHEN (oben)
Die Milch mit der Hirse, der
Zitronenschale und dem Vanillearoma in einen Topf geben und
6–8 Minuten kochen lassen.
Vom Feuer nehmen und 10–15
Minuten ausquellen lassen.
Anschließend die Sahne mit den
Eiern unter die Masse rühren
und mit Weizenvollkornmehl
binden, mit Honig süßen. Etwas
Butter in einer Pfanne erhitzen
und portionsweise Hirsepfannkuchen ausbacken. Die Hirsepfannkuchen mit Fruchtgelee nach
Wahl bestreichen. Das Ganze
mit Mandelblättchen bestreuen,
zusammenrollen und erkalten
lassen. In eine entsprechende
Box zum Mitnehmen geben.

FITNESSKEKSE (unten)
Die Butter in einer Schüssel
schaumig schlagen und den Honig darunterschlagen. Das
Trockenobst in feine Würfel
schneiden. Mit dem Orangen-
und Zitronensaft unter die
Schaummasse rühren. Das Ganze
mit Vanillearoma, Salz, Zitronen-
und Orangenschale verfeinern.
Das Mehl mit den Haselnüssen
und den Mandeln vermischen.
Zur Masse geben und alles zu einem kompakten Teig verarbeiten. Den Teig auf einer bemehlten Arbeitsfläche ausrollen und
Kekse ausstechen. Die Kekse auf
ein mit Backtrennpapier ausgelegtes Backblech legen. Das
Eigelb mit der Milch glattrühren
und die Kekse damit bestreichen. Mit Sesamsamen, Sonnenblumenkernen und Mandel-
splittern bestreuen. Im auf
180–200 °C vorgeheizten
Backofen die Kekse 10–20 Minuten backen. Herausnehmen,
erkalten lassen. In eine entsprechende Box zum Mitnehmen
geben.

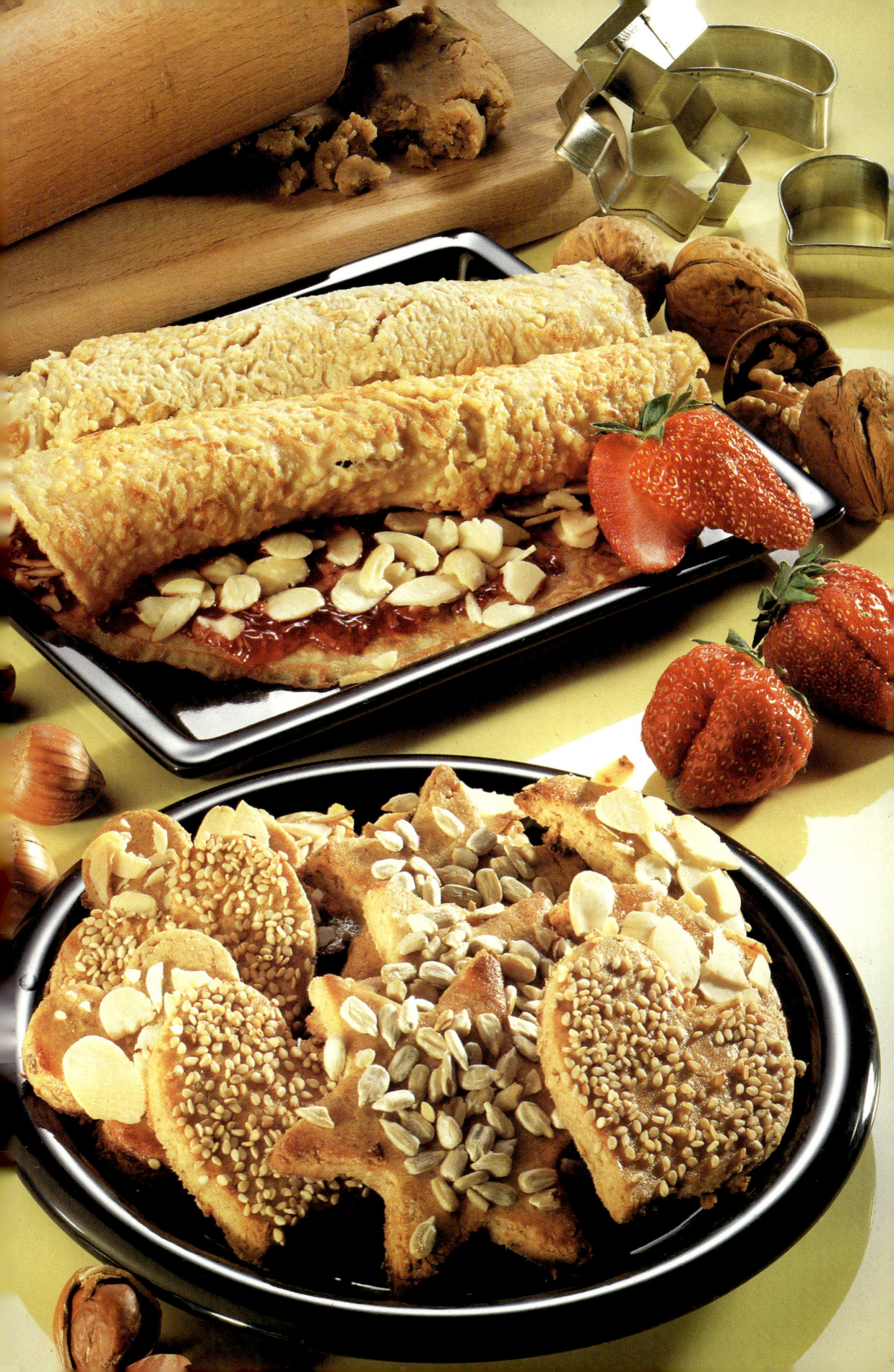

VOLLKORNBRÖTCHEN

QUARKBRÖTCHEN
Für ca. 10 Stück:
125 g Speisequark
1 Ei, 2–3 EL Olivenöl
Meer- oder Jodsalz
1 TL Zitronenschale
1 TL Orangenschale
1–2 EL Hagebuttenmark
1/2 Tasse ungeschwefelte
Rosinen
Vollkornmehl
1/2 Tasse Nußkerne
50 g Weizenvollkornmehl
1/2 TL Weinsteinback-
pulver
2 Eigelb, etwas Milch
Sonnenblumenkerne

Pro Stück etwa
141 kcal/592 kJ
5 g E · 8 g F · 10 g Kh

VOLLKORNBRÖTCHEN
MIT KRÄUTERN
Für ca. 10 Stück:
1/2 Päckchen Frischhefe
1/4 Liter Milch
1 EL Honig
300 g Fünf-Korn-Mehl
Meer- oder Jodsalz
50 g gehackte Nüsse
50 g Sesamsamen
1 Tasse Kräuter
Milch zum Bestreichen

Pro Stück etwa
190 kcal/798 kJ
6 g E · 7 g F · 23 g Kh

QUARKBRÖTCHEN
(oben)
Den Quark mit dem Ei und dem Olivenöl in eine Schüssel geben und glattrühren. Mit Salz, Zitronenschale, Orangenschale und dem Hagebuttenmark verfeinern. Die Rosinen mit etwas Vollkornmehl bestauben. Die Nußkerne grob hacken, das Weizenvollkornmehl mit dem Weinsteinbackpulver vermischen. Die Zutaten zur Quarkmasse geben. Alles zu einem kompakten Teig verarbeiten. Auf einer bemehlten Arbeitsfläche kurz durchkneten. Portionsweise Brötchen abdrehen. Die Brötchen auf ein mit Backtrennpapier ausgelegtes Backblech setzen. Mit einem Messer über Kreuz einschneiden. Das Eigelb mit etwas Milch glattrühren. Die Brötchen damit bestreichen und mit Sonnenblumenkernen bestreuen. Im auf 180–200 °C vorgeheizten Backofen 15–20 Minuten backen. Herausnehmen und bereitstellen.

VOLLKORNBRÖTCHEN MIT
KRÄUTERN (unten)
Die Hefe zerbröckeln, die Milch erhitzen. Vom Feuer nehmen und die Hefe mit dem Honig einrühren. 10 Minuten an einem warmen Ort gehen lassen. Das Mehl mit etwas Salz vermischen. Die Hefemilch dazugeben. Zu einem Teig verarbeiten und mit dem Kochlöffel so lange schlagen, bis er Blasen wirft. Zugedeckt an einem warmen Ort 30 Minuten gehen lassen. Nochmals kräftig durchschlagen und erneut gehen lassen. Die Nüsse und die Sesamsamen mit den gehackten Kräutern zum Teig geben. Auf einer bemehlten Arbeitsfläche kräftig durcharbeiten. Portionsweise Brötchen abdrehen. Diese auf ein mit Backtrennpapier ausgelegtes Backblech setzen. Erneut zugedeckt an einem warmen Ort 10 Minuten gehen lassen. Mit etwas warmer Milch bestreichen und im auf 180–200 °C vorgeheizten Backofen 20–25 Minuten backen.

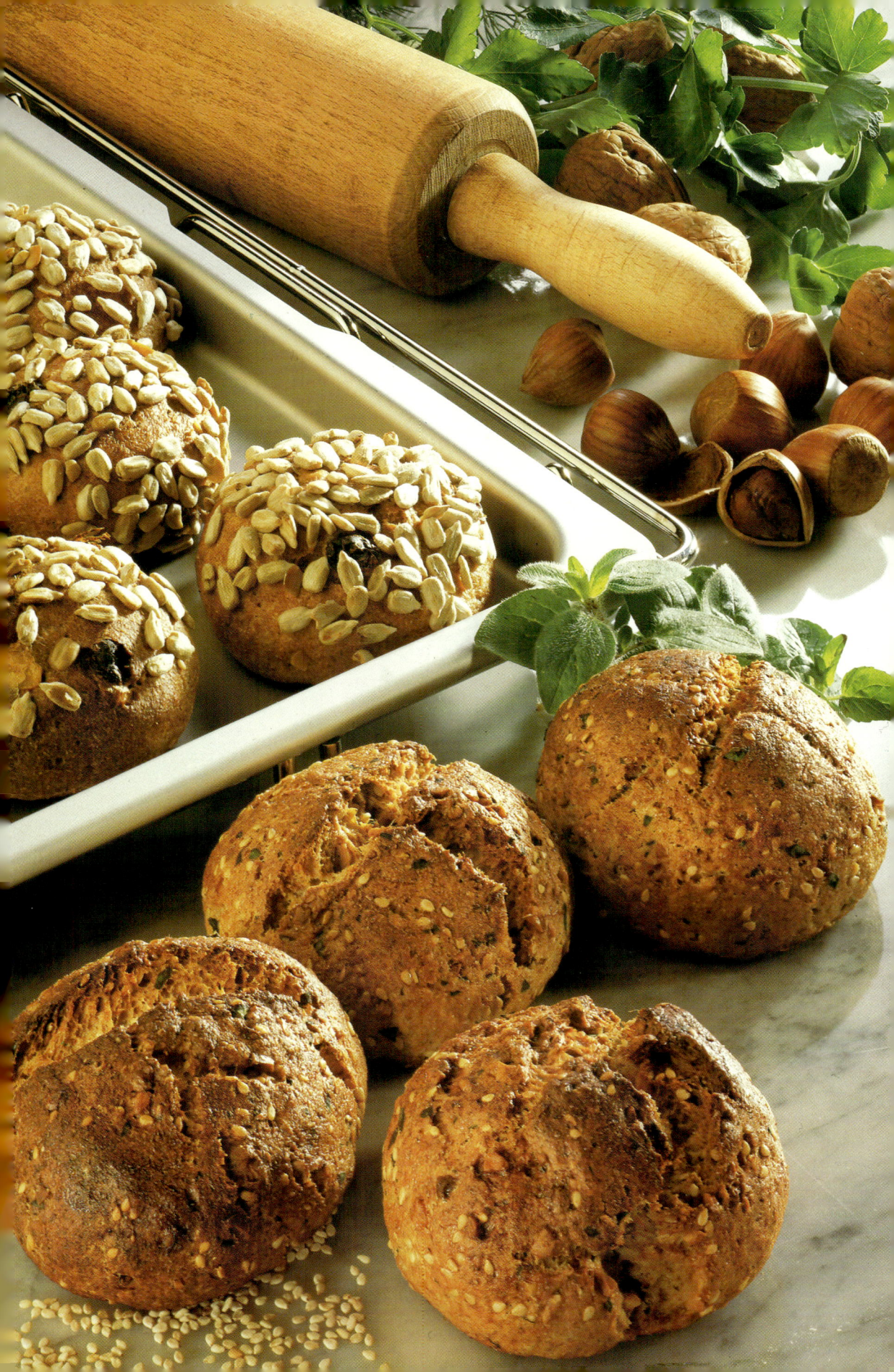

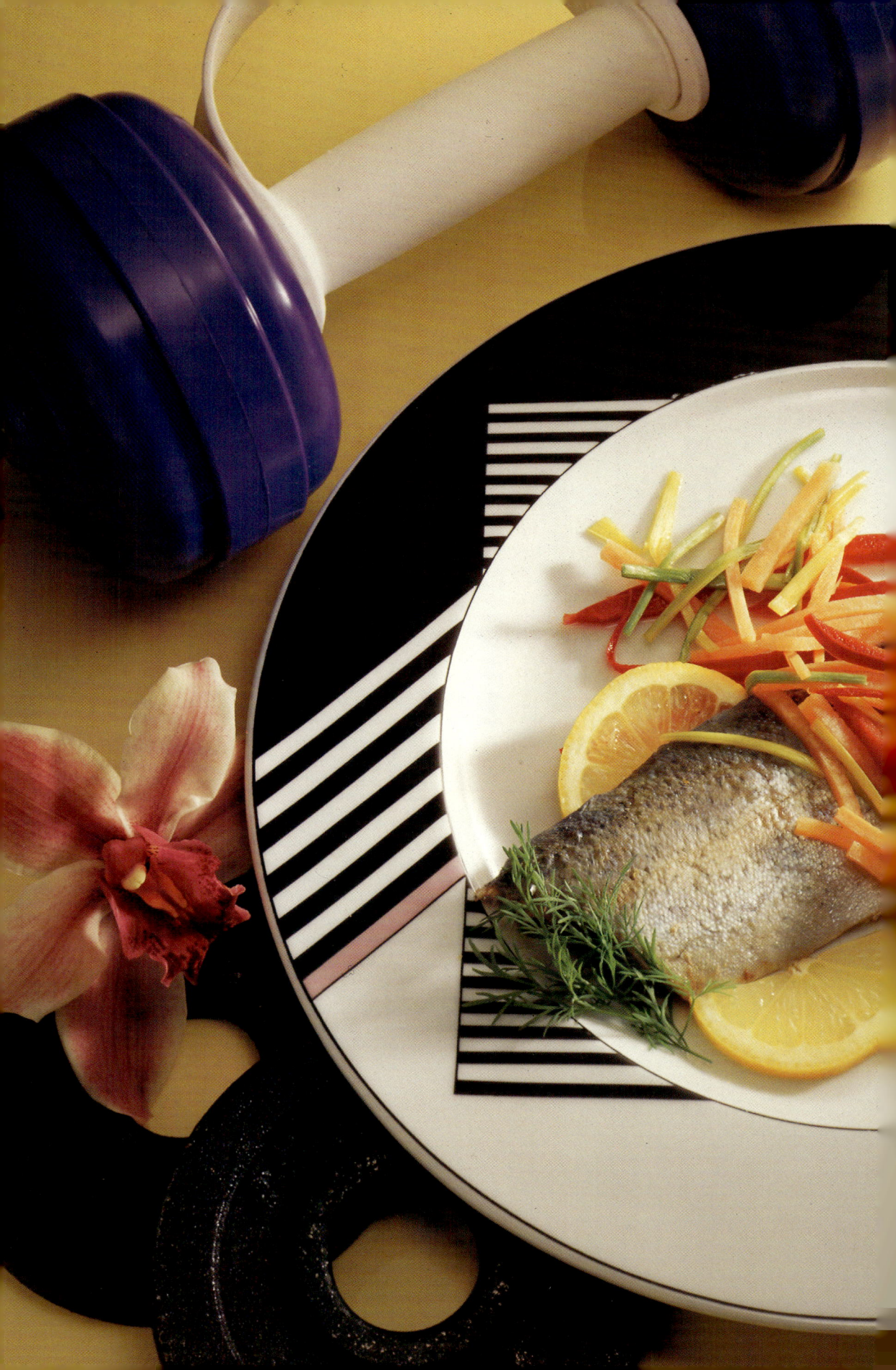

Köstliche Hauptgerichte

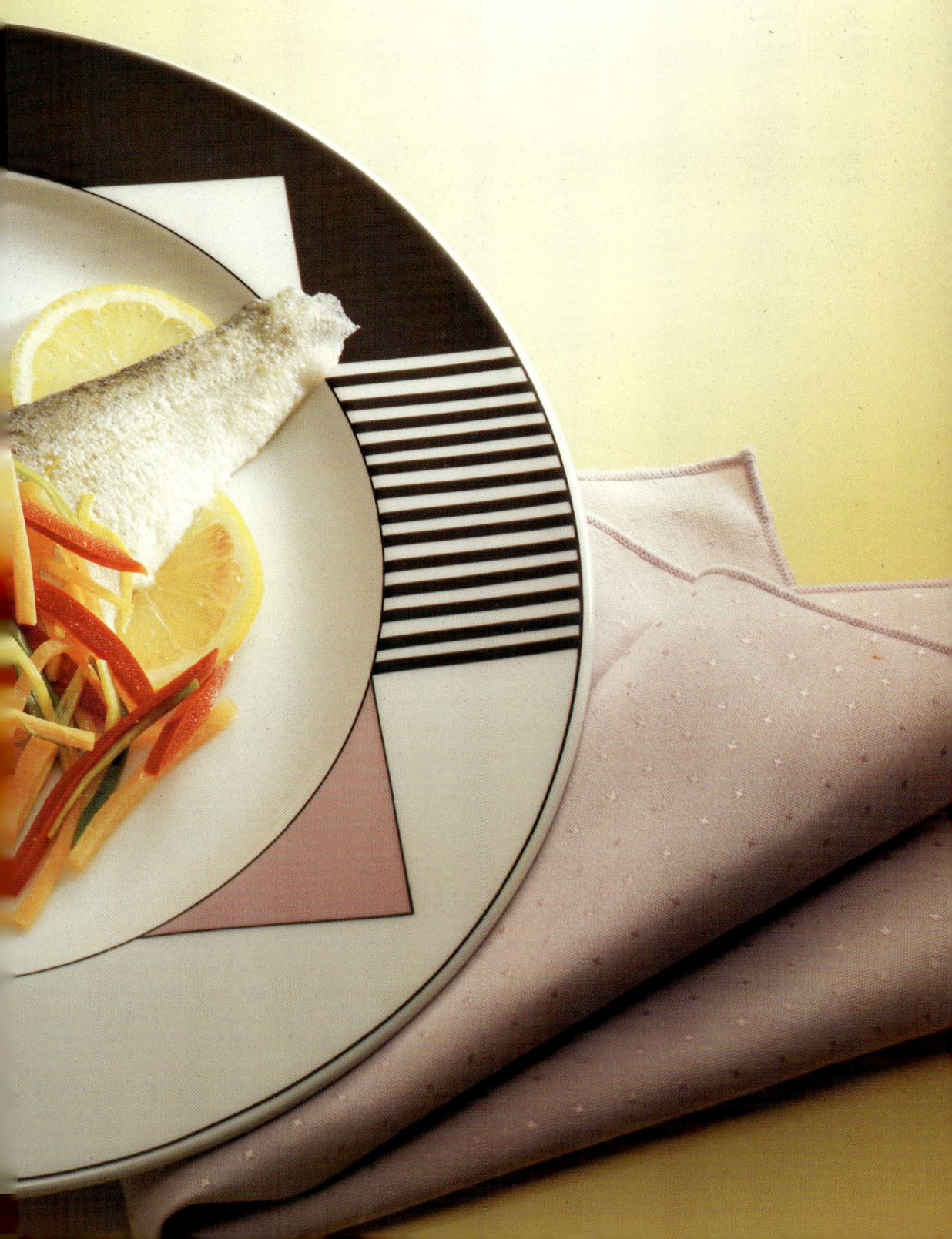

KALBSGULASCH
KALBSSTEAK

**KALBSGULASCH
MARENGO**
300 g Kalbsgulasch
Salz, Pfeffer
1–2 EL Butterschmalz
1 Zwiebel
1 Stück Lauch, 1 Karotte
1–2 EL Tomatenmark
1 Schuß Weißwein
1/4 Liter Brühe
100 g Champignonköpfe
Saft von 1/2 Zitrone
2 Tomaten
100 ml süße Sahne
Johannisbrotkernmehl
1/2 Tasse frisch
gehackte Kräuter
2 Portionen bißfest
gegarte Eiernudeln

Pro Person etwa
844 kcal/3545 kJ
43 g E · 51 g F · 36 g Kh

**ÜBERBACKENE
KALBSSTEAKS**
2 Kalbsrückensteaks
Salz, Pfeffer
1 TL Kräuter der
Provence
1–2 EL Butterschmalz
1 kleine Aubergine
2 Tomaten
1–2 EL Oregano
1–2 EL Basilikum
150 g Mozzarella

Pro Person etwa
546 kcal/2293 kJ
43 g E · 33 g F · 8 g Kh

KALBSGULASCH MARENGO
(oben)
Das Kalbsgulasch unter fließendem Wasser abwaschen und
trockentupfen. Mit Salz und Pfeffer würzen. Das Butterschmalz in
einem Topf erhitzen. Das Fleisch
darin rundherum Farbe nehmen
lassen. Die Zwiebel, den Lauch
und die Karotte putzen und in
feine Würfel schneiden. Das
Gemüse zum Fleisch geben und
kurz mitbraten. Das Tomatenmark unterrühren. Mit
Weißwein ablöschen und mit der
Brühe auffüllen. Bei mäßiger
Hitze 40–50 Minuten schmoren
lassen. Die Champignonköpfe
verlesen, waschen, gut abtropfen
lassen und mit Zitronensaft beträufeln. Die Tomaten enthäuten, entkernen und in Würfel
schneiden. Die Champignonköpfe, die Tomaten und die Sahne
zum Gulasch geben und weitere
10–15 Minuten köcheln lassen.
Das Kalbsgulasch mit Johannisbrotkernmehl binden. Die gehackten Kräuter (Basilikum, Thymian, Majoran) unterziehen. Das
Kalbsgulasch Marengo anrichten,
mit den bißfest gegarten Eiernudeln servieren.

ÜBERBACKENE KALBSSTEAKS
(unten)
Die Kalbsrückensteaks unter
fließendem Wasser abwaschen
und trockentupfen. Mit Salz,
Pfeffer und den Kräutern der
Provence kräftig würzen. Das
Butterschmalz in einer Pfanne
erhitzen und die Steaks darin auf
beiden Seiten anbraten. Anschließend herausnehmen und
auf eine feuerfeste Platte legen.
Die Aubergine putzen und in
Scheiben schneiden. Mit Salz
bestreuen und im Kühlschrank
5–10 Minuten ziehen lassen.
Die Auberginenscheiben abwaschen, trockentupfen und im
verbliebenen Bratfett braten. Anschließend gleichmäßig auf die
Steaks verteilen. Die Tomaten
enthäuten, in Scheiben schneiden und auf die Auberginen
legen. Mit Oregano, Basilikum,
Salz und Pfeffer kräftig würzen.
Das Ganze mit dem in Scheiben
geschnittenen Mozzarella belegen. Im auf 180–200 °C vorgeheizten Backofen 10–15 Minuten überbacken. Herausnehmen, anrichten und mit gemischtem Salat mit Joghurtdressing
servieren.

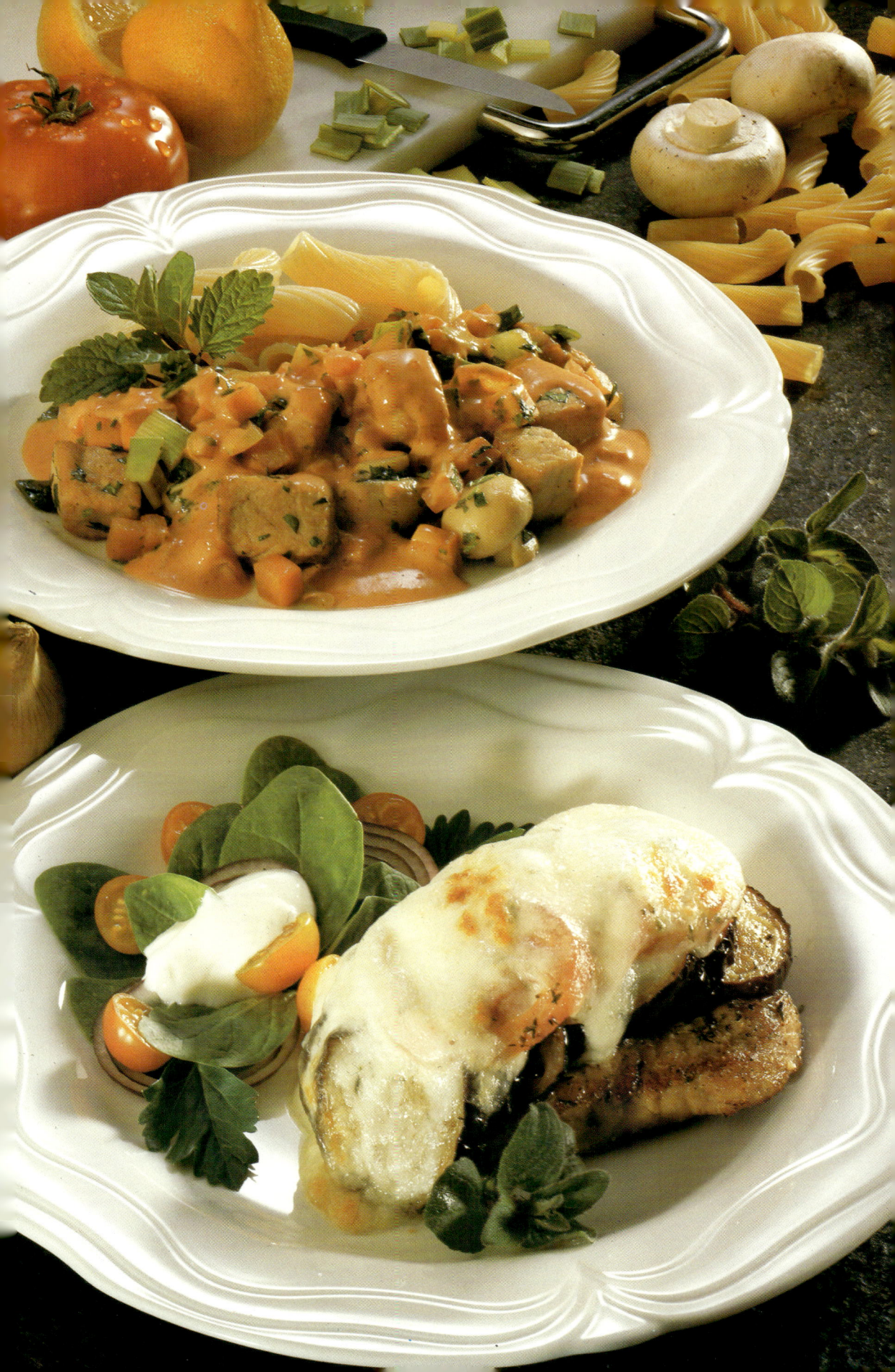

Nackensteak
Schmorkotelett

NACKENSTEAKS MIT SALAT
2 Nackensteaks à 200 g
1 TL Pfefferkörner
1 TL Kräuter der Provence
2 Knoblauchzehen
1 Tasse Olivenöl
Salz, Pfeffer
1 EL grüne Pfefferkörner
100 ml süße Sahne
1/2 Tasse Kräuter
100 g Eisbergsalat
2 Tomaten
1 Paprikaschote
100 g Champignons
Saft von 1 Zitrone
Aceto balsamico, Olivenöl

Pro Person etwa
967 kcal/4061 kJ
44 g E · 75 g F · 15 g Kh

SCHMORKOTELETTS
2 Schweinekoteletts
à 250 g
Salz, Pfeffer
1 TL Majoran
1/2 TL Kümmelpulver
1 EL Senf
1 EL Butterschmalz
2 Knoblauchzehen
1 Zwiebel
2 Paprikaschoten
1 kleine Aubergine
1 Dose geschälte Tomaten

Pro Person etwa
773 kcal/3246 kJ
51 g E · 50 g F · 16 g Kh

NACKENSTEAKS MIT SALAT (oben)
Die Nackensteaks unter fließendem Wasser abwaschen und trockentupfen. Mit den geschroteten Pfefferkörner und den Kräutern der Provence einreiben. Die Knoblauchzehen fein hacken und mit dem Olivenöl vermischen. Anschließend das Knoblauchöl auf die Steaks verteilen und im Kühlschrank 12 Stunden ziehen lassen. Herausnehmen, mit Salz und Pfeffer würzen. Die Steaks in einer Pfanne braten. Im verbliebenen Bratfett die grünen Pfefferkörner anschwitzen und mit der Sahne auffüllen. Die Hälfte der gemischten, gehackten Kräuter unterziehen, abschmecken und warm stellen. Den Eisbergsalat verlesen, waschen, gut abtropfen lassen und zerpflücken. Die Tomaten enthäuten, entkernen und würfeln. Die Paprikaschote in Streifen schneiden. Die Champignons in Scheiben schneiden und mit Zitronensaft beträufeln. Die Salatzutaten vermischen und dekorativ auf Tellern anrichten. Mit etwas Aceto balsamico und Olivenöl beträufeln. Die Nackensteaks zum Salat geben, mit der Pfeffersauce überziehen, mit geröstetem Weißbrot servieren.

SCHMORKOTELETTS (unten)
Die Schweinekoteletts unter fließendem Wasser abwaschen und trockentupfen. Mit Salz und Pfeffer kräftig würzen. Die Koteletts mit Majoran und Kümmel einreiben und mit Senf bestreichen. Das Butterschmalz in einem Schmortopf erhitzen. Die gehackten Knoblauchzehen darin anschwitzen. Die Schweinekoteletts dazugeben und kurz braten. Die Zwiebel schälen und würfeln. Die Paprikaschoten halbieren, entkernen, waschen und ebenfalls würfeln. Die Aubergine putzen und in Würfel schneiden. Die Auberginenwürfel mit Salz bestreuen und im Kühlschrank 10 Minuten ziehen lassen. Anschließend abwaschen und gut trockentupfen. Das Gemüse zu den Koteletts geben und kurz mitschwitzen. Das Ganze mit den geschälten Tomaten auffüllen. Den Schmortopf verschließen und im auf 180–200 °C vorgeheizten Backofen 30–35 Minuten schmoren lassen. Die Schmorkoteletts anrichten, ausgarnieren und mit je 1 Portion bißfest gegarten Spaghetti servieren.

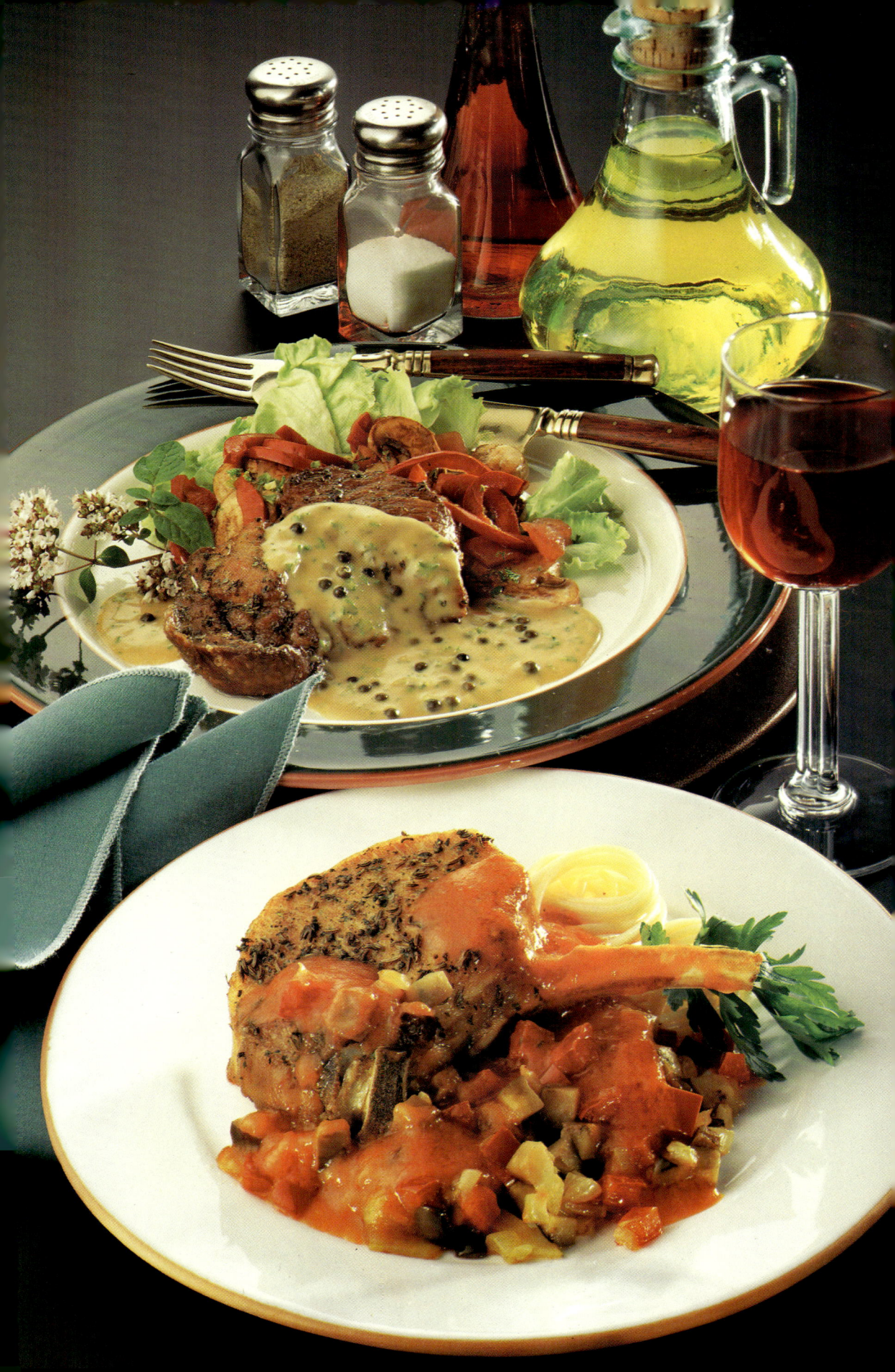

RUMPSTEAK
RINDERSTEAK

RUMPSTEAKS MIT KRUSTE

2 Rumpsteaks à 200 g
Salz, Pfeffer
1–2 EL Butterschmalz
30 g Schinkenspeck
2 Gemüsezwiebeln
100 g frische
Champignons
Saft von 1/2 Zitrone
1/2 Tasse Kräuter
50 g Emmentaler
2 Eier
1 Prise Cayennepfeffer
1 Prise Muskatpulver

Pro Person etwa
1010 kcal/4242 kJ
54 g E · 78 g F · 9 g Kh

RINDERSCHMORSTEAKS

4 Rinderscheiben aus der
Keule à 100 g
Salz, Pfeffer
1–2 EL Senf
2–3 EL Vollkornmehl
1–2 EL Butterschmalz
1 Schuß Rotwein
1/4–1/2 Liter Brühe
1 Zwiebel, 1 Stück Lauch
2 Karotten
1 Stück Sellerie
1–2 EL Kapern
Zitronensaft
Worcestersauce
1/2 Tasse Kräuter

Pro Person etwa
610 kcal/2562 kJ
52 g E · 26 g F · 25 g Kh

RUMPSTEAKS MIT KRUSTE
(oben)

Die Rumpsteaks unter fließendem Wasser abwaschen und trockentupfen. Mit Salz und Pfeffer würzen. Das Butterschmalz in einer Pfanne erhitzen und die Rumpsteaks darin medium oder durch braten. Anschließend herausnehmen und auf eine feuerfeste Platte legen. Den gewürfelten Speck ins verbliebene Bratfett geben und auslassen. Die Gemüsezwiebeln schälen und in Scheiben schneiden. Zum Speck geben und glasig schwitzen. Die Champignons verlesen, waschen, gut abtropfen lassen, in Scheiben schneiden und mit Zitronensaft beträufeln. Zu den Zwiebeln geben und kurz mitbraten. Die frisch gehackten Kräuter mit dem geriebenen Emmentaler und den Eiern verrühren. Mit Salz, Pfeffer, Cayennepfeffer und Muskat kräftig abschmecken. Die Speck-Zwiebeln vom Feuer nehmen und die Ei-Käse-Masse unterrühren. Die Masse auf den Rumpsteaks verteilen. Bei starker Oberhitze 6–8 Minuten überbacken. Anschließend herausnehmen, anrichten und mit je 1 Portion Bratkartoffeln servieren.

RINDERSCHMORSTEAKS
(unten)

Die Rinderscheiben unter fließendem Wasser abwaschen und trockentupfen. Mit Salz und Pfeffer kräftig würzen und mit Senf einstreichen. Die Rinderscheiben im Vollkornmehl wenden. Das Butterschmalz in einem Schmortopf erhitzen. Die Rindersteaks kurz braten. Mit Rotwein ablöschen und mit der Brühe auffüllen. Die Schmorsteaks im auf 180–200 °C vorgeheizten Backofen zugedeckt 50–60 Minuten schmoren lassen. Die Zwiebel, den Lauch, die Karotten und den Sellerie waschen, putzen und in sehr feine Streifen schneiden. Das Gemüse mit den Kapern 10 Minuten vor Garende zu den Schmorsteaks geben. Nach Ende der Garzeit das Ganze mit Zitronensaft, Worcestersauce, Salz und Pfeffer kräftig würzen. Die Rinderschmorsteaks mit dem Gemüse anrichten. Je 1 Portion Butterkartoffeln dazugeben, mit den frisch gehackten Kräutern bestreuen, ausgarnieren und servieren.

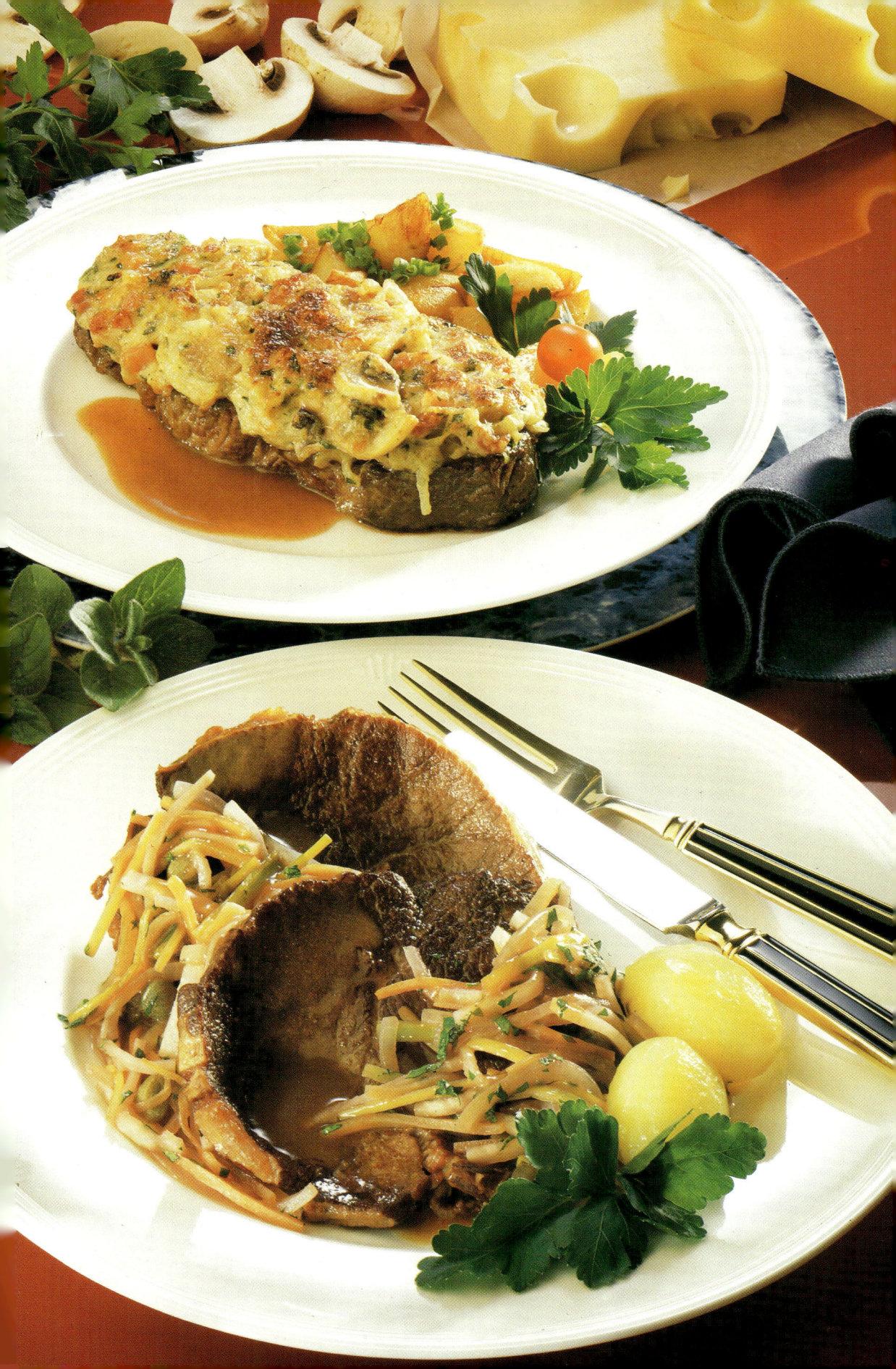

SCHMORGERICHTE

OSSOBUCO
500 g Beinscheiben (Kalb)
Salz, Pfeffer
2–3 EL Vollkornmehl
1–2 EL Olivenöl
2 Knoblauchzehen
2 Bund Suppengemüse
1 Schuß Rotwein
1 Dose geschälte Tomaten
1/2 TL Basilikum
1/2 TL Oregano
1 Prise Paprikapulver
1 TL Zitronenschale

Pro Person etwa
693 kcal/2911 kJ
21 g E · 45 g F · 37 g Kh

GESCHMORTE
RINDERSCHEIBEN
4 Rinderhüftsteaks
à 100 g
Salz, Pfeffer, 2 EL Senf
1–2 EL Olivenöl
1/4 Liter Rotwein
1 Tasse klare Bratensauce
1 gespickte Zwiebel
200 g Mischgemüse
Johannisbrotkernmehl
2–3 EL Crème fraîche
Zitronensaft
Worcestersauce
100 g saure Sahne
1/2 Bund Schnittlauch

Pro Person etwa
1080 kcal/4536 kJ
50 g E · 82 g F · 22 g Kh

OSSOBUCO (oben)
Die küchenfertigen Beinscheiben unter fließendem Wasser abwaschen und trockentupfen. Mit Salz und Pfeffer kräftig würzen und mit Mehl bestauben. Das Olivenöl in einem Schmortopf erhitzen und die Beinscheiben darin anbraten. Die Knoblauchzehen fein hacken. Das Suppengemüse putzen und würfeln. Das Ganze zum Fleisch geben und kurz mitschwitzen. Mit Rotwein ablöschen und mit den zerdrückten Tomaten auffüllen. Mit Basilikum, Oregano, Paprika und der Zitronenschale würzen. Zugedeckt im auf 180–200 °C vorgeheizten Backofen 60–70 Minuten schmoren lassen. Das Ossobuco anrichten. Die Sauce nochmals kräftig abschmecken und über die Beinscheiben verteilen. Je nach Geschmack mit gehackten Kräutern bestreuen. Mit je 1 Portion bißfest gegarten Spaghetti servieren.

Tip:
Für das original italienische Ossobuco verwendet man stets Beinscheiben vom Kalb. Jede Beinscheibe wiegt ca. 250 g, da sie immer mit dem Knochen und dem Mark zubereitet wird.

GESCHMORTE
RINDERSCHEIBEN (unten)
Die Rinderhüftsteaks unter fließendem Wasser abwaschen, trockentupfen und dünn klopfen. Mit Salz und Pfeffer kräftig würzen und mit dem Senf einstreichen. Das Olivenöl in einem Schmortopf erhitzen und das Fleisch darin braten. Mit Rotwein ablöschen und mit der Bratensauce auffüllen. Die gespickte Zwiebel dazugeben und im auf 180–200 °C vorgeheizten Backofen zugedeckt 40–50 Minuten schmoren lassen. Das Mischgemüse zum Fleisch geben, weitere 10–15 Minuten schmoren. Mit etwas Johannisbrotkernmehl binden und mit Crème fraîche verfeinern. Mit Zitronensaft, Worcestersauce, Salz und Pfeffer kräftig abschmecken. Vor dem Servieren die saure Sahne unterrühren. Das Ganze nochmals erhitzen, aber nicht mehr kochen lassen. Die Rinderscheiben anrichten, mit der Sauce überziehen und mit frisch geschnittenem Schnittlauch bestreuen. Mit je 1 Portion Bratkartoffeln und gemischtem Salat mit Joghurtdressing servieren.

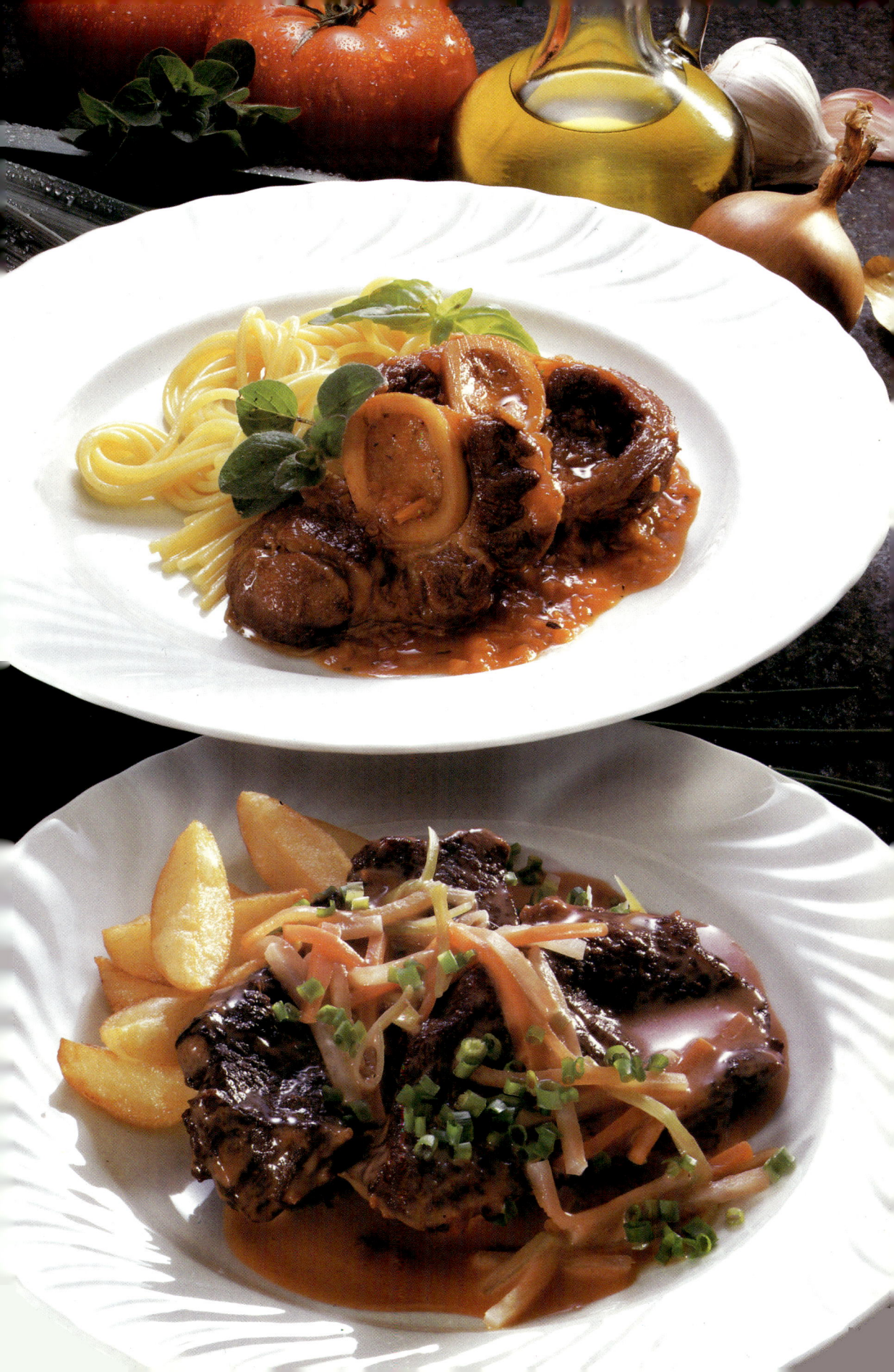

Gutes vom Lamm

LAMMCURRY MIT FRÜCHTEN
300 g Lammgulasch
Salz, Pfeffer
2 Knoblauchzehen
1–2 EL Butterschmalz
1 Zwiebel, 1 TL Curry
1 Schuß Weißwein
1/2 Liter Brühe
2 Scheiben Ananas
1 kleine Banane
2 Tomaten
100 ml süße Sahne
1/2 TL Fünf-Gewürz-Pulver
2–3 EL gehackter Cilantro

Pro Person etwa
693 kcal/2911 kJ
21 g E · 45 g F · 37 g Kh

GEFÜLLTES GEMÜSE
1 Aubergine, Salz
2 rote Paprikaschoten
1–2 EL Butterschmalz
2 Knoblauchzehen
1 Zwiebel
300 g Lammhack
100 g bißfest gegarter Reis
1 Ei, 50 g Feta
Salz, Pfeffer
1 TL Kräuter der Provence
1/2 Tasse Kräuter
3/8 Liter Tomatensauce

Pro Person etwa
648 kcal/2722 kJ
28 g E · 43 g F · 29 g Kh

LAMMCURRY MIT FRÜCHTEN
(oben)
Das Lammgulasch unter fließendem Wasser abwaschen und trockentupfen. Mit Salz und Pfeffer kräftig würzen. Die Knoblauchzehen schälen und fein hacken. Das Butterschmalz in einem Topf erhitzen. Das Fleisch mit den Knoblauchzehen dazugeben und anbraten. Die Zwiebel schälen und fein hacken. Zum Fleisch geben und kurz mitbraten. Das Ganze mit Curry bestauben, mit Weißwein ablöschen und mit der Brühe auffüllen. Bei mäßiger Hitze zugedeckt 40–50 Minuten köcheln lassen. Die Ananasscheiben in Würfel schneiden. Die Banane schälen und in Scheiben schneiden. Mit den enthäuteten, entkernten und in Würfel geschnittenen Tomaten und der Sahne unter das Fleisch rühren und einmal aufkochen lassen. Mit Fünf-Gewürz-Pulver, Salz und Pfeffer kräftig abschmecken. Das Lammcurry mit Früchten anrichten, mit Cilantro bestreuen und mit je 1 Portion bißfest gegartem Vollkornreis servieren.

GEFÜLLTES GEMÜSE
(unten)
Die Aubergine putzen, mit Salz bestreuen und im Kühlschrank 10 Minuten ziehen lassen. Von den Paprikaschoten eine Haube abschneiden und putzen. Die Auberginen abwaschen und gut abtropfen lassen. Mit einem Teelöffel das Auberginenfleisch herauslösen und fein hacken. Das Butterschmalz in einer Pfanne erhitzen. Die feingehackte Knoblauchzehe und die feingehackte Zwiebel darin anschwitzen. Das Lammhack dazugeben und 6–8 Minuten mitbraten. Das Auberginenfleisch und den Reis unterheben. Anschließend vom Feuer nehmen. Das Ei und den geriebenen Feta untermischen. Die Masse mit Salz, Pfeffer und Kräutern der Provence kräftig würzen. Die frisch gehackten Kräuter unterrühren. Das Ganze in die Auberginen und Paprikaschoten füllen. Diese in eine Auflaufform setzen. Die Tomatensauce angießen und im auf 180–200 °C vorgeheizten Backofen 25–30 Minuten schmoren lassen. Mit je 1 Portion wildem Reis servieren.

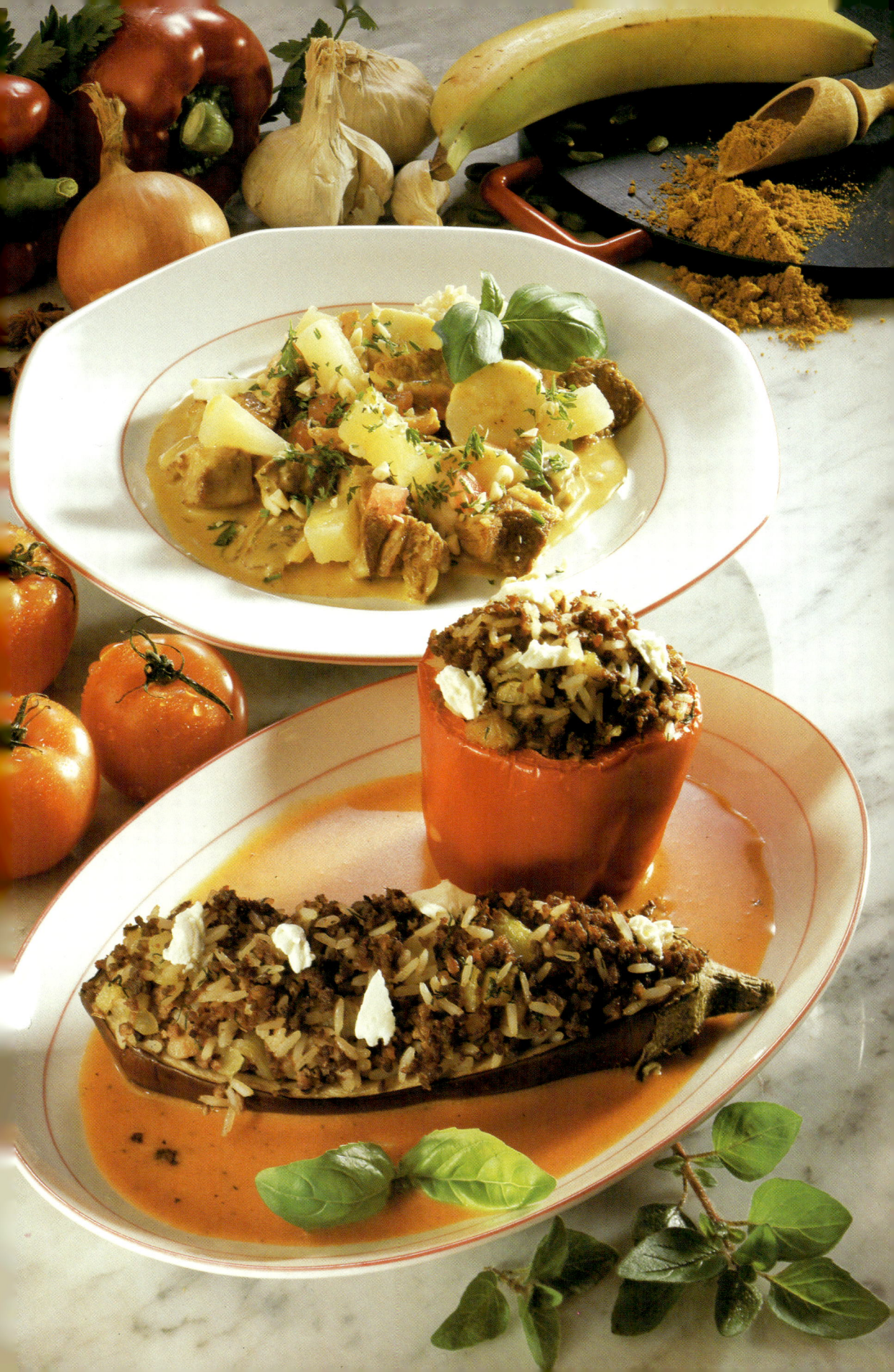

WILD AUF WILD

REHGESCHNETZELTES
300 g Rehgeschnetzeltes
Salz, Pfeffer
Kräuter der Provence
1–2 EL Butterschmalz
2 cl Weinbrand
1 Zwiebel
30 g Schinkenspeck
200 g Austernpilze
100 ml süße Sahne
1 EL Johannisbeergelee
1–2 EL Obstessig

Pro Person etwa
781 kcal/3280 kJ
40 g E · 46 g F · 14 g Kh

**FASANENBRÜSTCHEN
AUF SALAT**
2 Fasanenbrüstchen
Salz, Pfeffer
1/2 TL Pfefferkörner
1/2 TL Wacholderbeeren
1–2 EL Öl, 1 Zwiebel
4 Frühlingszwiebeln
100 g frische
Champignons
Saft von 1/2 Zitrone
100 ml süße Sahne
100 g Eisbergsalat
100 g Radicchiosalat
6–8 Kirschtomaten
Aceto balsamico
Olivenöl

Pro Person etwa
809 kcal/3398 kJ
64 g E · 49 g F · 14 g Kh

REHGESCHNETZELTES
(oben)
Das küchenfertige Rehgeschnetzelte unter fließendem Wasser abwaschen und trockentupfen. Mit Salz, Pfeffer und Kräutern der Provence kräftig würzen. Das Butterschmalz erhitzen und das Rehgeschnetzelte darin braten. Den Weinbrand erhitzen, anzünden und das Rehgeschnetzelte damit flambieren. Anschließend das Fleisch herausnehmen und warm stellen. Die feingehackte Zwiebel mit dem in feine Würfel geschnittenen Speck ins verbliebene Bratfett geben und kurz braten. Die Austernpilze verlesen, waschen und je nach Bedarf kleinschneiden. Zu den Speck-Zwiebeln geben und kurz mitschwitzen. Das Ganze 5–6 Minuten dünsten. Die Sahne angießen, das Johannisbeergelee und den Obstessig unterrühren und einmal aufkochen lassen. Mit Salz, Pfeffer und Kräuter der Provence kräftig würzen. Das Rehgeschnetzelte in die Sauce legen. Nochmals erhitzen, aber nicht mehr kochen lassen. Mit je 1 Portion Vollkornspätzle anrichten und servieren.

**FASANENBRÜSTCHEN
AUF SALAT** (unten)
Die küchenfertigen Fasanenbrüstchen unter fließendem Wasser abwaschen und trockentupfen. Mit Salz und Pfeffer kräftig würzen. Die Pfefferkörner und die Wacholderbeeren im Mörser grob zerkleinern und die Fasanenbrüstchen damit einreiben. Das Öl in einer Pfanne erhitzen und die Fasanenbrüstchen medium oder durch braten. Anschließend herausnehmen und warm stellen. Die Zwiebel schälen und fein hacken. Die Frühlingszwiebeln putzen und in Scheiben schneiden. Die Zwiebeln ins verbliebene Bratfett geben und glasig schwitzen. Die Champignons putzen, in Scheiben schneiden und mit Zitronensaft beträufeln. Zu den Zwiebeln geben und kurz anschwitzen. Mit der Sahne auffüllen. Mit Salz und Pfeffer würzen. Den Eisbergsalat und den Radicchiosalat zerpflücken. Mit den halbierten Kirschtomaten auf Tellern anrichten. Den Salat mit Essig und Öl beträufeln. Die Fasanenbrüstchen darauflegen, mit der Sauce überziehen. Ausgarnieren und servieren.

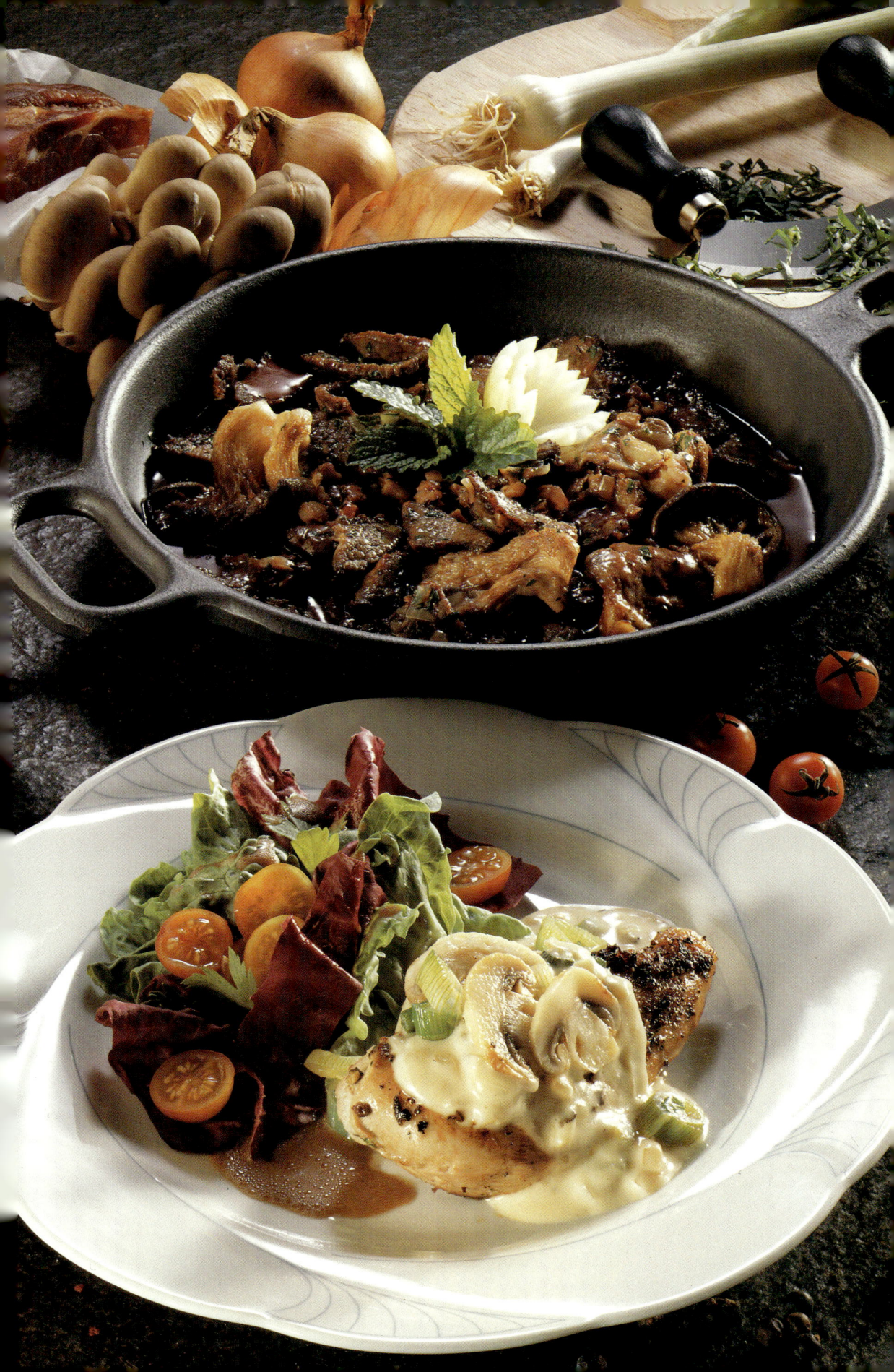

GEFLÜGEL GARNIERT

HÄHNCHENKEULEN
2 Hähnchenkeulen
Salz, Pfeffer
1/2 TL Majoran
1/2 TL Thymian
1/2 TL Kümmel
1 EL Zitronenschale
2 Knoblauchzehen
1–2 EL Butterschmalz
1 Bund Suppengemüse
1 Aubergine
1 Dose geschälte Tomaten
1 Tasse Brühe
100 g Champignonköpfe

Pro Person etwa
689 kcal/2893 kJ
33 g E · 48 g F · 23 g Kh

PUTENGESCHNETZELTES
300 g Putenbrustfilet
Salz, Pfeffer
1–2 EL Butterschmalz
1 Knoblauchzehe
1 Zwiebel
1 Paprikaschote
100 g Champignons
etwas Zitronensaft
1–2 EL Vollkornmehl
1/4 Liter Brühe
2 Scheiben Ananas
1 TL Curry
1/2 TL Fünf-Gewürz-
Pulver
100 ml süße Sahne

Pro Person etwa
570 kcal/2394 kJ
43 g E · 30 g F · 26 g Kh

HÄHNCHENKEULEN
(oben)
Die Hähnchenkeulen unter
fließendem Wasser abwaschen
und trockentupfen. Mit Salz,
Pfeffer, Majoran und Thymian
kräftig würzen. Den Kümmel,
die Zitronenschale und die geschälten Knoblauchzehen grob
hacken und zerreiben. Die Hähnchenkeulen mit der Masse
gleichmäßig einreiben. Das Butterschmalz in einem Bräter erhitzen und die Keulen darin Farbe
nehmen lassen. Das Suppengemüse putzen und würfeln. Die
Aubergine putzen, würfeln, mit
Salz bestreuen und 5–10 Minuten ziehen lassen. Anschließend
nochmals abwaschen und
trockentupfen. Das Gemüse zu
den Hähnchenkeulen geben und
kurz mitschwitzen. Die geschälten Tomaten mit einer Gabel
zerdrücken und mit der Brühe
dazugeben. Das Ganze zugedeckt
im auf 180–200 °C vorgeheizten Backofen 30–40 Minuten
schmoren lassen. Anschließend
die geputzten Champignonköpfe
dazugeben und weitere 5–10
Minuten garen. Mit je 1 Portion
bißfest gegarten Nudeln
servieren.

PUTENGESCHNETZELTES
(unten)
Das Putenbrustfilet unter fließendem Wasser abwaschen und
trockentupfen. Das Fleisch in
Streifen schneiden. Mit Salz und
Pfeffer kräftig würzen. Das Butterschmalz in einer Pfanne erhitzen und das Putenfleisch darin
kurz braten. Die Knoblauchzehe
und die Zwiebel schälen und fein
hacken. Beides zum Fleisch geben und kurz mitbraten. Die Paprikaschote putzen, waschen
und in Würfel schneiden. Zum
Fleisch geben und kurz mitbraten. Die Champignons verlesen,
waschen, in Scheiben schneiden
und mit Zitronensaft beträufeln.
Zum Fleisch geben und kurz mitschwitzen. Das Ganze mit Vollkornmehl bestauben und mit der
Brühe auffüllen. Bei mäßiger
Hitze 8–10 Minuten köcheln
lassen. Die Ananasscheiben in
Würfel schneiden. Mit dem Curry
und dem Fünf-Gewürz-Pulver
unter das Putengeschnetzelte
rühren. Die Sahne angießen und
nochmals aufkochen lassen.
Mit je 1 Portion Gemüsereis
servieren.

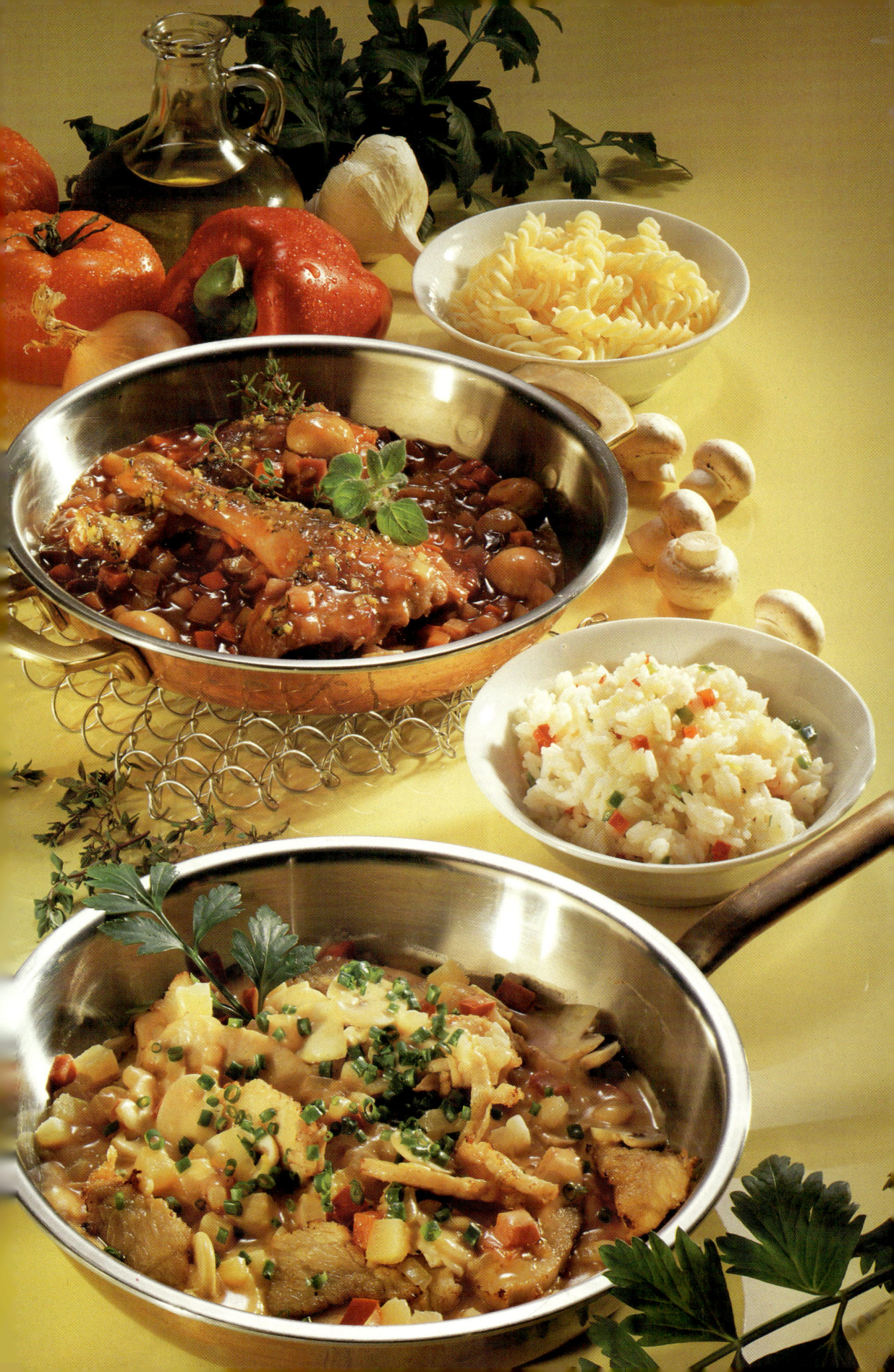

FEINER FISCH

ROTBARSCHFILET IM
MANTEL
4 Rotbarschfilets à 100 g
Zitronensaft
Worcestersauce
Salz, Pfeffer
2–3 EL Vollkornmehl
3 Eier, 50 g Parmesan
1–2 EL Pflanzenfett
200 g saure Sahne
1 Zwiebel
100 g Salatgurke
1 Essiggurke
1 Knoblauchzehe
1/2 Tasse Kräuter

Pro Person etwa
992 kcal/4166 kJ
63 g E · 64 g F · 25 g Kh

FORELLEN AUS DEM
KRÄUTERSUD
1/2 Liter Brühe
1 Tasse Weißwein
1/2 Tasse Essig
1 gespickte Zwiebel
2 Karotten
1 Stück Stangensellerie
1 kleiner Zucchino
2 Knoblauchzehen
5 Kräuterzweige
Salz, Pfeffer
1 Prise Muskatpulver
2 küchenfertige Forellen
Obstessig, Zitronensaft

Pro Person etwa
442 kcal/1856 kJ
54 g E · 10 g F · 13 g Kh

ROTBARSCHFILET IM MANTEL
(oben)
Die Rotbarschfilets unter fließendem Wasser abwaschen und
trockentupfen. Mit Zitronensaft
und Worcestersauce beträufeln,
mit Salz und Pfeffer würzen. Das
Ganze im Kühlschrank 10–15
Minuten ziehen lassen. Anschließend herausnehmen und
die Rotbarschfilets mit dem Vollkornmehl bestauben. Die Eier
mit dem geriebenen Käse verschlagen. Die Rotbarschfilets
durch die Ei-Käse-Masse ziehen.
Das Pflanzenfett in einer Pfanne
erhitzen und die Rotbarschfilets
ausbacken. Die saure Sahne mit
der geschälten, feingehackten
Zwiebel und der geraspelten
Salatgurke in einer Schüssel vermischen. Die Essiggurke und die
Knoblauchzehe sehr fein hacken.
Mit den frisch gehackten Kräutern unter die Sahne rühren. Das
Ganze mit Zitronensaft, Worcestersauce, Salz und Pfeffer kräftig
abschmecken. Die Rotbarschfilets mit der Sauce und je 1 Portion Tomatenreis anrichten, ausgarnieren und servieren.

FORELLEN AUS DEM
KRÄUTERSUD (unten)
Die Brühe mit dem Weißwein,
dem Essig und der gespickten
Zwiebel in einen Topf geben und
zum Kochen bringen. Die Karotten und den Stangensellerie
putzen und in feine Würfel
schneiden. Den Zucchino putzen
und ebenfalls würfeln. Die Knoblauchzehen schälen und fein
hacken. Das Gemüse mit dem
Knoblauch und den Kräuterzweigen (Estragon, Dill, Pfefferminze,
Rosmarin, Thymian) in den Sud
geben. Bei mäßiger Hitze 8–10
Minuten ziehen lassen. Den Sud
mit Salz, Pfeffer und Muskat
kräftig abschmecken. Die küchenfertigen Forellen unter fließendem Wasser abwaschen und
trockentupfen. Den Fisch mit
Obstessig und Zitronensaft beträufeln. Im Sud 15–20 Minuten
bei geringer Hitze gar ziehen lassen. Die Forellen herausnehmen,
gut abtropfen lassen und auf
heiße Teller legen. Das abge-
tropfte Gemüse auf den Forellen
verteilen. Je 1 Portion Butterkartoffeln dazu servieren.

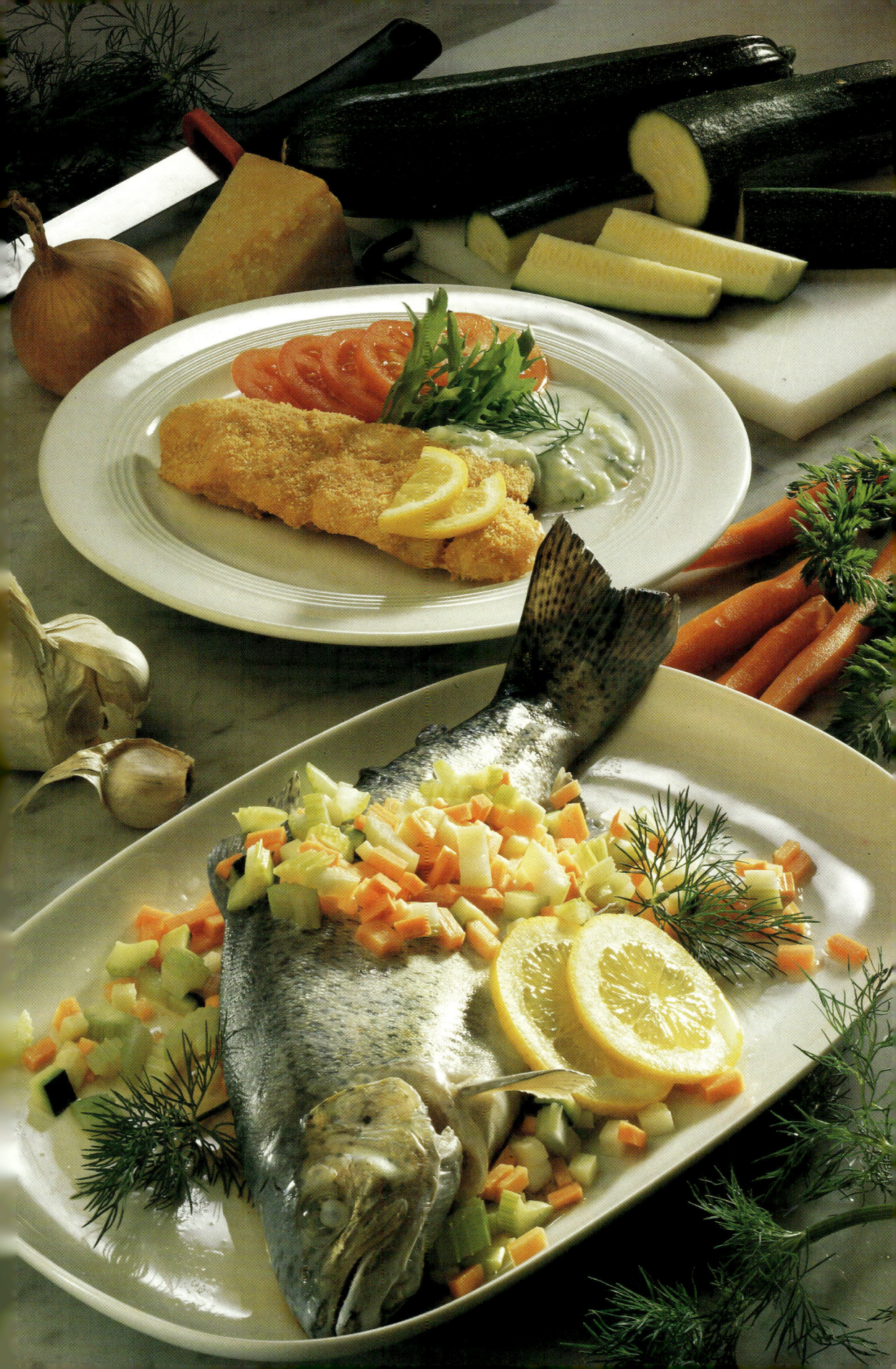

MEERESFRÜCHTE

JACOBSMUSCHELN IN SAFRANSAUCE

1–2 EL Pflanzenfett
1 Zwiebel
1 Karotte, 1 Stück Sellerie
Zitronensaft
300 g Jacobsmuschel-
fleisch
1 Schuß Weißwein
1/4 Liter Fischbrühe
100 ml süße Sahne
1 Msp. Safranpulver
Zitronensaft
Worcestersauce
Salz, Pfeffer

Pro Person etwa
479 kcal/2012 kJ
23 g E · 30 g F · 17 g Kh

TINTENFISCHE MIT OLIVEN

1–2 EL Pflanzenfett
300 g Tintenfische
2 Knoblauchzehen
1 Zwiebel
2 Paprikaschoten
4 Tomaten
1/4 Liter Fischbrühe
1/2 TL Oregano
1/2 TL Basilikum
1 Glas gefüllte Oliven
Salz, Pfeffer
100 g saure Sahne
1/2 Bund Schnittlauch

Pro Person etwa
504 kcal/2117 kJ
31 g E · 30 g F · 18 g Kh

JACOBSMUSCHELN IN SAFRANSAUCE (oben)

Das Pflanzenfett in einer Pfanne erhitzen. Die geschälte, feinge-hackte Zwiebel darin glasig schwitzen. Die Karotte und den Sellerie waschen, putzen und beides in sehr feine Würfel schneiden. Zu den Zwiebeln ge-ben und kurz mitschwitzen. Das Gemüse mit dem Zitronensaft beträufeln und das Jacobsmu-schelfleisch dazugeben. Das Ganze mit Weißwein ablöschen und mit der Fischbrühe auffül-len. Bei mäßiger Hitze 10–15 Minuten ziehen lassen. An-schließend die Sahne angießen. Mit Safran, Zitronensaft, Worce-stersauce, Salz und Pfeffer ab-schmecken. Die Jacobsmuscheln mit der Safransauce mit je 1 Por-tion Reis anrichten. Mit frisch gehacktem Dill bestreuen, aus-garnieren und servieren.

TINTENFISCHE MIT OLIVEN (unten)

Das Pflanzenfett in einem Topf erhitzen. Die küchenfertigen Tintenfische kleinschneiden, ins Fett geben und kurz anbraten. Die Knoblauchzehen schälen, fein hacken und zu den Tinten-fischen geben. Die Zwiebel schälen und in Streifen schnei-den. Die Paprikaschoten putzen und in Streifen schneiden. Zu den Tintenfischen geben und kurz mitbraten. Die Tomaten enthäuten, entkernen, in Würfel schneiden und ebenfalls dazuge-ben. Das Ganze mit der Fisch-brühe auffüllen. Mit Oregano und Basilikum kräftig würzen. Bei mäßiger Hitze zugedeckt 30–40 Minuten schmoren las-sen. Die gefüllten Oliven halbie-ren und untermischen. Mit Salz und Pfeffer abschmecken. Bei starker Hitze die Sauce kurz ein-reduzieren lassen. Die saure Sahne unter das Ragout ziehen, erhitzen, aber nicht kochen las-sen. Die Tintenfische mit je 1 Portion bißfest gegarten Makkaroni anrichten. Mit frisch geschnittenem Schnittlauch bestreut servieren.

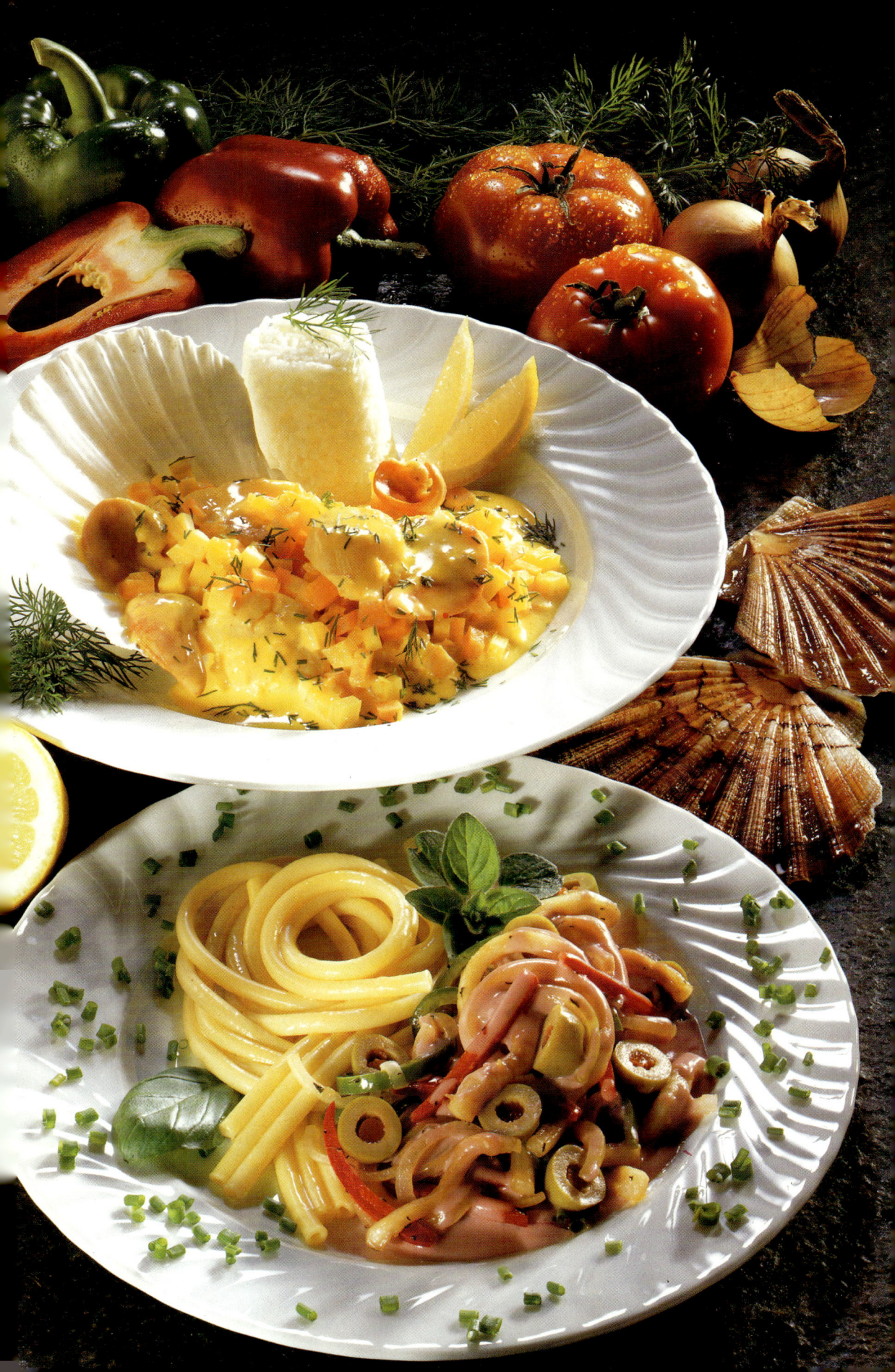

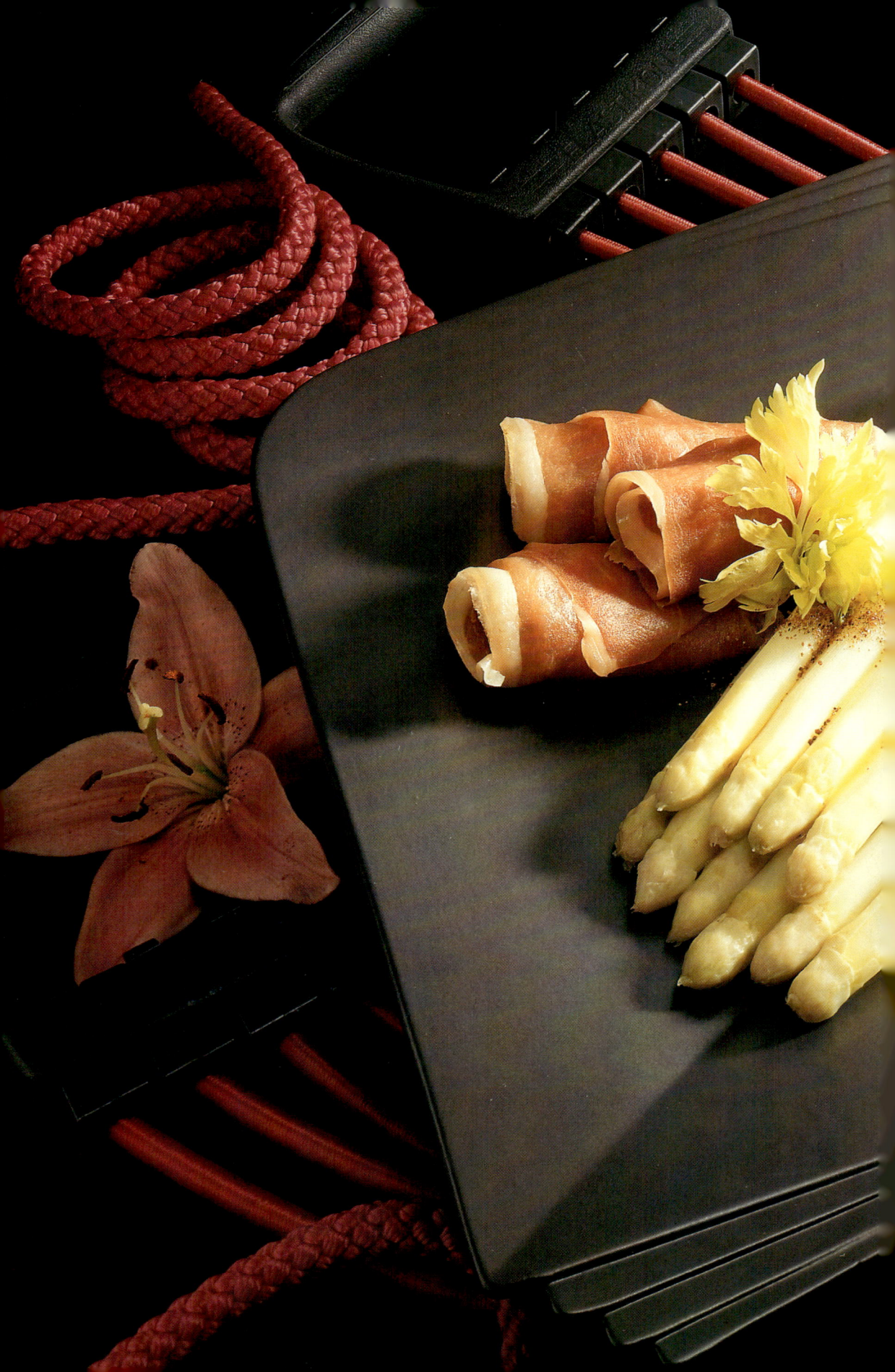

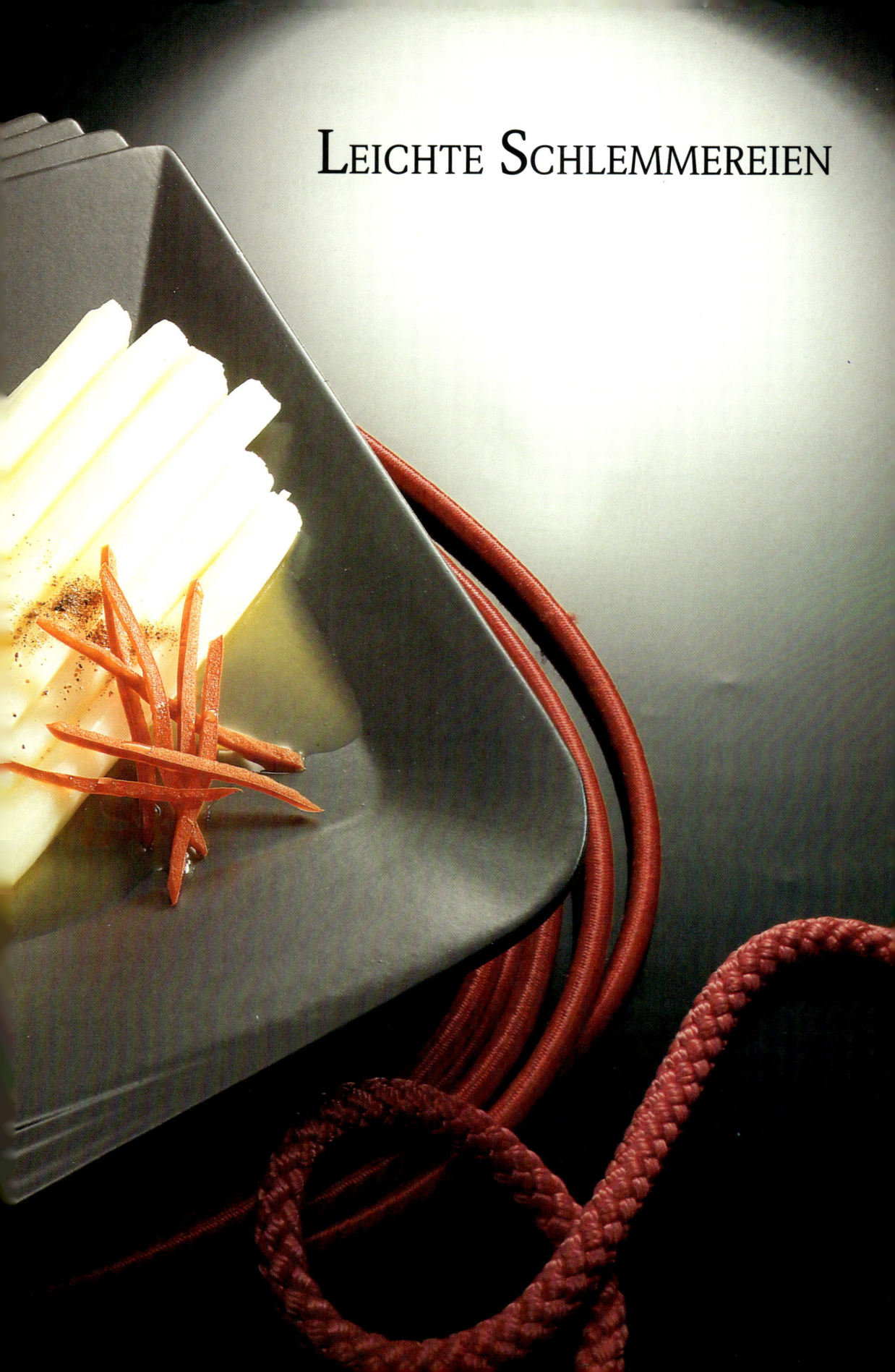

MITTAGSFILETS

BURGUNDERFILET
250 g Rinderfilet
1 TL Thymian
Butterschmalz zum Braten
2 cl Weinbrand
4 Frühlingszwiebeln
100 g frische
Champignons
Zitronensaft
1 Schuß Rotwein
1 Tasse Bratensauce
30 g Edelpilzkäse
2–3 EL süße Sahne
Salz, Pfeffer
1/2 Tasse Kräuter

Pro Person etwa
683 kcal/2868 kJ
55 g E · 35 g F · 20 g Kh

**MEDAILLONS MIT
ESTRAGONSCHAUM**
320 g Schweinemedaillons
Salz, Pfeffer
1 TL Kräuter der Provence
1–2 EL Butterschmalz
1 Tasse klare Bratensauce
1/2 Tasse Orangensaft
1/2 Tasse Weißwein
2–3 Eigelb
Zitronensaft
Worcestersauce
1/2 Bund Estragon

Pro Person etwa
693 kcal/2910 kJ
59 g E · 35 g F · 20 g Kh

BURGUNDERFILET
(oben)
Das Rinderfilet unter fließendem Wasser abwaschen und trockentupfen. In feine Streifen oder Scheiben schneiden. Mit Thymian kräftig würzen. Das Butterschmalz erhitzen. Das Rinderfilet darin medium oder durch braten. Den Weinbrand in einer Kelle erhitzen und anzünden. Das Filet damit flambieren und warm stellen. Die Frühlingszwiebeln putzen und in Scheiben schneiden. Ins verbliebene Bratfett geben und glasig schwitzen. Die Champignons putzen, in Scheiben schneiden und mit Zitronensaft beträufeln. Zu den Zwiebeln geben und kurz mitschwitzen. Mit Rotwein ablöschen und mit der gebundenen Bratensauce auffüllen. Den geriebenen Edelpilzkäse einrühren und mit Sahne verfeinern. Das Ganze mit Salz und Pfeffer kräftig würzen. Die gehackten Kräuter und das Filet dazugeben. Nochmals erhitzen, aber nicht mehr kochen lassen. Das Burgunderfilet mit je 1 Portion bißfest gegartem Naturreis anrichten und mit Tomatensalat servieren.

**MEDAILLONS MIT
ESTRAGONSCHAUM** (unten)
Die küchenfertigen Schweinemedaillons unter fließendem Wasser abwaschen und trockentupfen. Mit Salz, Pfeffer und Kräutern der Provence würzen. Das Butterschmalz in einer Pfanne erhitzen und die Medaillons darin medium oder durch braten. Herausnehmen und warm stellen. Den Bratenfond mit der Bratensauce ablöschen. Einmal aufkochen lassen und warm stellen.
Für den Estragonschaum den Orangensaft, den Weißwein und das Eigelb miteinander verrühren. Mit Zitronensaft, Worcestersauce, Salz und Pfeffer kräftig würzen. Auf dem Herd oder im Wasserbad schaumig schlagen. Den verlesenen, gewaschenen, gut abgetropften und feingeschnittenen Estragon unter den Schaum ziehen. Die Bratensauce auf zwei Teller verteilen. Die Medaillons einsetzen und mit dem Estragonschaum überziehen. Mit je 1 Portion Brokkoliröschen und Butternudeln anrichten, ausgarnieren und servieren.

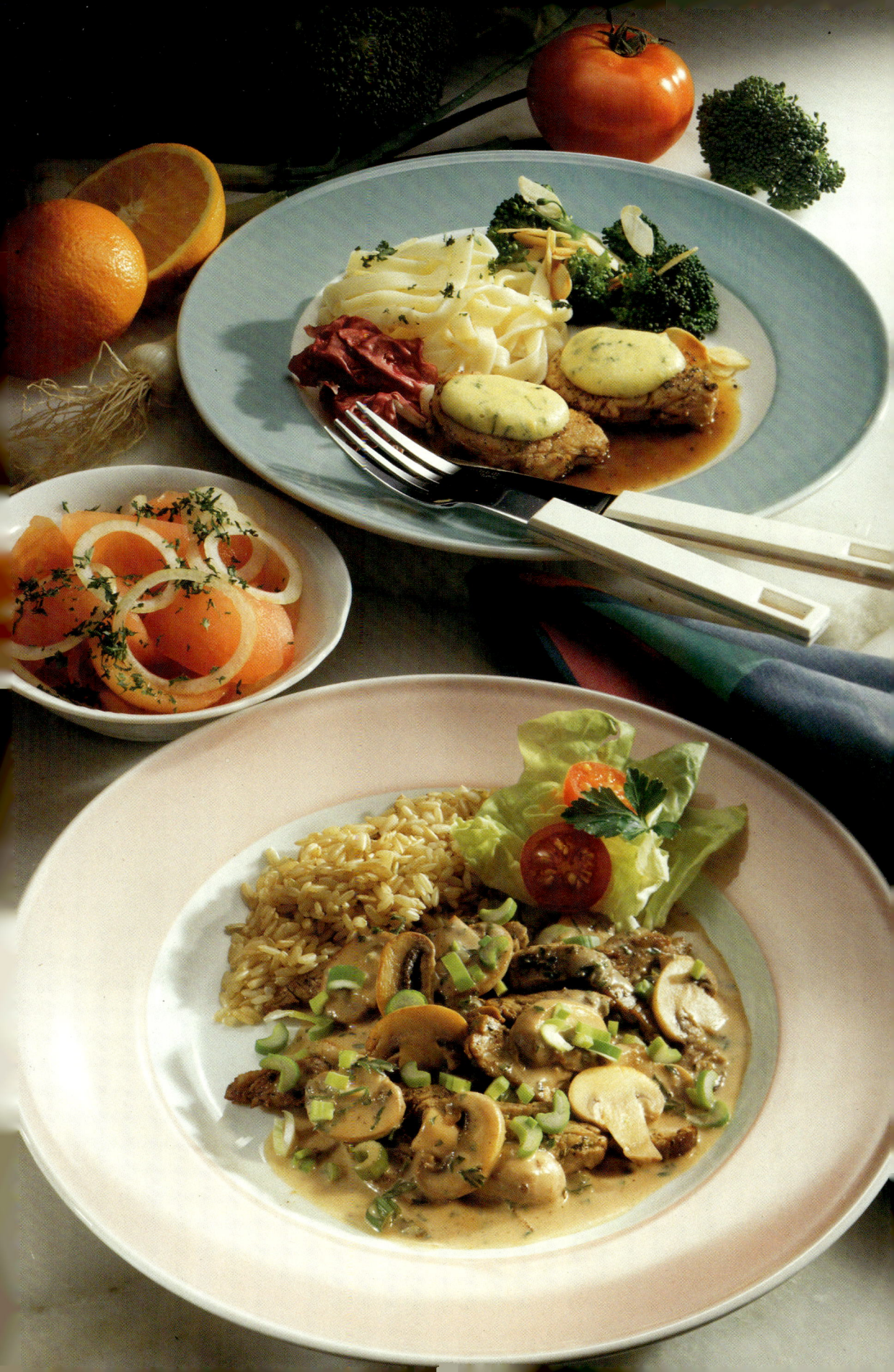

SCHLEMMERSALATE

LEBERSALAT MIT PFEFFERDRESSING
1 Kopf Eisbergsalat
4–6 Kirschtomaten
1/2 Bund Radieschen
4 Frühlingszwiebeln
50 g Champignons
1 säuerlicher Apfel
Saft von 1/2 Zitrone
Aceto balsamico, Olivenöl
Salz, Pfeffer
320 g Rinderleber
1 Zwiebel
1 TL grüne Pfefferkörner
1 Tasse Brühe
1/2 TL Kräuter der Provence
2–3 EL Crème fraîche

Pro Person etwas
646 kcal/2713 kJ
39 g E · 39 g F · 24 g Kh

COCKTAILSALAT
100 g Eisbergsalat
50 g Friséesalat
50 g Radicchiosalat
2 Tomaten
1 Tasse Zuckermais
1 Tasse grüne Erbsen
2 gekochte Hähnchenbrustfilets
2 Scheiben Ananas
150 g Joghurt, Obstessig
Salz, Pfeffer, 1 EL Honig

Pro Person etwa
541 kcal/2272 kJ
40 g E · 21 g F · 42 g Kh

LEBERSALAT MIT PFEFFERDRESSING (oben)
Den Eisbergsalat verlesen, waschen, gut abtropfen lassen und in mundgerechte Stücke zerpflücken. Die Kirschtomaten waschen, abtropfen lassen und halbieren. Die Radieschen und die Frühlingszwiebeln putzen und in Scheiben schneiden. Die Champignons in Scheiben schneiden. Den Apfel schälen, entkernen und in Scheiben schneiden. Beides sofort mit Zitronensaft beträufeln. Die Zutaten miteinander vermischen und anrichten. Mit Aceto balsamico und Olivenöl beträufeln. Mit Salz und Pfeffer würzen. Die Rinderleberscheiben in etwas Fett braten, herausnehmen. Salzen, pfeffern und warm stellen. Die Zwiebel fein hacken, im verbliebenen Bratfett glasig schwitzen. Die Pfefferkörner dazugeben und kurz mitschwitzen. Mit der Brühe auffüllen. Die Kräuter der Provence unterziehen und einmal kurz aufkochen lassen. Die Crème fraîche einrühren. Die Rinderleber auf den Salat geben, das warme Dressing darauf verteilen und sofort servieren.

COCKTAILSALAT (unten)
Die Blattsalate verlesen, waschen, gut abtropfen lassen und in mundgerechte Stücke zerpflücken. Die Tomaten waschen, den Strunk herausschneiden und in Würfel schneiden. Die Salatzutaten mit dem Zuckermais, den grünen Erbsen und den gewürfelten oder in Scheiben geschnittenen Hähnchenbrustfilets dekorativ anrichten. Die Ananasscheiben halbieren und auf den Salat legen. Für das Dressing den Joghurt mit dem Obstessig glattrühren. Mit Salz, Pfeffer und Honig abschmecken. Den Salat damit beträufeln. Je nach Geschmack mit Kräuterzweigen garnieren oder mit gehackten Kräutern bestreuen und servieren.

Tip:
Bevorzugen Sie im Zweifelsfall bei den Zutaten immer frische Ware – so zum Beispiel bei den Champignons. Der Geschmack ist intensiver, die Farben der Zutaten sind schöner, und vor allem bleiben die wichtigen Vitamine und Mineralstoffe so besser erhalten.

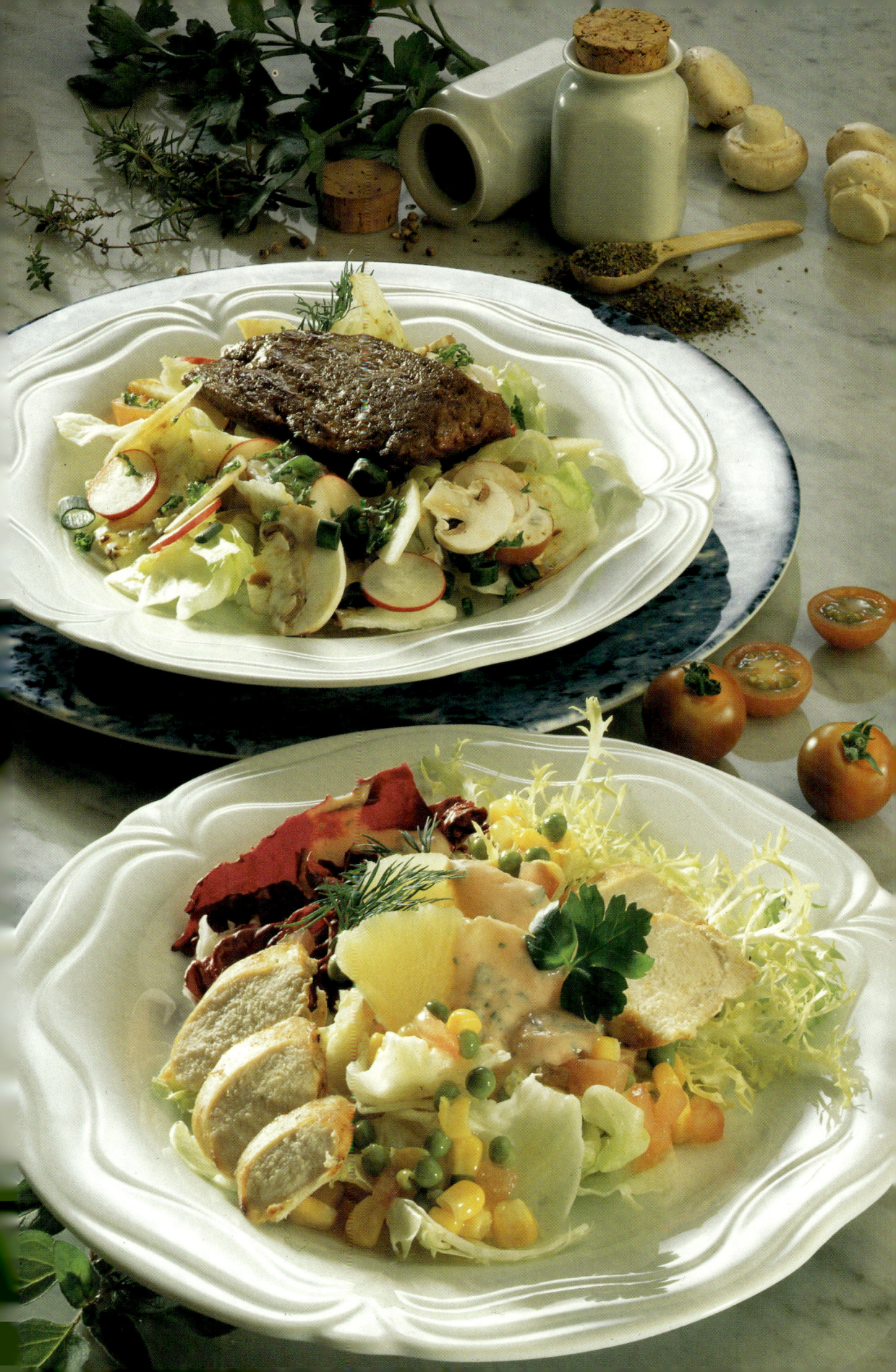

KRABBENNUDELN
EIERNUDELN

KRABBENNUDELN
1–2 EL Pflanzenfett
1 Knoblauchzehe
1 Zwiebel
1 kleiner Zucchino
200 g Krabben
2 Tomaten
1 Tasse Fischbrühe
100 ml süße Sahne
Salz, Pfeffer
Zitronensaft
1/2 Bund Dill
2 Portionen bißfest
gekochte Spaghetti

Pro Person etwa
579 kcal/2432 kJ
29 g E · 30 g F · 40 g Kh

EIERNUDELN MIT SPECK
1–2 EL Pflanzenfett
30 g Schinkenspeck
50 g gekochter Schinken
1 Zwiebel
100 g Champignons
Zitronensaft
1 Tasse grüne Erbsen
1 Tasse Brühe
100 ml süße Sahne
30 g Parmesan
Salz, Pfeffer
2 Portionen bißfest gegarte
Eiernudeln (Hörnchen)
1/2 Bund Schnittlauch

Pro Person etwa
677 kcal/2843 kJ
23 g E · 45 g F · 37 g Kh

KRABBENNUDELN
(oben)
Das Pflanzenfett in einer Pfanne
erhitzen. Die geschälte, feingehackte Knoblauchzehe und die
geschälte, feingehackte Zwiebel
darin glasig schwitzen. Den
Zucchino putzen, waschen und
in Würfel schneiden. Zu den
Zwiebeln geben und kurz mitschwitzen. Die Krabben unter
fließendem Wasser abwaschen,
gut abtropfen lassen. Mit den
enthäuteten, entkernten und in
Würfel geschnittenen Tomaten
zum Gemüse geben und kurz
mitschwitzen. Die Fischbrühe
mit der Sahne angießen und kurz
einreduzieren lassen. Mit Salz,
Pfeffer und Zitronensaft kräftig
abschmecken und den verlesenen, gewaschenen und feingehackten Dill unterziehen. Die
Spaghetti anrichten, mit der
Krabbensauce überziehen, ausgarnieren und servieren.

Tip:
*Saucen, die zu flüssig sind, kann
man mit etwas Johannisbrotkernmehl binden.*

EIERNUDELN MIT SPECK
(unten)
Das Pflanzenfett in einer Pfanne
erhitzen und den in feine Würfel
geschnittenen Speck darin auslassen. Den Schinken in feine
Würfel schneiden. Zum Speck
geben und kurz mitschwitzen.
Die Zwiebel schälen und fein
hacken. Zum Schinken geben
und glasig schwitzen. Die Champignons verlesen, waschen, gut
abtropfen lassen. In Scheiben
schneiden, mit Zitronensaft beträufeln. Zum Schinken geben
und ebenfalls kurz mitschwitzen.
Die grünen Erbsen dazugeben,
erhitzen. Mit der Brühe und der
Sahne auffüllen und einmal kräftig aufkochen lassen. Das Ganze
je nach Geschmack mit Johannisbrotkernmehl binden und den
geriebenen Parmesan unterrühren. Die Sauce mit Salz und
Pfeffer kräftig abschmecken. Die
Eiernudeln anrichten. Mit der
Sauce überziehen und mit frisch
geschnittenem Schnittlauch bestreut servieren.

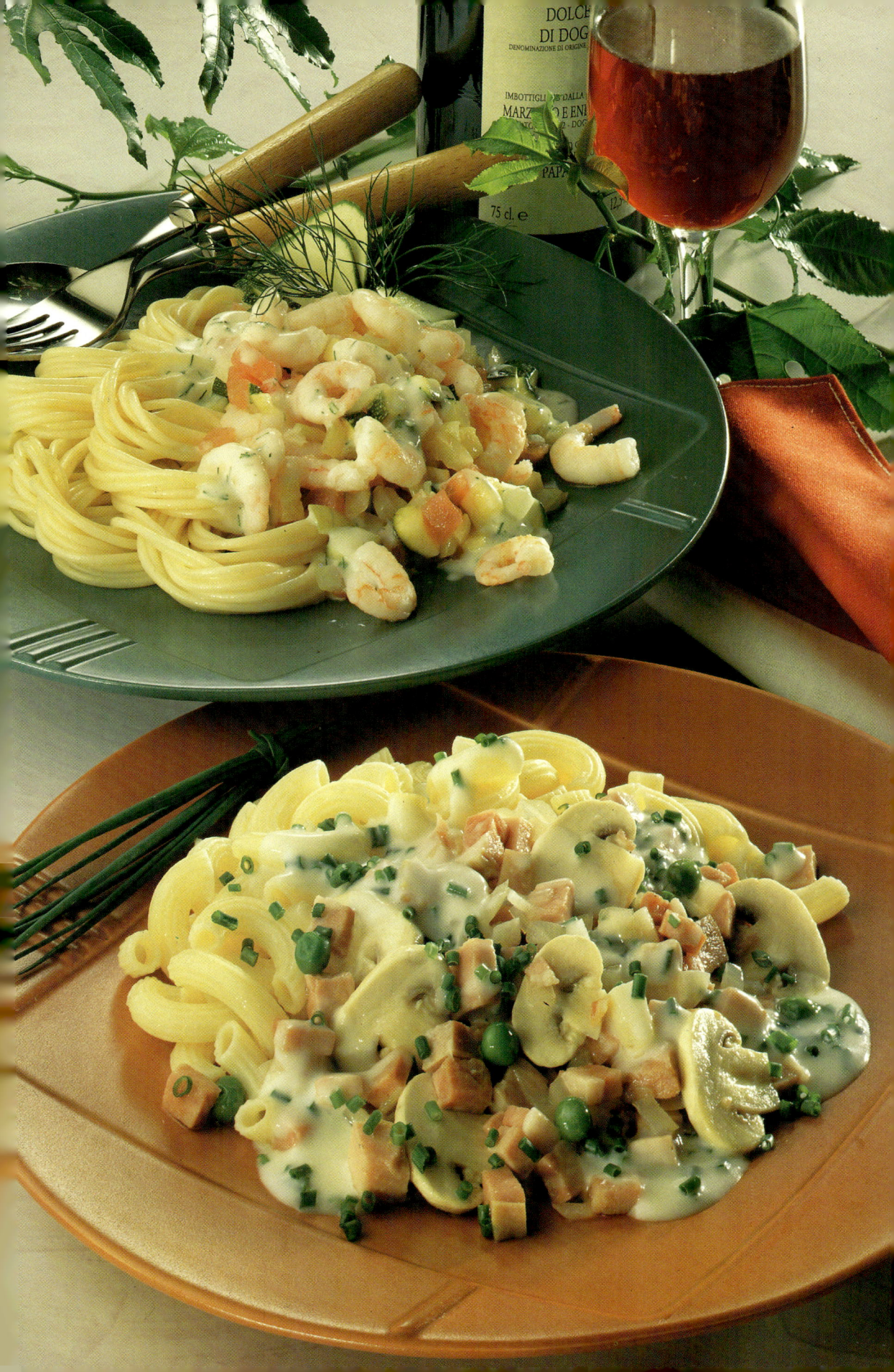

SPARGELVARIANTEN

FRISCHER STANGEN-
SPARGEL
500–600 g frischer
Spargel
3/8 Liter Brühe
1 Tasse Weißwein
1 gespickte Zwiebel
1 EL Butter, 1/2 Zitrone
1 Tasse Weißwein
4 Eigelb
Salz, Pfeffer
Zitronensaft
Worcestersauce
125 g Butter
1/2 Bund Estragon
2 panierte Schweine-
schnitzel

Pro Person etwa
1206 kcal/5065 kJ
46 g E · 91 g F · 25 g Kh

SPARGELTÖPFCHEN
500 g frischer Spargel
2 Hähnchenbrustfilets
Salz, Pfeffer, 1–2 EL Öl
1 Zwiebel
1 Glas Weißwein
1/4 Liter Brühe
Zitronensaft
Worcestersauce
Muskat, Cayennepfeffer
100 ml süße Sahne
2 Eigelb
1/2 Bund Estragon

Pro Person etwa
596 kcal/2503 kJ
40 g E · 34 g F · 13 g Kh

FRISCHER STANGENSPARGEL
(oben)
Den Stangenspargel dünn
schälen und portionsweise mit
einer Küchenschnur zusammen-
binden. Die Brühe mit dem
Weißwein und der gespickten
Zwiebel sowie der Butter und
der Zitrone in einen Topf geben.
Zum Kochen bringen und bei
mäßiger Hitze 6–8 Minuten
köcheln lassen. Den Spargel in
den Sud legen. Bei mäßiger Hitze
10–15 Minuten bißfest garen.
Für die Sauce den Weißwein und
das Eigelb glattrühren. Anschließend das Ganze kräftig abschmecken. Den Eischaum im
Wasserbad mit dem Schneebesen
schaumig schlagen. Vom Feuer
nehmen. Die handwarme Butter
tropfenweise einrühren. Die
Sauce nochmals kräftig abschmecken und den verlesenen,
gewaschenen und feingehackten
Estragon unterziehen. Den Spargel portionsweise mit den
panierten Schweineschnitzeln
anrichten. Je nach Geschmack je
1 Portion Salzkartoffeln dazu
servieren.

SPARGELTÖPFCHEN
(unten)
Den Stangenspargel dünn
schälen und in 2–3 Zentimeter
grobe Stücke schneiden. Die
Hähnchenbrustfilets unter
fließendem Wasser abwaschen
und trockentupfen. Mit Salz und
Pfeffer würzen. Das Öl in einem
Topf erhitzen. Die Hähnchenbrustfilets darin braten. Die
Zwiebel schälen, fein hacken.
Zum Fleisch geben und kurz mitschwitzen. Die Spargelabschnitte
zum Fleisch geben, ebenfalls
kurz mitschwitzen. Mit Weißwein ablöschen und mit der
Brühe auffüllen. Mit Zitronensaft, Worcestersauce, Muskat,
Cayennepfeffer, Salz und Pfeffer
kräftig abschmecken. Bei mäßiger Hitze 20–30 Minuten
köcheln lassen. Die Sahne steif
schlagen, das Eigelb unterziehen.
Das Spargeltöpfchen vom Feuer
nehmen und mit der Sahne-
Eigelb-Mischung legieren. Das
Spargeltöpfchen mit dem feingehackten Estragon verfeinern,
anrichten und servieren.

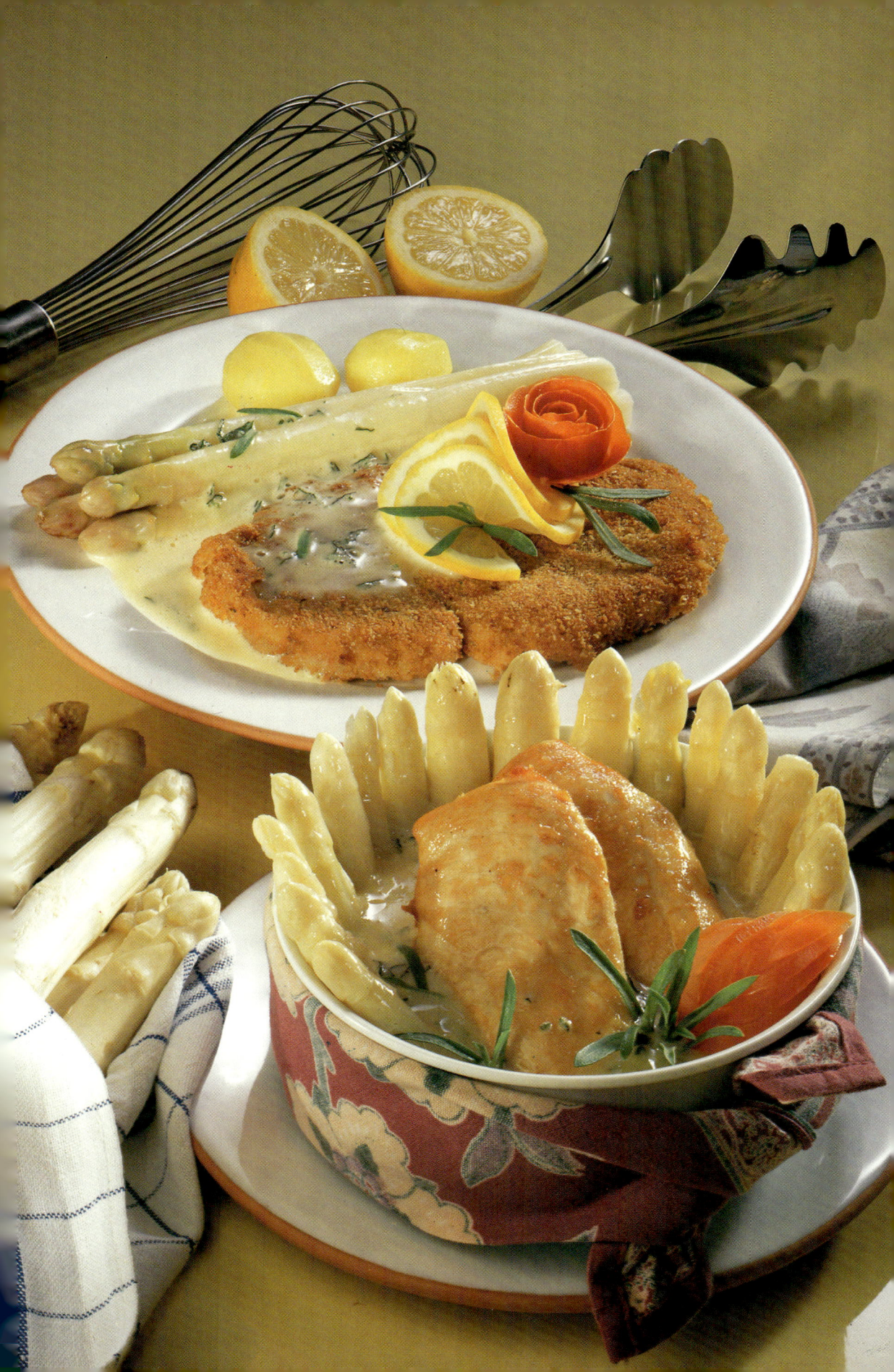

LEICHTES MIT INNEREIEN

SCHARFE LEBER
300 g Rinderleber
1–2 EL Pflanzenfett
Salz, Pfeffer
1/2 TL Kräuter der
Provence
1 Zwiebel
2 Paprikaschoten
1 Peperoni
1–2 EL Tomatenmark
1/4 Liter Bratensauce
100 g saure Sahne

Pro Person etwa
511 kcal/2146 kJ
34 g E · 29 g F · 20 g Kh

**HERZPFANNE MIT
NÜSSEN**
2 EL Sojaöl
300 g gekochtes Kalbsherz
1 Knoblauchzehe
1 Zwiebel
2 Frühlingszwiebeln
1 Paprikaschote
80 g Kichererbsen-
keimlinge
50 g eingeweichte
chinesische Pilze
2–3 EL Sojasauce
1 TL Fünf-Gewürz-Pulver
1 Tasse Brühe
1/2 TL Speisestärke
Salz, Pfeffer
1–2 EL Honig, Obstessig
1/2 Tasse Petersilie
1/2 Tasse gehackte Nüsse

Pro Person etwa
570 kcal/2394 kJ
34 g E · 28 g F · 37 g Kh

SCHARFE LEBER
(oben)
Die Rinderleber in Würfel
schneiden. Unter fließendem
Wasser abwaschen und trockentupfen. Das Pflanzenfett in einer
Pfanne erhitzen und die Leber-
würfel darin braten. Mit Salz,
Pfeffer und Kräutern der Provence würzen, herausnehmen und
warm stellen. Die Zwiebel fein
hacken und im verbliebenen
Bratfett anbraten. Die Paprikaschoten putzen, waschen, halbieren, entkernen und in Würfel
schneiden. Zur Zwiebel geben
und kurz mitschwitzen. Die Peperoni putzen, halbieren, die
Kerne herauslösen und würfeln.
Zum Gemüse geben und ebenfalls kurz mitschwitzen. Das Tomatenmark unterrühren und mit
der Bratensauce auffüllen. Bei
mäßiger Hitze 6–8 Minuten
köcheln lassen. Die Leber und
die saure Sahne untermischen.
Nochmals erhitzen, aber nicht
mehr kochen lassen. Die Leber
abschmecken, mit je 1 Portion
Kartoffelpüree und mit Schnittlauch bestreut servieren.

HERZPFANNE MIT NÜSSEN
(unten)
Das Sojaöl in einer Pfanne erhitzen und das in Streifen geschnittene Kalbsherz darin anbraten.
Anschließend herausnehmen
und warm stellen. Die Knoblauchzehe und die Zwiebel fein
hacken, ins verbliebene Bratfett
geben und mitbraten. Die Frühlingszwiebeln putzen, in Scheiben schneiden, dazugeben und
kurz mitbraten. Die Paprikaschote putzen und würfeln. Zum
Gemüse geben und kurz mitdün-
sten. Die Kichererbsenkeimlinge
mit den in Streifen geschnittenen Pilzen dazugeben und erhitzen. Die Sojasauce unterrühren,
mit Fünf-Gewürz-Pulver würzen
und die Brühe angießen. Bei
mäßiger Hitze 4–5 Minuten
köcheln lassen. Mit angerührter
Speisestärke leicht binden. Das
Herz dazugeben und kurz erhitzen, aber nicht mehr kochen
lassen. Mit Salz, Pfeffer, Honig
und etwas Obstessig süß-sauer
abschmecken. Das Ganze anrichten, mit der verlesenen, gewaschenen und feingehackten
Petersilie und den gehackten
Nüssen bestreuen. Mit je 1 Portion Gemüsereis servieren.

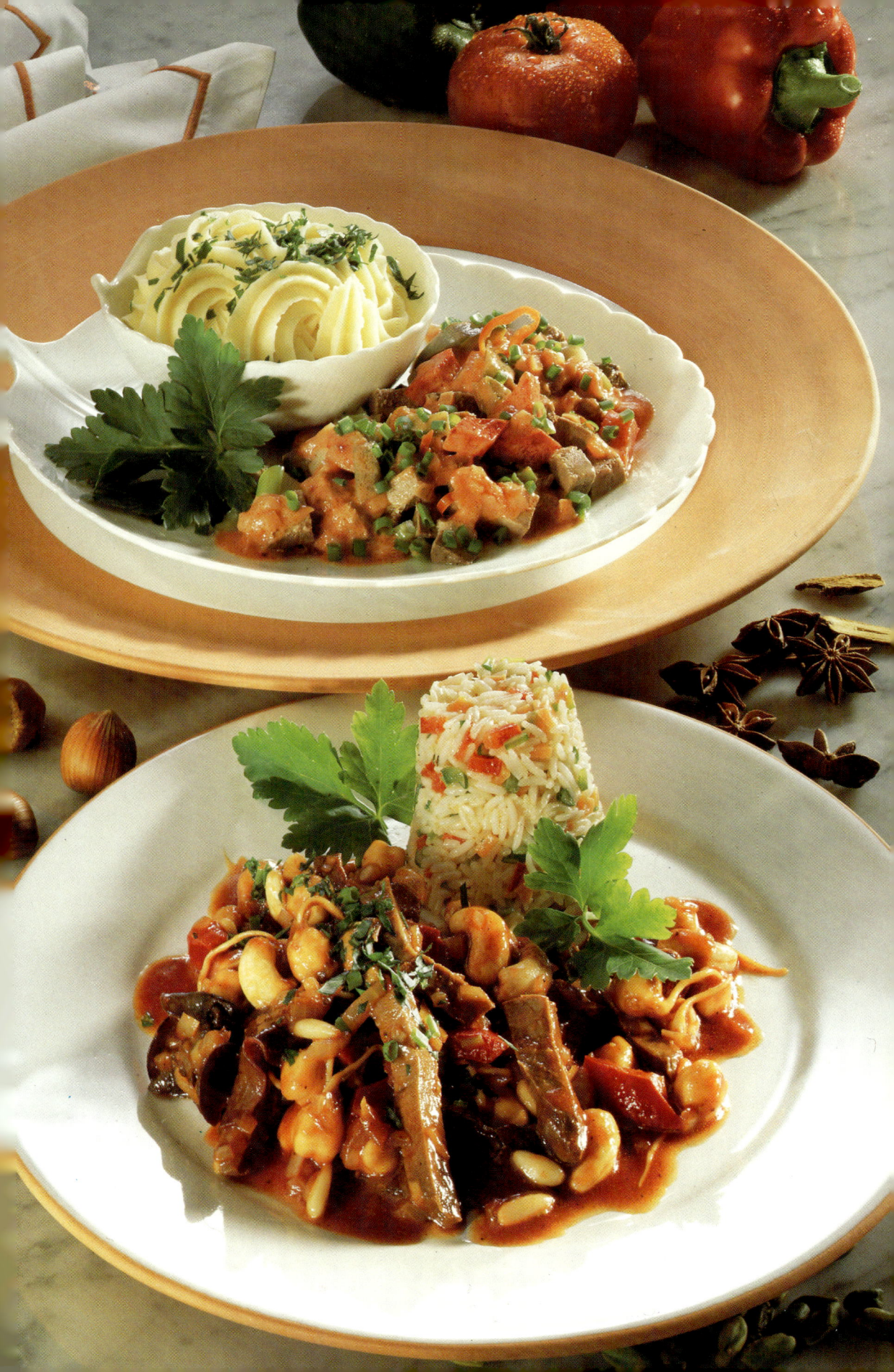

HÄHNCHENBRUSTFILET
BAJUWARENSTEAK

HÄHNCHENBRUSTFILETS
MIT MOZZARELLA
2 Hähnchenbrustfilets
Salz, Pfeffer
1/2 TL Majoran
1/2 TL Thymian
1–2 EL Pflanzenfett
1 mittelgroßer Zucchino
2 Tomaten
2 Scheiben Schinken
2 Scheiben Ananas
125 g Mozzarella
1/2 Bund Basilikum

Pro Person etwa
469 kcal/1970 kJ
47 g E · 21 g F · 14 g Kh

BAJUWARENSTEAK
2 Truthahnsteaks
Salz, Pfeffer
1–2 EL Pflanzenfett
2 säuerliche Äpfel
Zitronensaft
1 Gemüsezwiebel
1 Stange Lauch
1 Schuß Weißwein
1 TL Majoran
1/2 TL Kümmel
150 g Joghurt
50 g Emmentaler, 1 Ei
1 Tasse gehackte Kräuter

Pro Person etwa
443 kcal/1860 kJ
19 g E · 27 g F · 21 g Kh

HÄHNCHENBRUSTFILETS MIT
MOZZARELLA (oben)
Die Hähnchenbrustfilets unter
fließendem Wasser abwaschen
und trockentupfen. Mit Salz,
Pfeffer, Majoran und Thymian
würzen. Das Pflanzenfett in einer Pfanne erhitzen und die
Hähnchenbrustfilets anbraten.
Herausnehmen und auf eine feuerfeste Platte legen. Den Zucchino putzen und in Scheiben
schneiden. Im verbliebenen Bratfett kurz anschwitzen und auf
den Hähnchenbrustfilets verteilen. Die Tomaten enthäuten, in
Scheiben schneiden. Mit dem in
Scheiben geschnittenen Schinken und den Ananasscheiben auf
die Hähnchenbrustfilets legen.
Den Mozzarella in Scheiben
schneiden. Die Hähnchenbrustfilets damit abdecken. Das Ganze
im auf 180–200 °C vorgeheizten Backofen 10–15 Minuten
überbacken. Anschließend herausnehmen, anrichten und mit
dem verlesenen, gewaschenen
und feingeschnittenen Basilikum
bestreuen. Dazu reicht man
Tomatenspaghetti und Kopfsalat
mit Zitronendressing.

BAJUWARENSTEAK
(unten)
Die Truthahnsteaks unter
fließendem Wasser abwaschen
und trockentupfen. Mit Salz und
Pfeffer würzen. Das Pflanzenfett
in einer Pfanne erhitzen und die
Truthahnsteaks anbraten. Anschließend herausnehmen und
auf eine feuerfeste Platte legen.
Die Äpfel schälen, entkernen, in
Scheiben schneiden und mit Zitronensaft beträufeln. Die Apfelscheiben im verbliebenen Bratfett kurz anbraten. Herausnehmen und auf die Steaks legen.
Die Gemüsezwiebel und den
Lauch putzen, in Scheiben
schneiden. Ins verbliebene Bratfett geben und kurz anbraten.
Mit Weißwein ablöschen, kräftig
würzen und 4–5 Minuten dünsten. Die Gemüsemischung auf
den Apfelscheiben verteilen.
Den Joghurt mit dem geriebenen
Käse und dem Ei verrühren. Die
gehackten Kräuter untermischen.
Die Käsemasse auf den Steaks
verteilen. Im auf 180–200 °C
vorgeheizten Backofen 10–15
Minuten überbacken. Herausnehmen und anrichten. Mit Bratkartoffeln und Salat mit Joghurtdressing servieren.

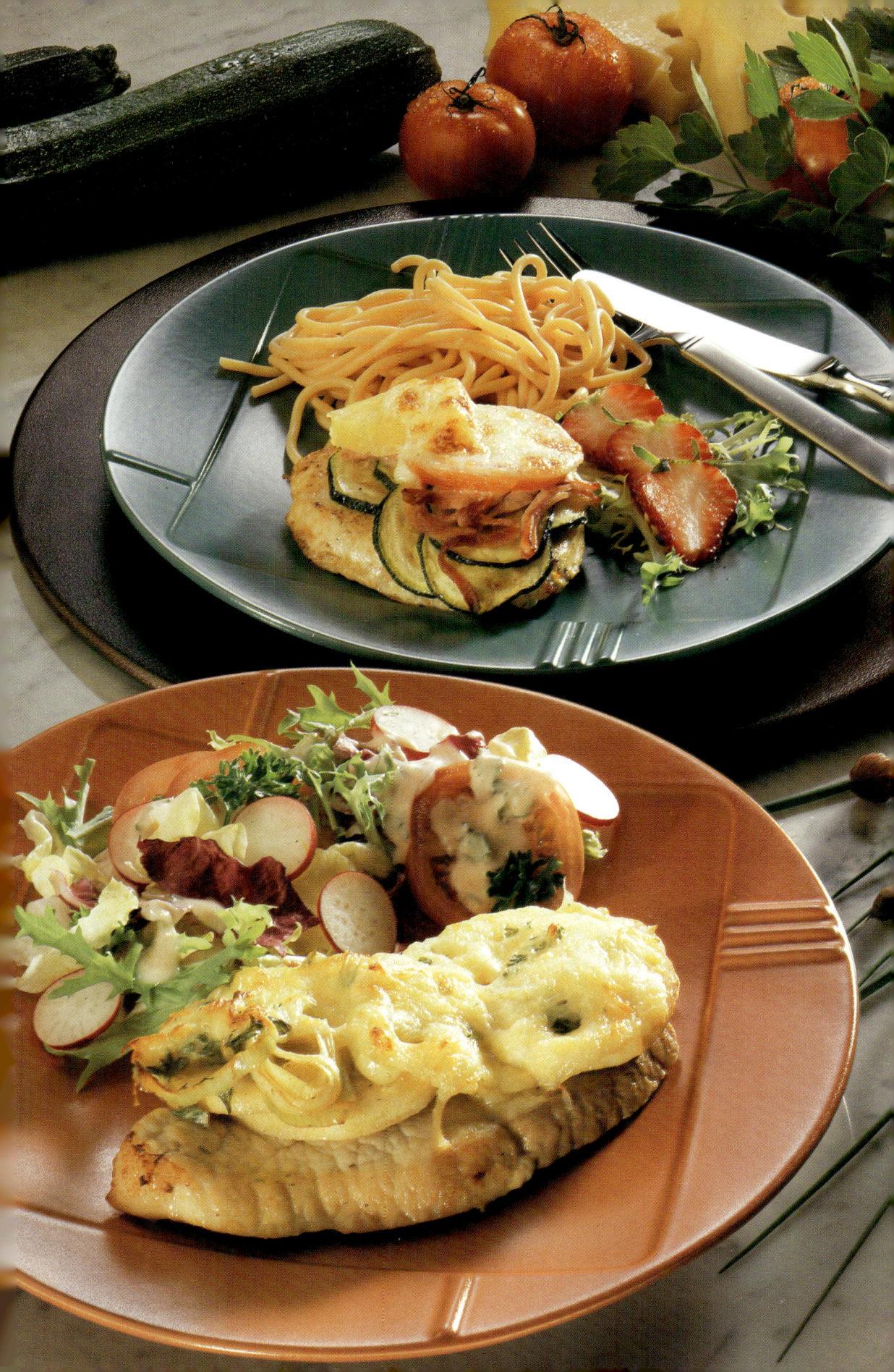

RINDFLEISCH MAL ANDERS

SAURES RINDFLEISCH
500 g magere Ochsen-
brust
1/2 Liter Brühe
1 Tasse Weißwein
1/2 Tasse Obstessig
2 Karotten
1 Stange Lauch
6 Kartoffeln
1 Sellerieknolle
1 Lorbeerblatt
Nelken, Pfefferkörner
Wacholderbeeren
Salz, Pfeffer
Muskat, Zucker
1/2 Tasse Kräuter

Pro Person etwa
1065 kcal/4473 kJ
53 g E · 62 g F · 45 g Kh

**RINDFLEISCH MIT
KAROTTEN**
300 g gekochtes oder
gebratenes Rindfleisch
4 Karotten, 1 Zwiebel
1–2 EL Pflanzenfett
100 g Champignons
Zitronensaft
1 Schuß Weißwein
1/4 Liter helle Sauce
1–2 EL Crème fraîche
Salz, Pfeffer, Muskat
1/2 Bund Kerbel
Worcestersauce, Zucker

Pro Person etwa
728 g kcal/3057 g kJ
30 g E · 55 g F · 13 g Kh

SAURES RINDFLEISCH
(oben)
Die Ochsenbrust unter fließendem Wasser abwaschen, trockentupfen. Anschließend im heißen
Wasser kurz blanchieren. Herausnehmen und bereitstellen.
Die Brühe mit dem Weißwein
und dem Obstessig in einem
Topf zum Kochen bringen. Die
Ochsenbrust hineingeben und
bei mäßiger Hitze 60–70 Minuten garen. In der Zwischenzeit
die Karotten, den Lauch, die Kartoffeln und die Sellerieknolle waschen und putzen. Je nach
Bedarf vierteln oder in Streifen
schneiden. Das Lorbeerblatt, die
Nelken, die Pfefferkörner und
die Wacholderbeeren in einen
Gewürzbeutel geben. Mit dem
Gemüse zum Fleisch geben und
weitere 30 Minuten garen. Nach
Ende der Garzeit mit Salz, Pfeffer, Muskat und Zucker kräftig
abschmecken. Das Ganze anrichten und mit den gehackten Kräutern bestreut servieren.

RINDFLEISCH MIT KAROTTEN
(unten)
Das Rindfleisch unter fließendem
Wasser abwaschen und trockentupfen. Das Fleisch in Streifen
schneiden. Die Karotten schälen
und in dünne Scheiben schneiden. Die Zwiebel schälen und
fein hacken. Das Pflanzenfett in
einer Pfanne erhitzen und die
Zwiebel darin glasig schwitzen.
Die Karotten und das Rindfleisch
dazugeben. Bei mäßiger Hitze
6–8 Minuten dünsten. Die
Champignons verlesen, waschen,
putzen, in Scheiben schneiden
und mit Zitronensaft beträufeln.
Zum Fleisch geben und kurz mit-
dünsten. Das Ganze mit
Weißwein ablöschen und mit der
hellen gebundenen Sauce auffüllen. Bei mäßiger Hitze weitere
6–8 Minuten köcheln lassen.
Die Crème fraîche unterrühren
und kräftig würzen. Den verlesenen, gewaschenen und feingehackten Kerbel unterziehen.
Mit Worcestersauce und Zucker
abrunden. Das Rindfleisch mit
Karotten anrichten und ausgarnieren. Dazu reicht man je
1 Portion Butterkartoffeln.

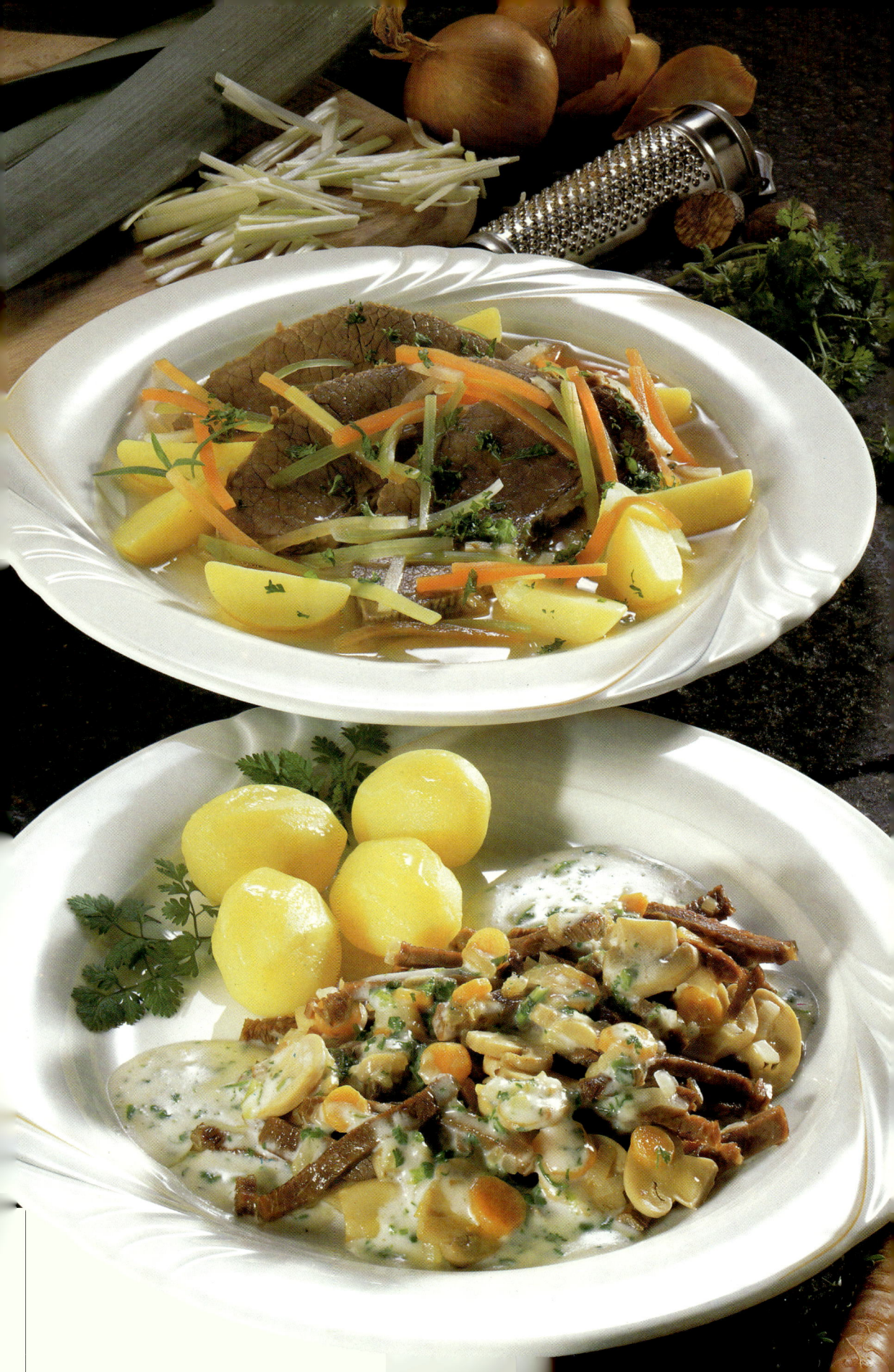

GEFÜLLTE BRÖTCHEN
KRAUTWICKERL

**GEFÜLLTE ROGGEN-
BRÖTCHEN**
4 große Roggenbrötchen
500 g Hackfleisch
1 Zwiebel, 1 Ei
1/2 Bund Schnittlauch
1 TL Pfefferkörner
1 EL mittelscharfer Senf
1 EL geriebener
Meerrettich
Salz, Pfeffer
Vollkornbrösel
100 g Emmentaler
1 Prise Cayennepfeffer
1/2 TL Paprikapulver
2 Tomaten
1/2 Bund Schnittlauch

Pro Person etwa
1138 kcal/4780 kJ
60 g E · 65 g F · 60 g Kh

KRAUTWICKERL
8–12 Weißkohlblätter
200 g Hackfleisch
1 Knoblauchzehe
1 Zwiebel, 1 Ei
100 g gekochter Reis
Salz, Pfeffer
je 1/2 TL Majoran und
Kümmel
1/2 Tasse gehackte
Kräuter
1–2 EL Pflanzenfett
4 Scheiben Schinkenspeck
3/8 Liter klare
Bratensauce

Pro Person etwa
907 kcal/3809 kJ
34 g E · 64 g F · 36 g Kh

**GEFÜLLTE ROGGEN-
BRÖTCHEN** (oben)
Die Roggenbrötchen halbieren, das Weiche herauslösen und bereitstellen. Das Hackfleisch mit der feingehackten Zwiebel, dem Ei, dem gehackten Brötchenteig und dem verlesenen, gewaschenen und feingeschnittenen Schnittlauch in eine Schüssel geben. Das Ganze zu einer kompakten Masse verarbeiten. Die grünen Pfefferkörner mit dem Senf und dem Meerrettich unterrühren. Mit Salz und Pfeffer kräftig würzen. Mit Vollkornsemmelbrösel binden. Den geriebenen Emmentaler zur Hälfte untermischen und mit Cayennepfeffer und Paprikapulver schärfen. Die Masse in die Brötchenhälften füllen. Die Brötchen auf ein mit Backtrennpapier ausgelegtes Backblech geben. Den restlichen Emmentaler darüberstreuen und im auf 180–200 °C vorgeheizten Backofen 10–15 Minuten backen. Anschließend herausnehmen und mit den geviertelten Tomaten ausgarnieren. Mit frisch geschnittenem Schnittlauch bestreut servieren.

KRAUTWICKERL
(unten)
Die Weißkohlblätter im Salzwasser bißfest blanchieren, herausnehmen, gut abtropfen lassen und auf eine Arbeitsfläche legen. Das Hackfleisch mit der feingehackten Knoblauchzehe, der gehackten Zwiebel, dem Ei und dem Reis in eine Schüssel geben und zu einer kompakten Masse verarbeiten. Die Masse mit Salz, Pfeffer, Majoran und Kümmel kräftig würzen. Die gehackten Kräuter untermischen. Die Masse auf die Weißkohlblätter verteilen und diese mit Hilfe eines sauberen Küchentuches zu Rouladen zusammendrehen. In einer Schmorpfanne das Pflanzenfett erhitzen. Die Krautwickerl einsetzen und je eine Scheibe Speck darauflegen. Die Bratensauce angießen. und im auf 180–200 °C vorgeheizten Backofen 30–40 Minuten schmoren lassen. Die Krautwickerl herausnehmen, anrichten, die Sauce dazugeben und mit je 1 Portion Kartoffelpüree servieren.

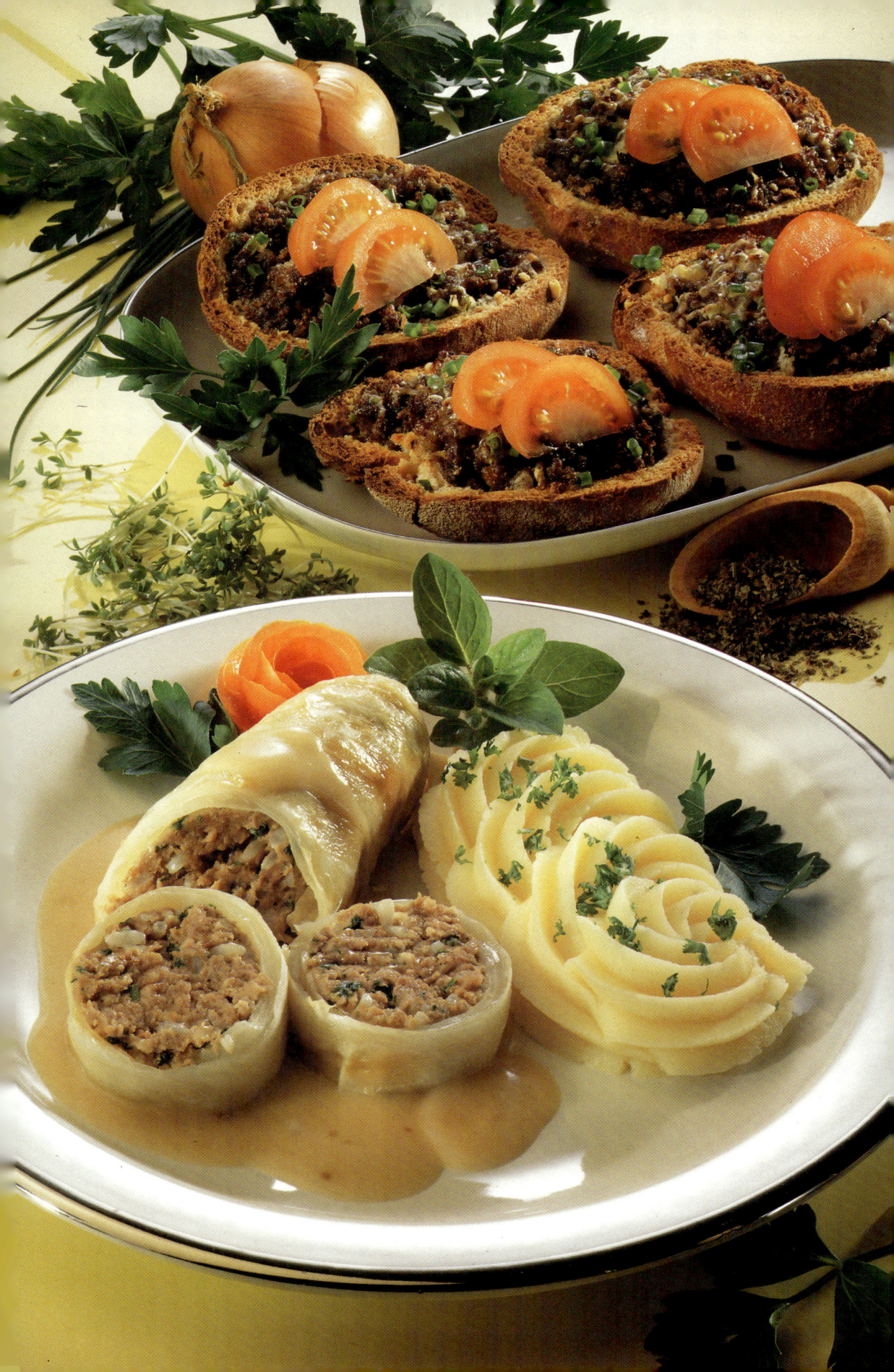

Pikantes vom Blech

PIZZA MIT GEMÜSE
1/4 Liter lauwarme Milch
1/2 Päckchen Frischhefe
1 TL Zucker, Salz
4 EL Olivenöl
400 g Vollkornmehl
30 g Schinkenspeck
150 g Mischgemüse
100 g Brokkoliröschen
100 g Blumenkohlröschen
1 Tasse Brühe
2–3 EL Tomatenmark
50 g gekochter Schinken
50 g Salami, 2 Tomaten
Oregano, Basilikum
Pfeffer
75 g Emmentaler

Pro Person etwa
1545 kcal/6896 kJ
53 g E · 66 g F · 16 g Kh

DEFTIGER LAUCH-KUCHEN
1/4 Liter lauwarme Milch
1/2 Päckchen Frischhefe
1 TL Zucker, Salz
50 g Butter, 2 Eier
400 g Weizenvollkorn-
mehl
1 TL Zitronenschale
1–2 EL Olivenöl
250 g Hackfleisch
2 Zwiebeln
2 Stangen Lauch
100 g saure Sahne, 2 Eier
1/2 TL Kümmel, Pfeffer

Pro Person etwa
1828 kcal/ 7677 kJ
67 g E · 90 g F · 160 g Kh

PIZZA MIT GEMÜSE
(oben)
Die lauwarme Milch mit der zerbröckelten Hefe und dem Zucker in eine Schüssel geben. Das Ganze 10 Minuten gehen lassen. Die Hefemilch mit dem Salz, der Hälfte des Olivenöls und dem Mehl zu einem Teig verarbeiten. Mit dem Kochlöffel so lange schlagen, bis er Blasen wirft. Anschließend zugedeckt zur doppelten Menge aufgehen lassen. Nochmals durchschlagen und zwei ausgefettete Pizzaformen mit dem Teig belegen.
Das restliche Olivenöl erhitzen und den gewürfelten Speck darin auslassen. Das Gemüse putzen, kleinschneiden, zu den Speckzwiebeln geben und kurz mitschwitzen. Mit der Brühe auffüllen und bei mäßiger Hitze bißfest garen. Anschließend erkalten lassen. Das Tomatenmark auf den Teig streichen. Das Gemüse, den Schinken, die Salami und die in Scheiben geschnittenen Tomaten auf dem Teig anrichten. Kräftig würzen und pfeffern, mit dem geriebenen Käse bestreuen. Im auf 180–200 °C vorgeheizten Backofen die Pizza 20–25 Minuten backen. Herausnehmen, anrichten und servieren.

DEFTIGER LAUCHKUCHEN
(unten)
Die lauwarme Milch mit der zerbröckelten Hefe und dem Zucker in eine Schüssel geben. Das Ganze 10 Minuten gehen lassen. Die Hefemilch mit dem Salz, der Butter, den Eiern, dem Mehl und der Zitronenschale zu einem Teig verarbeiten. Mit dem Kochlöffel so lange schlagen, bis er Blasen wirft. Anschließend zugedeckt zur doppelten Menge aufgehen lassen. Auf einer bemehlten Arbeitsfläche nochmals durcharbeiten. Den Teig ausrollen und auf ein ausgefettetes Backblech legen.
Das Olivenöl erhitzen und das Hackfleisch darin anbraten. Das Gemüse putzen und in Scheiben schneiden. Zum Hackfleisch geben und kurz mitbraten. Die saure Sahne mit den Eiern verschlagen. Mit Kümmel, Salz und Pfeffer kräftig abschmecken. Das Hackfleisch abschmecken und erkalten lassen. Auf dem Teig verteilen und mit der Sahne-Ei-Milch übergießen. Im auf 180–200 °C vorgeheizten Backofen 15–20 Minuten backen. Anschließend herausnehmen, anrichten, ausgarnieren und servieren.

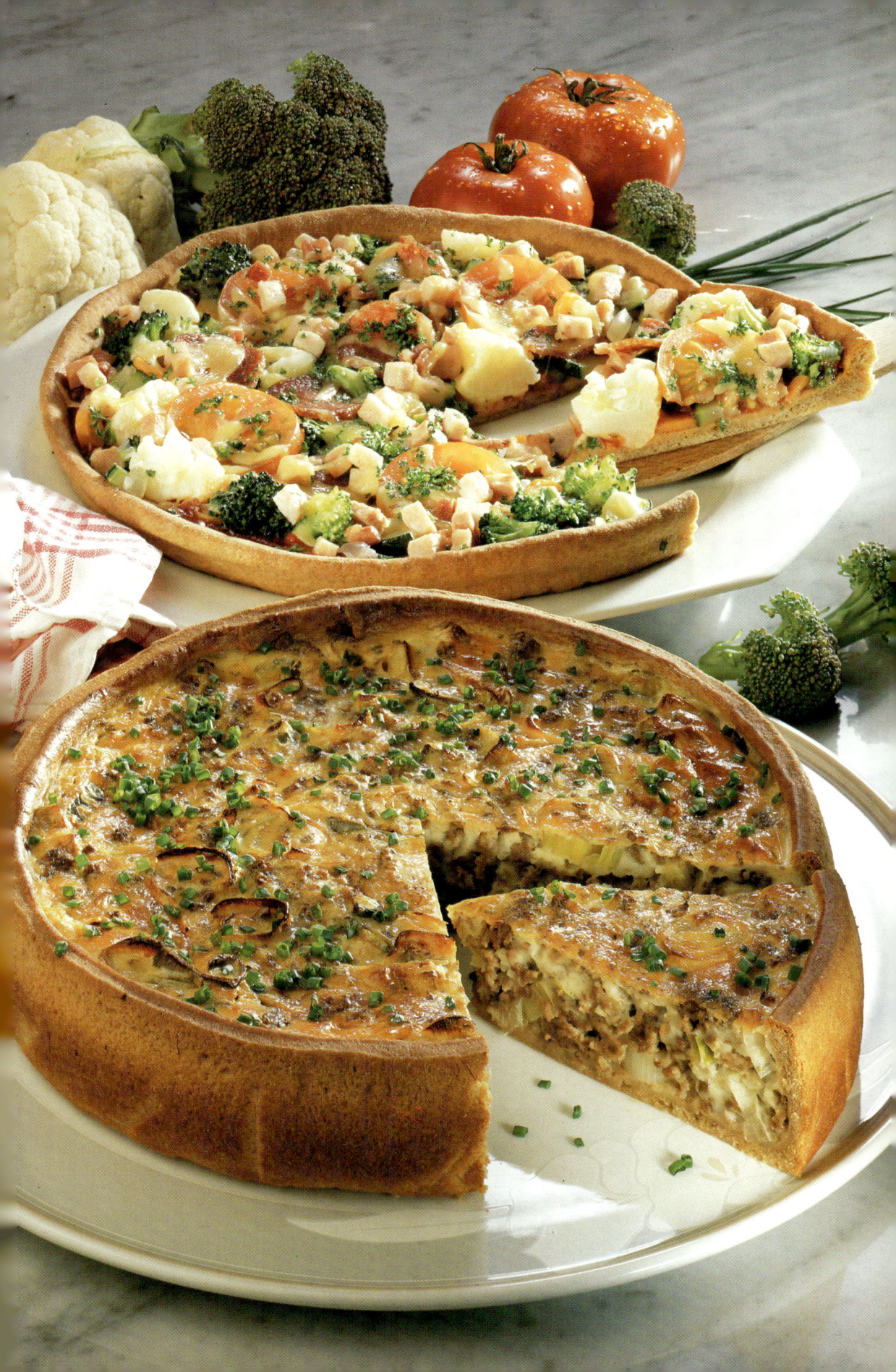

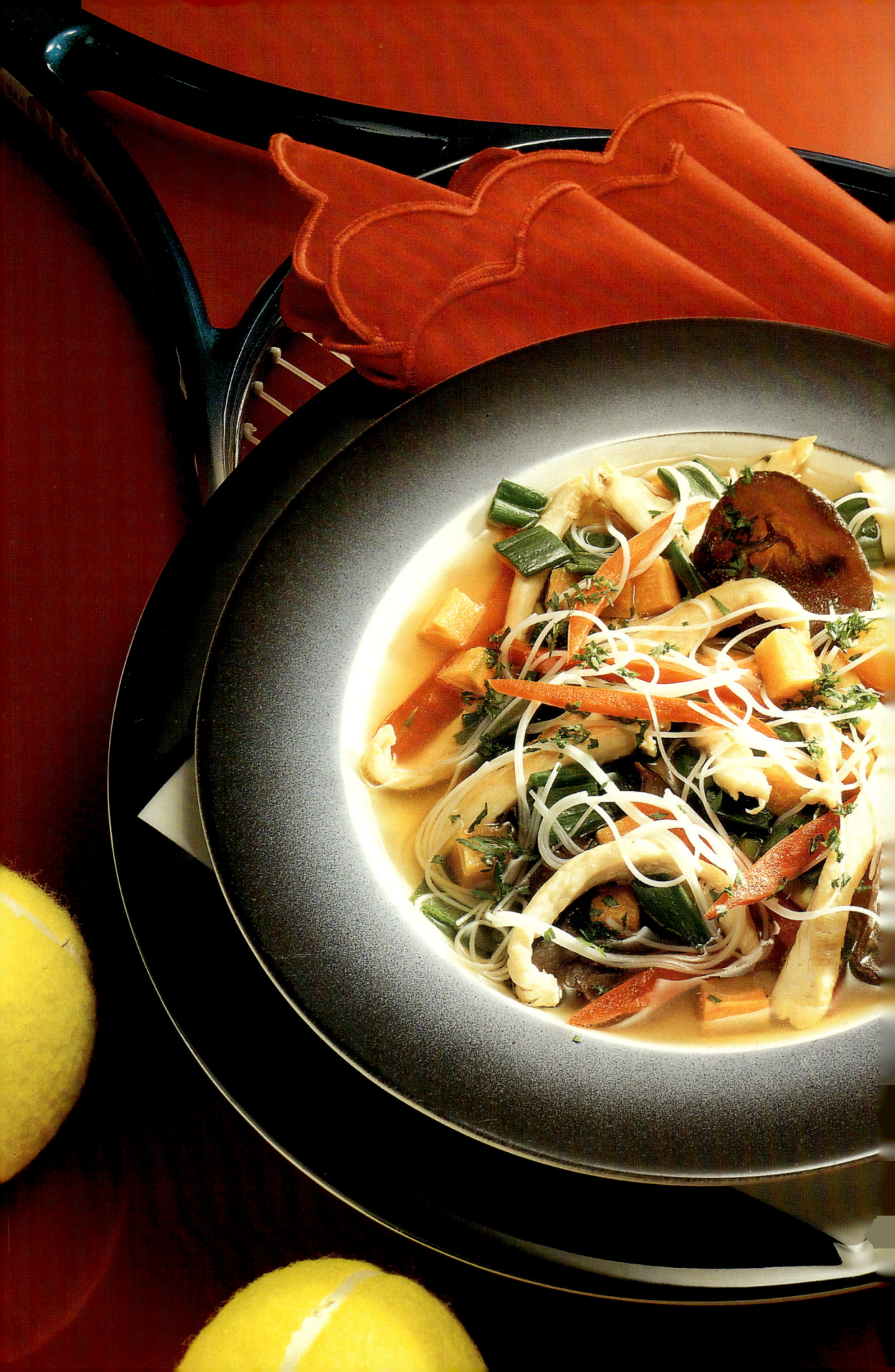

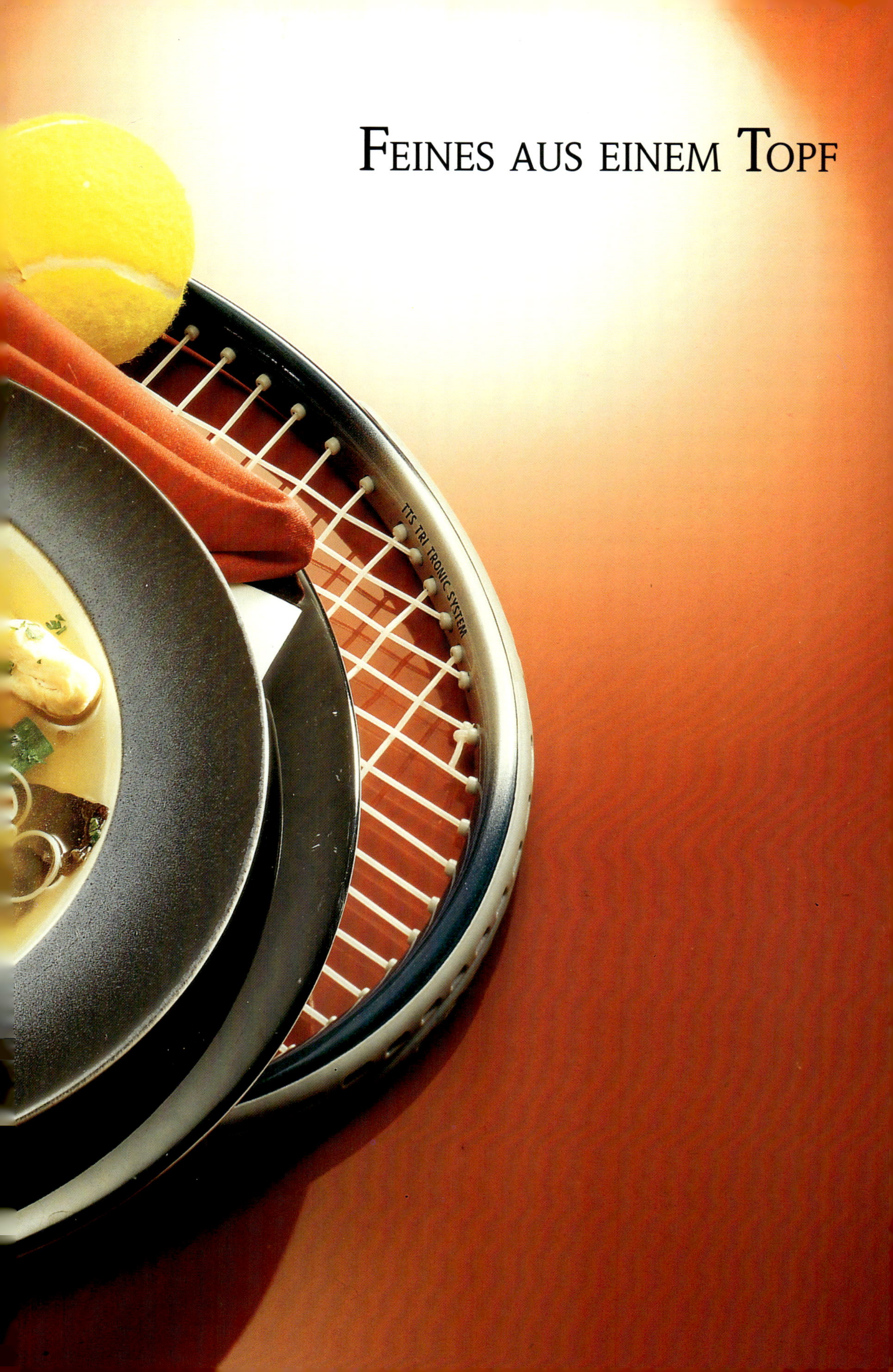

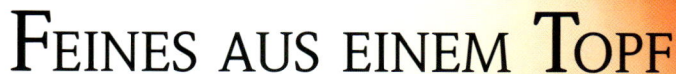

FEINE KRÄUTERSUPPEN

SAUERAMPFER-SPINAT-
SUPPE
1–2 EL Butter
1 Zwiebel
1 Tasse Sauerampfer
200 g frische Spinatblätter
1 Schuß Weißwein
1/4 Liter Brühe
1 Tasse süße Sahne
2 Eigelb
Salz, Pfeffer
1 Prise Muskatpulver
1 Prise Cayennepfeffer

Pro Person etwa
403 kcal/1693 kJ
10 g E · 33 g F · 8 g Kh

WILDKRÄUTER-
SÜPPCHEN
1–2 EL Butter
1 Zwiebel
1 Knoblauchzehe
2 Karotten, 4 Kartoffeln
1 TL Majoran
1 Schuß Weißwein
1/4 Liter Brühe
1 Tasse süße Sahne
1/2 Tasse Wildkräuter
Salz, Pfeffer
1 Prise Muskatpulver
1 Prise Kümmelpulver
50 g Schinkenspeck

Pro Person etwa
597 kcal/2507 kJ
9 g E · 43 g F · 30 g Kh

SAUERAMPFER-SPINAT-SUPPE
(oben)
Die Butter in einem Topf erhitzen. Die geschälte und feingehackte Zwiebel darin glasig
schwitzen. Den Sauerampfer und
die Spinatblätter verlesen,
waschen und grob hacken. Zu
den Zwiebeln geben und kurz
mitschwitzen. Das Ganze mit
Weißwein ablöschen und anschließend mit der Brühe auffüllen. Bei mäßiger Hitze 6–8 Minuten köcheln lassen und im
Mixer oder mit dem Pürierstab
pürieren. Die Sahne mit dem Eigelb verschlagen und die Suppe
damit legieren. Die Suppe nicht
mehr kochen lassen und vom
Feuer nehmen. Mit Salz, Pfeffer,
Muskat und Cayennepfeffer
kräftig abschmecken. Das Sauer-
ampfer-Spinat-Süppchen anrichten, ausgarnieren und servieren.

WILDKRÄUTERSÜPPCHEN
(unten)
Die Butter in einem Topf erhitzen. Die Zwiebel und die Knoblauchzehe fein hacken. Beides
ins Fett geben und glasig schwitzen. Die Karotten und die Kartoffeln schälen und fein würfeln. Zu
den Zwiebeln geben und kurz
mitschwitzen. Das Ganze mit
Majoran kräftig würzen. Mit dem
Weißwein und der Brühe auffüllen. Die Suppe bei mäßiger Hitze
10–12 Minuten köcheln lassen
und anschließend im Mixer
pürieren. Die Suppe erneut in einem Topf erhitzen. Die Sahne
und die verlesenen, gewaschenen und feingehackten Wildkräuter unterziehen und einmal aufkochen lassen. Das Wildkräutersüppchen mit Salz, Pfeffer, Muskat und Kümmel kräftig würzen.
Den in feine Würfel geschnittenen Speck in einer Pfanne auslassen und gut braten. Das Wildkräutersüppchen anrichten. Den
Speck gleichmäßig darauf verteilen, ausgarnieren und servieren.

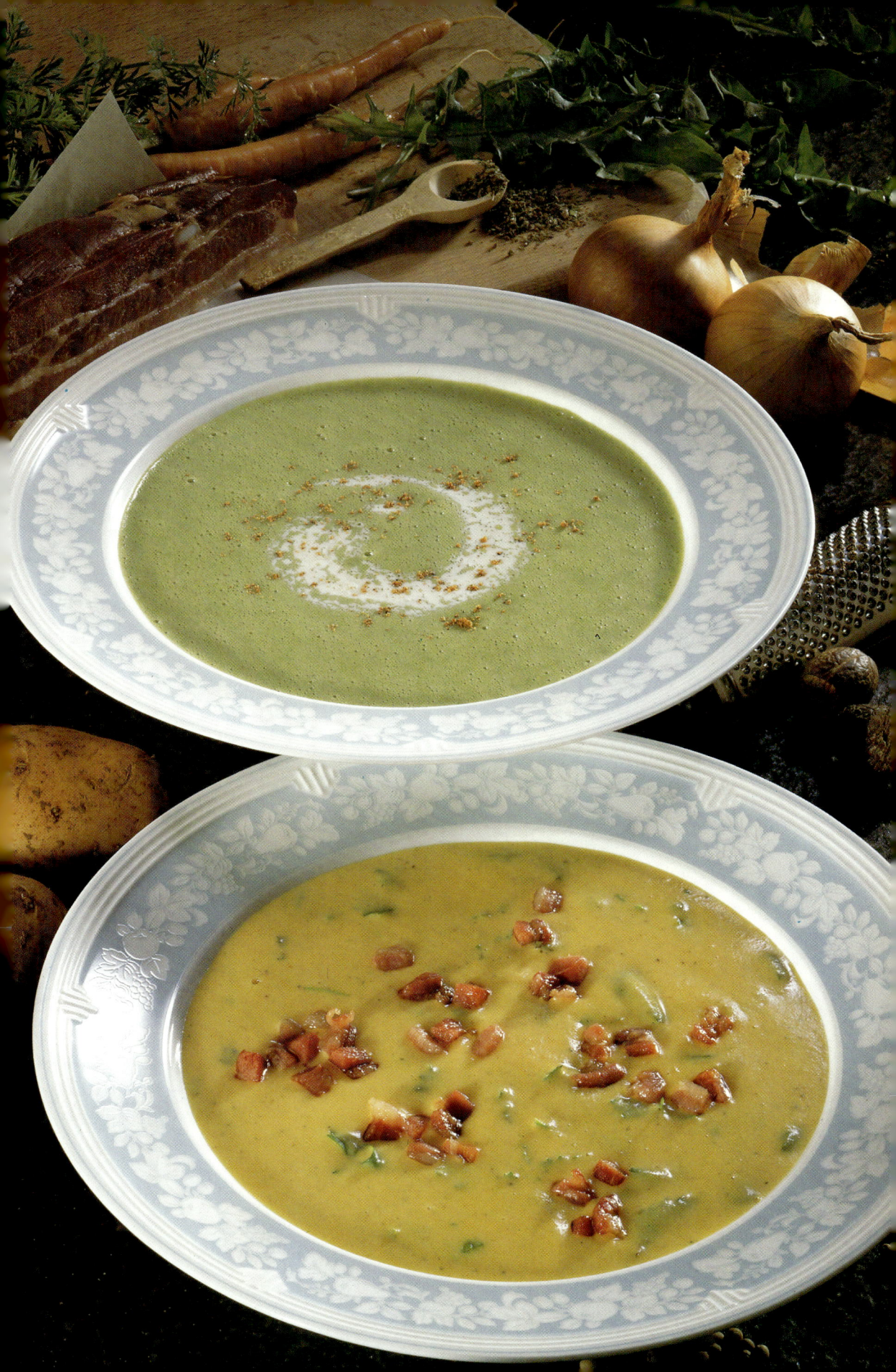

DEFTIGE GEMÜSESUPPEN

BROKKOLISUPPE
1 EL Butter, 1 Zwiebel
1 Knoblauchzehe
200 g Brokkoliröschen
1/4 Liter Brühe
1 kleiner Zucchino
1 Tasse süße Sahne
1/2 TL Basilikum
1/2 TL Oregano
Salz, Pfeffer
Zitronensaft
Worcestersauce
1/2 Tasse Kräuter
3 EL Sonnenblumenkerne

Pro Person etwa
310 kcal/1302 kJ
12 g E · 17 g F · 20 g Kh

VOLLKORNSUPPE
1 EL Butter, 1 Zwiebel
1 Karotte, 1 Stück Lauch
1 Stück Sellerie
1/2 rote Paprikaschote
1 Knoblauchzehe
2–3 EL Vollkornschrot
1/4 Liter Brühe
100 ml süße Sahne
2 Eigelb
Salz, Pfeffer
1 Prise Muskatpulver
Apfeldicksaft
1/2 Tasse Kräuter

Pro Person etwa
399 kcal/1676kJ
14 g E · 23 g F · 31 g Kh

BROKKOLISUPPE (oben)
Die Butter in einem Topf erhitzen. Die geschälte und feingehackte Zwiebel darin glasig schwitzen. Die Knoblauchzehe schälen und fein hacken. Zur Zwiebel geben und kurz mitschwitzen. Die Brokkoliröschen verlesen, waschen, gut abtropfen lassen und in mundgerechte Stücke schneiden. Zur Zwiebel geben und kurz mitschwitzen. Das Ganze mit der Brühe auffüllen. Bei mäßiger Hitze 8–10 Minuten köcheln lassen. In der Zwischenzeit den Zucchino putzen, waschen, halbieren und in dünne Scheiben schneiden. Den Zucchino in die Suppe geben und kurz mitgaren. Die Sahne mit dem Basilikum und dem Oregano vermischen und angießen. Die Suppe mit Salz, Pfeffer, Zitronensaft und Worcestersauce abschmecken. Die gehackten Kräuter untermischen. Die Brokkolisuppe anrichten. Mit den Sonnenblumenkernen bestreuen und servieren.

VOLLKORNSUPPE (unten)
Die Butter in einem Topf erhitzen. Die geschälte und feingehackte Zwiebel darin glasig schwitzen. Die Karotte, den Lauch und den Sellerie sowie die Paprikaschote putzen. Das Gemüse in Würfel schneiden, zur Zwiebel geben und kurz mitschwitzen. Den Knoblauch schälen und fein hacken, zum Gemüse geben und anschwitzen. Das Vollkornschrot unterrühren und die Brühe angießen. Das Ganze bei mäßiger Hitze 8–10 Minuten köcheln lassen. Die Sahne mit dem Eigelb verschlagen, die Suppe damit legieren. Nicht mehr kochen lassen und vom Feuer nehmen. Mit Salz, Pfeffer, Muskat und Apfeldicksaft abschmecken. Die verlesenen, gewaschenen und feingehackten Kräuter untermischen. Die Vollkornsuppe anrichten, ausgarnieren und servieren.

Tip:
Für die Vollkornsuppe eignen sich besonders gut frische Kräuter wie z. B. Schnittlauch, Petersilie, Kerbel, Estragon, Basilikum und Oregano.

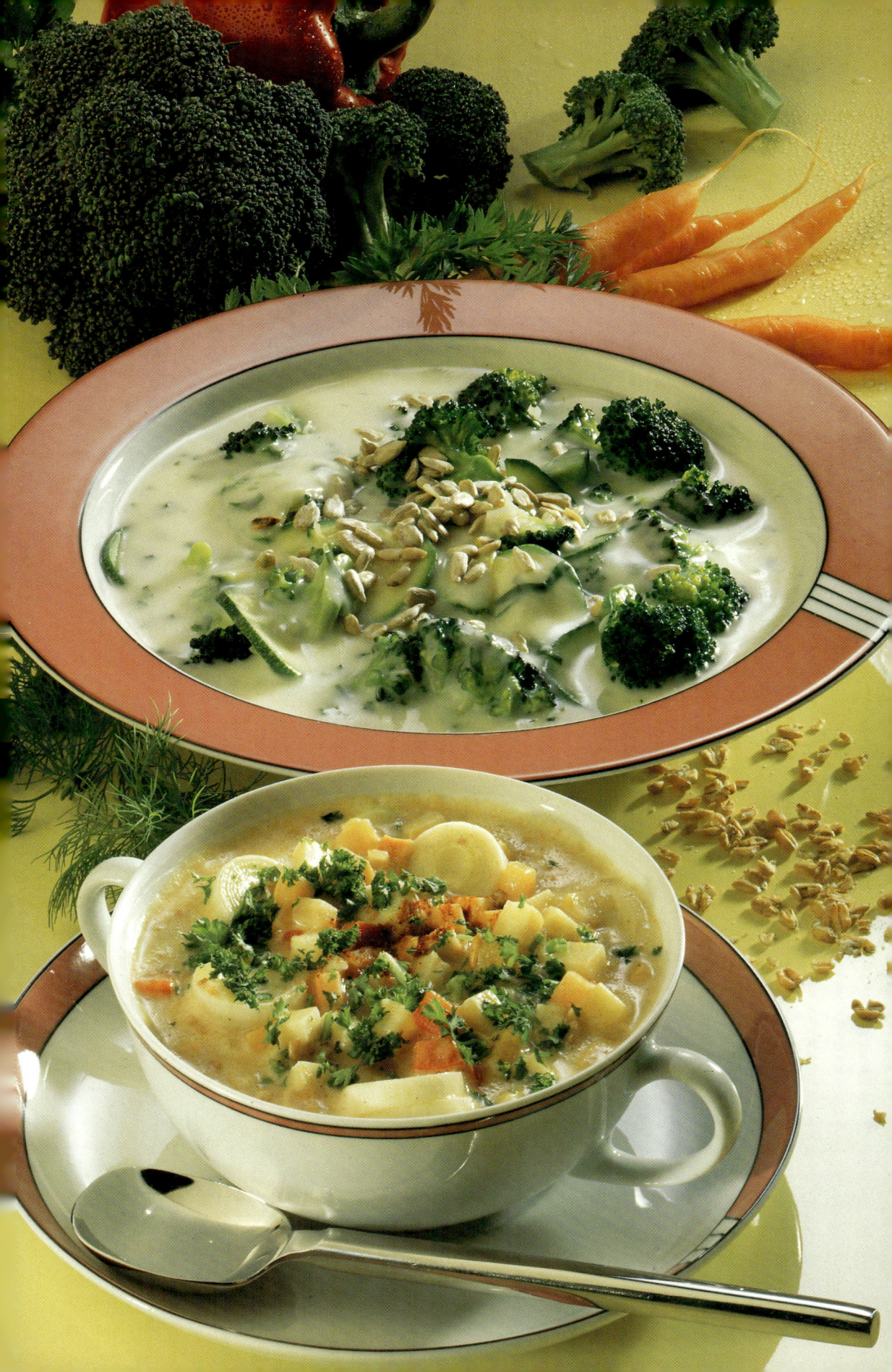

MINESTRONE
SCHWÄBISCHE KRAFTSUPPE

MINESTRONE ALLA
BOLZANO
1 EL Olivenöl
100 g Tatar
1 Knoblauchzehe
1 Zwiebel, 1 Karotte
1 Stück Stangensellerie
1–2 EL Tomatenmark
1 Schuß Weißwein
3/8 Liter Brühe
Salz, Pfeffer
1/2 TL Oregano
1/2 TL Basilikum
1/2 TL Paprikapulver
1 Tasse Suppennudeln
1/2 Tasse Kräuter
1/2 Tasse Parmesan

Pro Person etwa
433 kcal/1819 kJ
25 g E · 20 g F · 27 g Kh

SCHWÄBISCHE
KRAFTSUPPE
400 g Ochsenbrust
2 EL Butter
1/2 Liter Brühe
1 Zwiebel
1 Stück Sellerie
2 Karotten
Salz, Pfeffer
1 Prise Muskatpulver
2 Eier
1 EL Vollkornmehl
1 Schuß Milch
1/2 Bund Schnittlauch

Pro Person etwa
630 kcal/2645 kJ
55 g E · 30 g F · 15 g Kh

MINESTRONE ALLA BOLZANO
(oben)
Das Olivenöl in einem Topf erhitzen und das Tatar darin scharf anbraten. Die Knoblauchzehe und die Zwiebel schälen und fein würfeln. Die Karotte und den Stangensellerie putzen und ebenfalls in feine Würfel schneiden. Das Gemüse zum Fleisch geben und kurz mitbraten. Das Tomatenmark unterrühren, mit Weißwein ablöschen und mit der Brühe auffüllen. Mit Salz, Pfeffer, Oregano, Basilikum und Paprika kräftig würzen. Bei mäßiger Hitze 10–15 Minuten köcheln lassen. Die Suppennudeln in die Suppe geben und 5 Minuten ausquellen lassen. Die Minestrone alla Bolzano nochmals kräftig abschmecken. Die frisch gehackten Kräuter untermischen. Die Suppe anrichten, ausgarnieren und mit dem geriebenen Parmesan bestreut servieren.

SCHWÄBISCHE KRAFTSUPPE
(unten)
Die Ochsenbrust unter fließendem Wasser waschen, abtropfen lassen und in Streifen schneiden. Das Fleisch in etwas Salzwasser kurz blanchieren, herausnehmen und bereitstellen. Einen Eßlöffel Butter in einem Topf erhitzen und das Fleisch darin kurz anbraten. Mit der Brühe auffüllen. Bei mäßiger Hitze 40–50 Minuten köcheln lassen. Die Zwiebel, den Sellerie und die Karotten putzen. Das Gemüse in feine Streifen schneiden und 10 Minuten vor Garende in die Suppe geben. Die Suppe mit Salz, Pfeffer und Muskat kräftig würzen. Die Eier mit dem Vollkornmehl und der Milch zu einem glatten Teig verrühren. Mit Salz, Pfeffer und Muskat würzen. Etwas Butter erhitzen und einen Pfannkuchen ausbacken. Den Pfannkuchen in feine Streifen schneiden, in die Suppe geben und erhitzen. Die Suppe kräftig abschmecken, anrichten. Mit frisch geschnittenem Schnittlauch bestreut servieren.

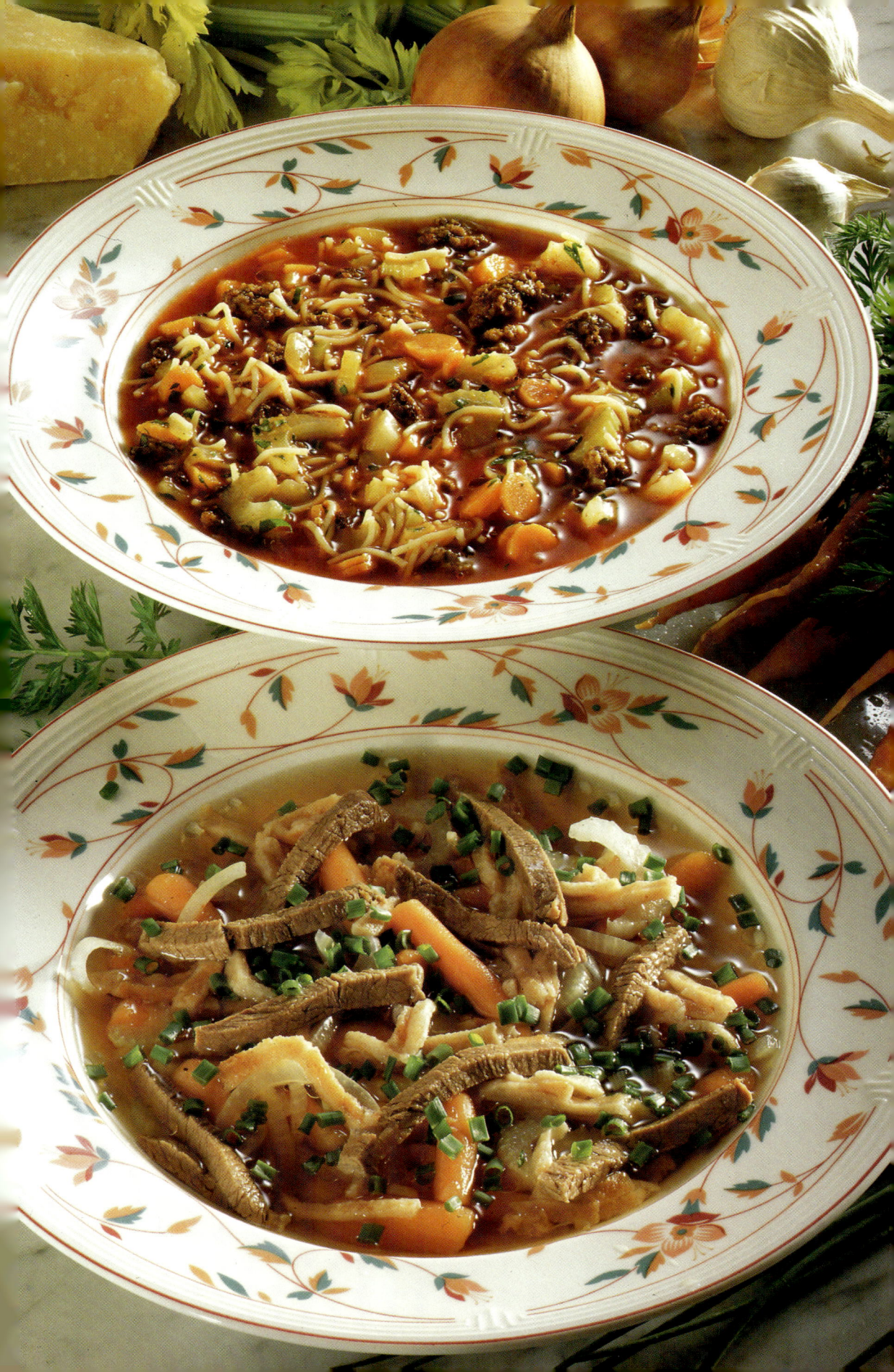

GEMÜSETÖPFE

DINKEL-GEMÜSE-EINTOPF

100 g Dinkel
1/2 Liter Brühe
1 EL Butter, 1 Zwiebel
2 Karotten
1 Stück Stangensellerie
1 kleine Fenchelknolle
Salz, weißer Pfeffer
1 Prise Muskatpulver
Zitronensaft
Worcestersauce
Apfeldicksaft
100 ml süße Sahne
1/2 Bund Pfefferminze

Pro Person etwa
500 kcal/2100 kJ
12 g E · 27 g F · 45 g Kh

CHINESISCHER SPROSSENTOPF

1–2 EL Sojaöl
2 Hähnchenbrustfilets
4 Frühlingszwiebeln
1 Karotte, 1 Stück Sellerie
1 rote Paprikaschote
100 g Sojabohnen-keimlinge
50 g chinesische Pilze
3/8 Liter Brühe
100 g gekochte Glas-nudeln
Salz, Pfeffer
Fünf-Gewürz-Pulver
1 hartgekochtes Ei
1/2 Bund Schnittlauch

Pro Person etwa
537 kcal/2255 kJ
46 g E · 22 g F · 30 g Kh

DINKEL-GEMÜSE-EINTOPF (oben)

Den Dinkel unter fließendem Wasser abwaschen, gut abtropfen lassen. In eine Schüssel geben. Mit der Brühe übergießen und über Nacht einweichen. Die Butter in einem Topf erhitzen. Die geschälte und feingehackte Zwiebel darin glasig schwitzen. Die Karotten und den Stangensellerie sowie den Fenchel putzen. In feine Würfel oder Streifen schneiden. Zur Zwiebel geben und kurz mitschwitzen. Den Dinkel mit der Brühe angießen. Mit Salz, Pfeffer, Muskat, Zitronensaft, Worcestersauce und Apfeldicksaft abschmecken. Bei mäßiger Hitze 20–30 Minuten köcheln lassen. Nach Ende der Garzeit die Sahne angießen und den Dinkel-Gemüse-Eintopf nochmals abschmecken. Mit der verlesenen, gewaschenen und feingehackten Pfefferminze bestreuen, ausgarnieren und servieren.

CHINESISCHER SPROSSENTOPF (unten)

Das Sojaöl in einem Topf erhitzen. Das gewaschene und in Streifen geschnittene Hähnchenbrustfilet darin anbraten. Die Frühlingszwiebeln, die Karotte, den Sellerie und die Paprikaschote putzen und in feine Streifen schneiden. Das Gemüse zum Hähnchenbrustfilet geben und kurz mitbraten. Bei mäßiger Hitze 6–8 Minuten dünsten. Die Sojabohnenkeimlinge verlesen, waschen und gut abtropfen lassen. Mit den eingeweichten, in Streifen geschnittenen Pilzen zum Fleisch geben und kurz mitschwitzen. Die Sojasauce unterrühren und mit der Brühe auffüllen. Bei mäßiger Hitze 5–6 Minuten köcheln lassen und anschließend die Glasnudeln in der Suppe erhitzen. Das Ganze mit Salz, Pfeffer und Fünf-Gewürz-Pulver abschmecken. Die Suppe anrichten, mit dem gehackten Ei und dem frisch geschnittenen Schnittlauch bestreuen, ausgarnieren und servieren.

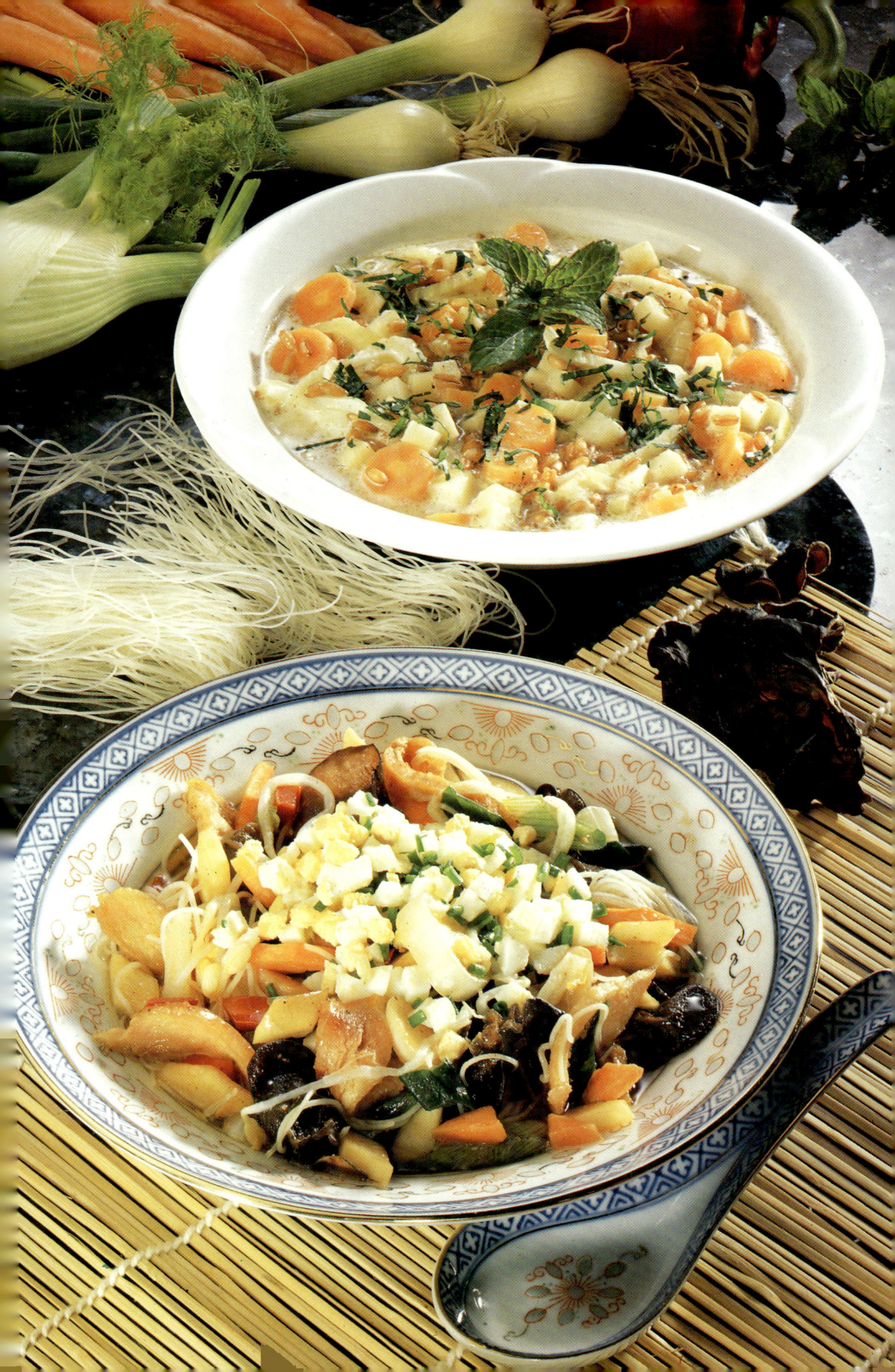

KARTOFFELTÖPFE

KARTOFFEL-RIND-FLEISCH-TOPF

400 g Rinderhüfte
1/2 Liter Brühe
1 Zwiebel
1 Gewürzbeutel
200 g Kartoffeln
200 g Karotten
1 Stück Lauch
Salz, Pfeffer, Muskat
100 g saure Sahne
1/2 Bund Schnittlauch

Pro Person etwa
565 kcal/2373 kJ
22 g E · 34 g F · 35 g Kh

KARTOFFELGULASCH

1 EL Olivenöl
50 g Schinkenspeck
350 g Schweinebauch
1 Zwiebel
1 Bund Suppengemüse
1/2 rote Paprikaschote
1/2 grüne Paprikaschote
400 g Kartoffeln
1–2 EL Tomatenmark
1/4 Liter Brühe
1 EL Zitronenschale
Kümmel, Majoran
1 EL Paprikapulver
Salz, Pfeffer
1/2 Bund Schnittlauch

Pro Person etwa
630 kcal/2645 kJ
29 g E · 34 g F · 41 g Kh

KARTOFFEL-RINDFLEISCH-TOPF (oben)

Das Rindfleisch in Würfel schneiden. Unter fließendem Wasser abwaschen und gut abtropfen lassen. In Salzwasser kurz blanchieren, herausnehmen und bereitstellen. Die Brühe in einem Topf erhitzen. Die Zwiebel schälen und in Würfel schneiden. Mit dem Gewürzbeutel (Lorbeerblatt, Nelken, Pfefferkörnern, Wacholderbeeren) und dem Fleisch in die Brühe geben. Das Ganze bei mäßiger Hitze 50–60 Minuten köcheln lassen. In der Zwischenzeit die Kartoffeln und die Karotten sowie den Lauch putzen, waschen und ebenfalls in Würfel schneiden. Das Gemüse zum Fleisch geben und weitere 20–25 Minuten garen. Den Kartoffel-Rindfleisch-Topf mit Salz, Pfeffer und Muskat kräftig würzen und mit saurer Sahne verfeinern. Das Ganze anrichten und mit frisch geschnittenem Schnittlauch bestreut servieren.

KARTOFFELGULASCH (unten)

Das Olivenöl in einem Topf erhitzen. Den in feine Würfel geschnittenen Speck darin auslassen. Den Schweinebauch in Würfel schneiden, abwaschen und gut trockentupfen. Zum Speck geben und anbraten. Die Zwiebel und das Suppengemüse sowie die Paprikaschoten putzen, waschen, gut abtropfen lassen. Das Gemüse kleinschneiden, zum Fleisch geben und kurz mitbraten. Die Kartoffeln schälen und in grobe Würfel schneiden. Zum Fleisch geben und ebenfalls kurz mitschwitzen. Das Tomatenmark unterrühren. Die Brühe angießen, mit der Zitronenschale, dem Kümmel, dem Majoran und dem Paprikapulver würzen. Das Ganze mit Salz und Pfeffer abrunden. Das Kartoffelgulasch bei mäßiger Hitze 40–45 Minuten köcheln lassen. Kurz vor Garende den Sud einreduzieren lassen. Das Gulasch je nach Geschmack mit frisch geschnittenem Schnittlauch bestreuen, anrichten und servieren.

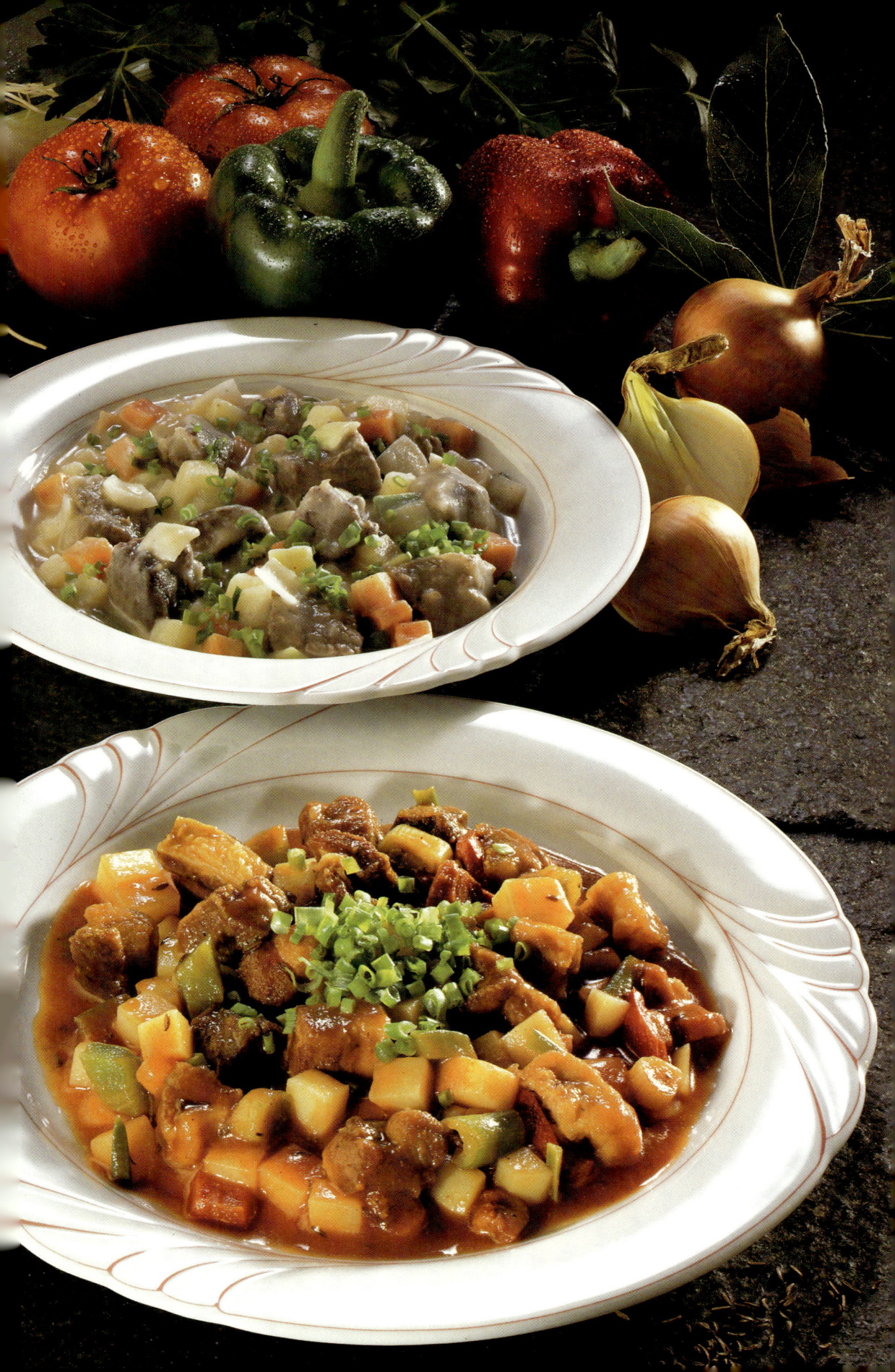

GEMÜSEAUFLÄUFE

AUBERGINENAUFLAUF
2 mittelgroße Auberginen
1 EL Salz
2–3 EL Olivenöl
2 Knoblauchzehen
400 g Hackfleisch
1 Zwiebel
1 Dose geschälte Tomaten
Salz, Pfeffer
Zitronensaft
Oregano, Basilikum
Öl zum Ausfetten
200 g Mozzarella
1/2 Bund Schnittlauch

Pro Person etwa
1127 kcal/4733 kJ
57 g E · 83 g F · 21 g Kh

CHICORÉE-AUFLAUF
4 Chicoréestauden
8 Scheiben Schinken
1 EL Butter, 1 Zwiebel
4 Frühlingszwiebeln
4 Tomaten
1 Tasse Milch
1 Tasse süße Sahne
Johannisbrotkernmehl
Salz, Pfeffer
Zitronensaft
Worcestersauce
30 g Parmesan
50 g Emmentaler

Pro Person etwa
714 kcal/2999 kJ
42 g E · 47 g F · 22 g Kh

AUBERGINENAUFLAUF (oben)
Die Auberginen putzen und in
1 cm dicke Scheiben schneiden.
Die Auberginenscheiben mit Salz
bestreuen und im Kühlschrank
10 Minuten ziehen lassen. Das
Olivenöl erhitzen. Die Knoblauchzehen schälen und fein
hacken. Ins Öl geben und kurz
anschwitzen. Die Auberginenscheiben nochmals abwaschen
und gut trockentupfen. Im Knoblauchfett kurz anbraten und herausnehmen. Das Hackfleisch ins
Bratfett geben und braten. Die
Zwiebel schälen und fein hak-
ken. Zum Fleisch geben und kurz
mitbraten. Die Tomaten mit einer Gabel zerdrücken und dazugeben. Das Ganze 3–4 Minuten
dünsten. Die Fleischmasse kräftig würzen. Eine Auflaufform mit
Öl ausstreichen. Die Auberginenscheiben schichtweise mit der
Fleischmasse einfüllen. Den
Mozzarella in Scheiben schneiden und auf den Auflauf legen.
Im auf 180–200 °C vorgeheizten Backofen 15–20 Minuten
backen. Anschließend herausnehmen und je nach Geschmack
mit frisch geschnittenem Schnittlauch bestreut servieren.

CHICORÉE-AUFLAUF (unten)
Die Chicoréestauden waschen,
halbieren und den Strunk herausschneiden. Mit je einer Scheibe gekochtem Schinken um-
wickeln. Die Butter erhitzen und
die geschälte, feingehackte Zwiebel darin glasig schwitzen. Die
Frühlingszwiebeln putzen und in
feine Scheiben schneiden. Zu
den Zwiebeln geben und kurz
mitschwitzen. Die Tomaten enthäuten und in Scheiben schneiden. Die Milch mit der Sahne erhitzen. Das Ganze mit Johannisbrotkernmehl leicht binden. Mit
Salz, Pfeffer, Zitronensaft und
Worcestersauce kräftig würzen.
Den geriebenen Parmesan unterrühren. Die Chicoréestauden
mit den Tomatenscheiben auf
die Frühlingszwiebeln legen. Mit
der Béchamelsauce überziehen.
Mit geriebenem Emmentaler bestreuen und im auf 180–200 °C
vorgeheizten Backofen 15–20
Minuten garen. Herausnehmen,
anrichten und servieren.

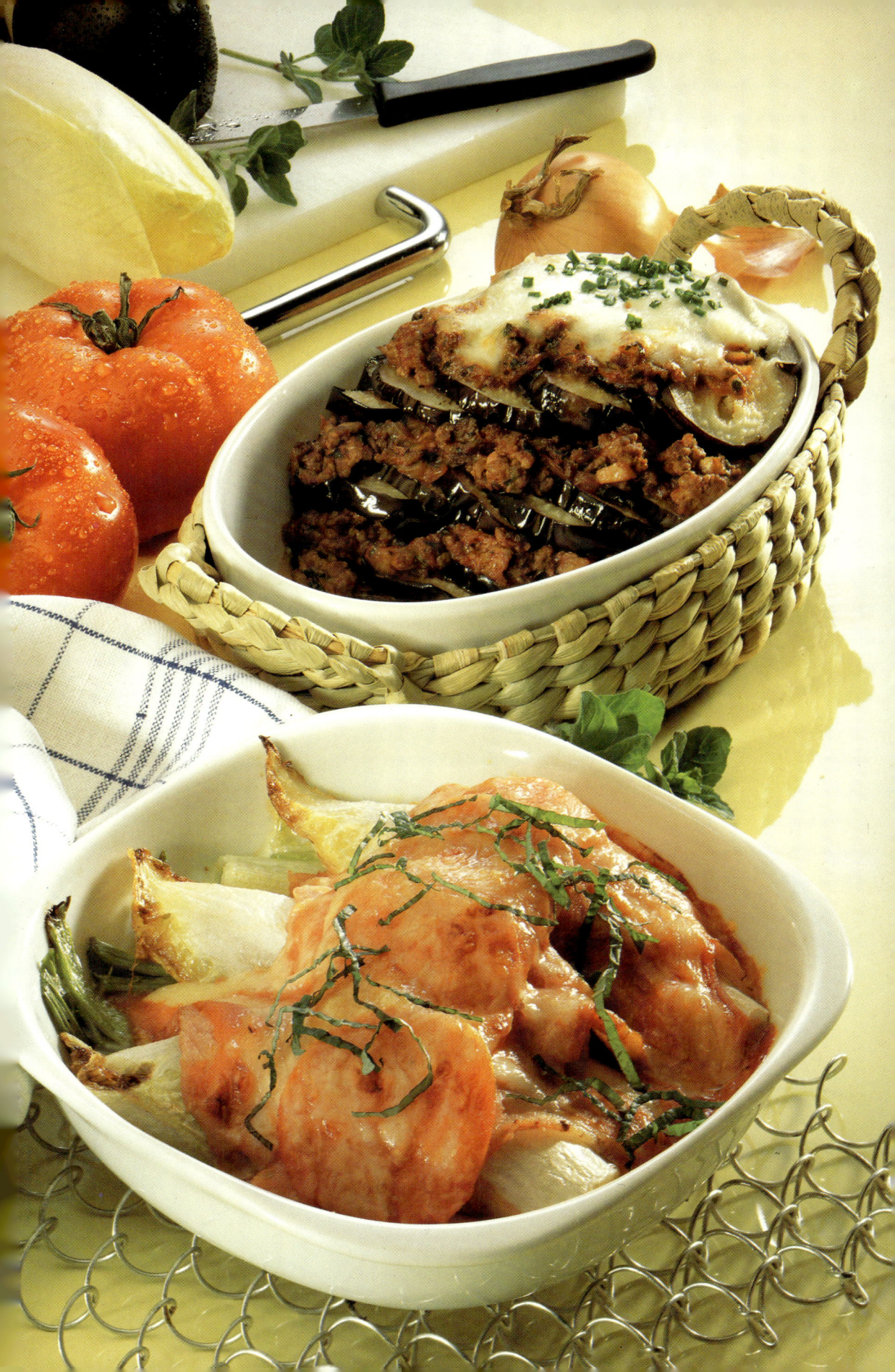

KARTOFFELAUFLÄUFE

KARTOFFEL-HACK-FLEISCH-AUFLAUF

1–2 EL Olivenöl
200 g Hackfleisch
1 Zwiebel
1 Knoblauchzehe
200 g Brokkoliröschen
200 g Blumenkohlröschen
300 g Kartoffeln
1/4 Liter Brühe
1 Tasse süße Sahne
30 g geriebener Parmesan
Salz, Pfeffer, Kümmel
50 g Emmentaler
1/2 Bund Schnittlauch

Pro Person etwa
800 kcal/3360 kJ
41 g E · 50 g F · 35 g Kh

RÄUCHERFISCH-AUFLAUF

400 g gekochte Kartoffeln
1 kleines Glas rote Bete
2 Essiggurken
4 Frühlingszwiebeln
200 g Schillerlocken
Salz, Pfeffer
1/2 TL Kümmelpulver
1/2 Bund Dill
Zitronensaft
200 g saure Sahne
2 Eier, 1–2 EL Senf
50 g Emmentaler

Pro Person etwa
927 kcal/3893 kJ
43 g E · 50 g F · 59 g Kh

KARTOFFEL-HACKFLEISCH-AUFLAUF (oben)

Das Olivenöl erhitzen und das Hackfleisch anbraten. Die Zwiebel und die Knoblauchzehe schälen und fein hacken. Zum Fleisch geben und kurz mitbraten. Die Brokkoli- und Blumenkohlröschen in mundgerechte Stücke schneiden. Die Kartoffeln schälen, waschen und würfeln. Das Gemüse mit der Brühe in einen Topf geben und 6–8 Minuten dünsten. Die Sahne mit dem Parmesan glattrühren. Mit Salz, Pfeffer und Kümmel kräftig würzen. Das Gemüse aus der Brühe nehmen und gut abtropfen lassen. Mit dem Hackfleisch schichtweise in eine ausgefettete Auflaufform geben. Den Auflauf würzen und mit der Käse-Sahne überziehen. Die Emmentalerscheiben darauf legen. Im auf 180–200 °C vorgeheizten Backofen 15–20 Minuten garen. Nach Ende der Garzeit den Auflauf herausnehmen, anrichten und mit frisch geschnittenem Schnittlauch bestreut servieren.

RÄUCHERFISCH-AUFLAUF (unten)

Die Kartoffeln schälen und in Scheiben schneiden. Die rote Bete gut abtropfen lassen und kleinschneiden. Die Essiggurken in Scheiben schneiden. Die Frühlingszwiebeln waschen, putzen und in Scheiben schneiden. Die Schillerlocken in Scheiben schneiden. Mit den übrigen Zutaten schichtweise in eine ausgefettete Auflaufform geben. Jede Schicht mit Salz, Pfeffer, Kümmel und der Hälfte des feingehackten Dills bestreuen und mit Zitronensaft beträufeln. Die saure Sahne mit den Eiern und dem Senf glattrühren. Ebenfalls auf dem Auflauf verteilen. Das Ganze mit dem geriebenen Emmentaler bestreuen und im auf 180–200 °C vorgeheizten Backofen 15–20 Minuten backen. Herausnehmen, anrichten, mit dem restlichen feingehackten Dill bestreuen, ausgarnieren und servieren.

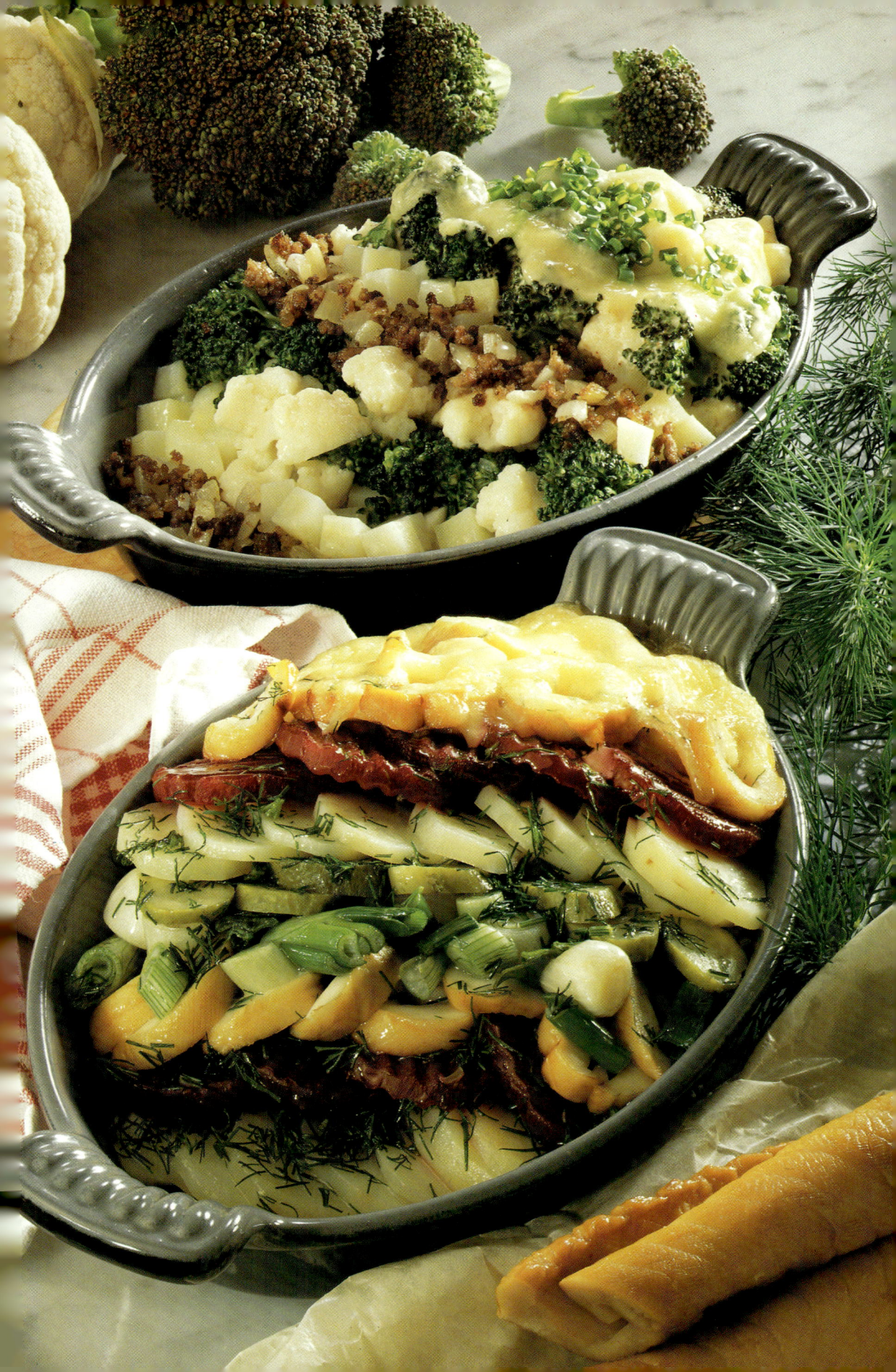

REISGERICHTE
MIT HÄHNCHEN

GEMÜSE-REIS-AUFLAUF
2 Hähnchenbrustfilets
Salz, Pfeffer
1 EL Olivenöl, 1 Zwiebel
1 Stück Stangensellerie
2 Karotten
1/2 rote Paprikaschote
1/2 grüne Paprikaschote
1 Tasse Naturreis
1−2 EL Tomatenmark
3/8 Liter Brühe
1 Lorbeerblatt

Pro Person etwa
435 kcal/1827 kJ
35 g E · 14 g F · 35 g Kh

PAELLA MIT
HÄHNCHENKEULEN
1−2 EL Olivenöl
1 Knoblauchzehe
2 Hähnchenkeulen
Salz, Pfeffer
1/2 TL Majoran
1/2 TL Thymian
1 Zwiebel
1 Stück Stangensellerie
1/2 grüne Paprikaschote
1/2 rote Paprikaschote
2 Tomaten
1 Tasse gefüllte Oliven
1/2 Tasse Langkornreis
1/4 Liter Brühe, Safran
1/2 Tasse Kräuter

Pro Person etwa
698 kcal/2932 kJ
28 g E · 43 g F · 40 g Kh

GEMÜSE-REIS-AUFLAUF
(oben)
Die Hähnchenbrustfilets unter
fließendem Wasser abwaschen,
trockentupfen und in Streifen
schneiden. Mit Salz und Pfeffer
kräftig würzen. Das Olivenöl in
einem Topf erhitzen und das
Fleisch darin rundherum Farbe
nehmen lassen. Die Zwiebel
schälen, fein hacken, zum
Fleisch geben und kurz mitbraten. Den Stangensellerie, die
Karotten und die Paprikaschoten
putzen, waschen und in feine
Würfel schneiden. Zum Fleisch
geben und kurz mitschwitzen.
Den Reis waschen und unter das
Gemüse rühren. Das Tomatenmark unterrühren. Mit der
Brühe auffüllen. Das Lorbeerblatt
dazugeben. Im auf 160−180 °C
vorgeheizten Backofen 30−40
Minuten garen. Nach Ende der
Garzeit nochmals kräftig abschmecken, anrichten, ausgarnieren und servieren.

Tip:
*Bei diesem Rezept können Sie oh-
ne weiteres das Fleisch durch ein
Gemüse Ihrer Wahl ersetzen.*

PAELLA MIT HÄHNCHEN-
KEULEN (unten)
Das Olivenöl in einer großen
Paellapfanne erhitzen. Die geschälte und feingehackte Knoblauchzehe darin anschwitzen.
Die Hähnchenkeulen unter
fließendem Wasser abwaschen
und trockentupfen. Mit Salz,
Pfeffer, Majoran und Thymian
kräftig würzen. Im Knoblauchfett
anbraten. Die Zwiebel schälen
und fein hacken. Zu den Keulen
geben und kurz mitbraten. Den
Stangensellerie und die Paprikaschoten putzen, waschen und
würfeln. Zum Fleisch geben und
kurz mitschwitzen. Die enthäuteten, entkernten und in Würfel
geschnittenen Tomaten dazugeben. Die gefüllten Oliven in
Scheiben schneiden. Mit dem
Reis zum Gemüse geben. Die
Brühe mit Safran, Salz und Pfeffer kräftig würzen und angießen.
Das Ganze im auf 160−180 °C
vorgeheizten Backofen 30−40
Minuten garen. Nach Ende der
Garzeit je nach Geschmack die
frisch gehackten Kräuter untermischen und mit geriebenem Käse bestreut servieren.

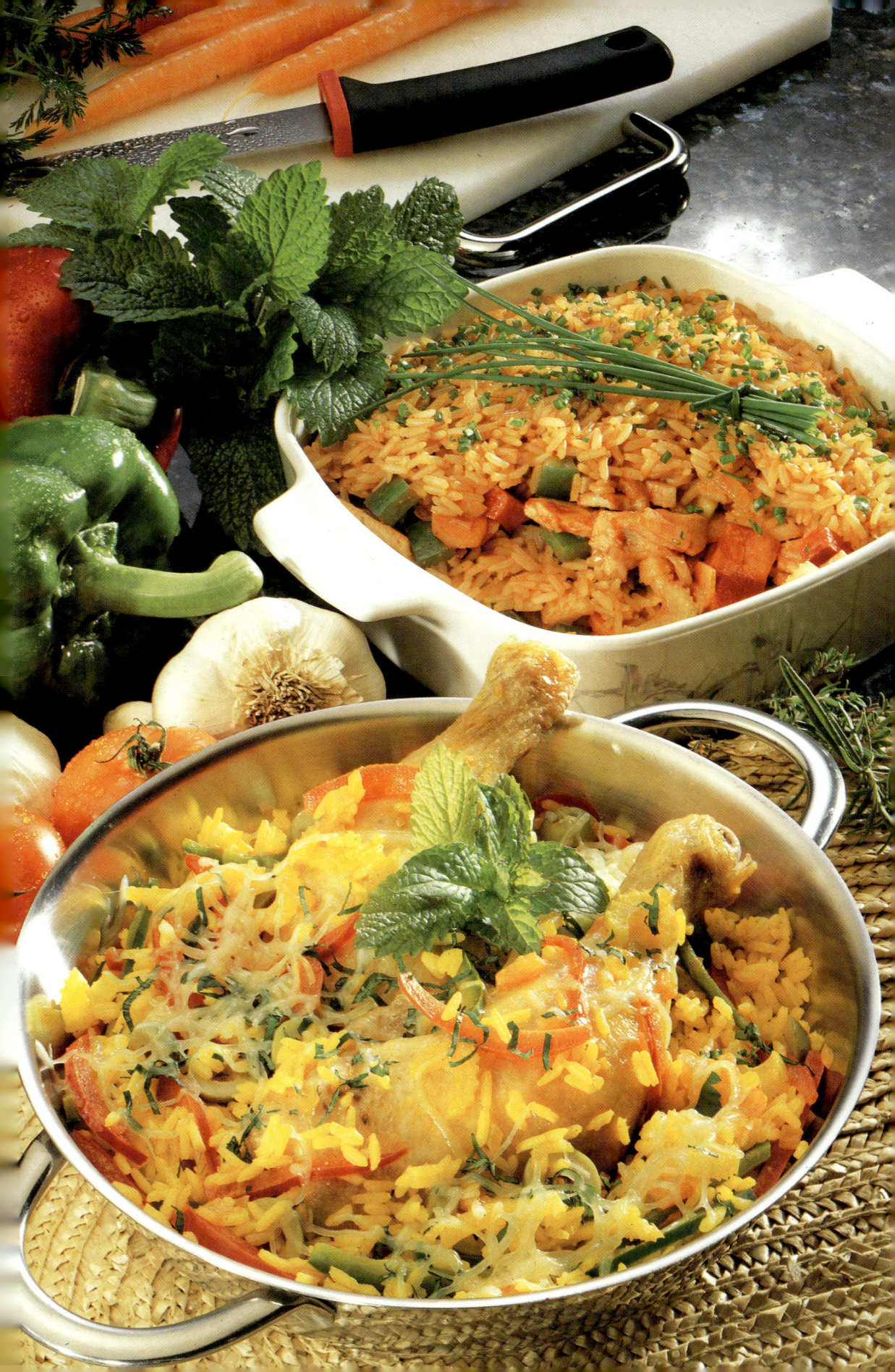

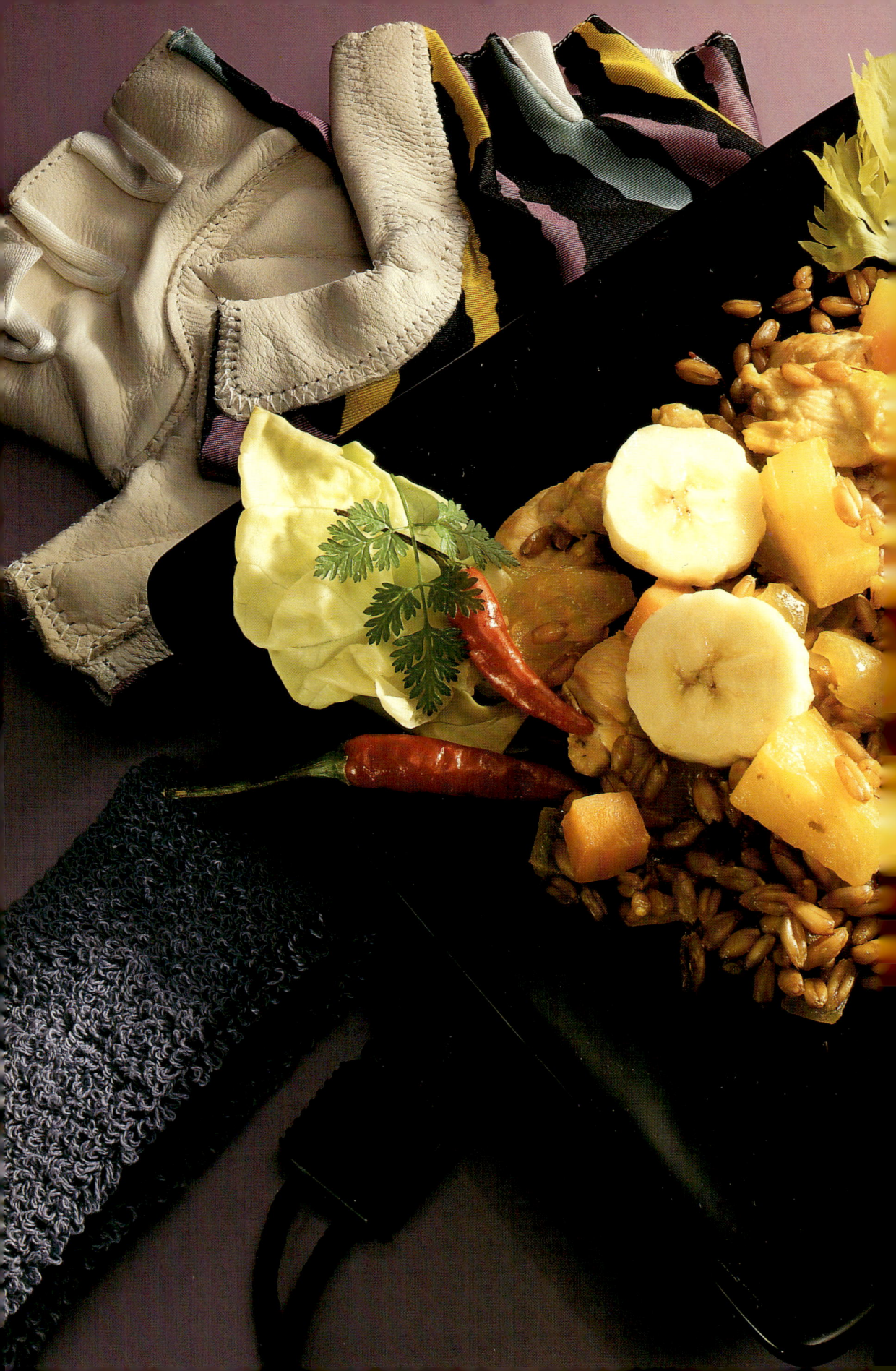

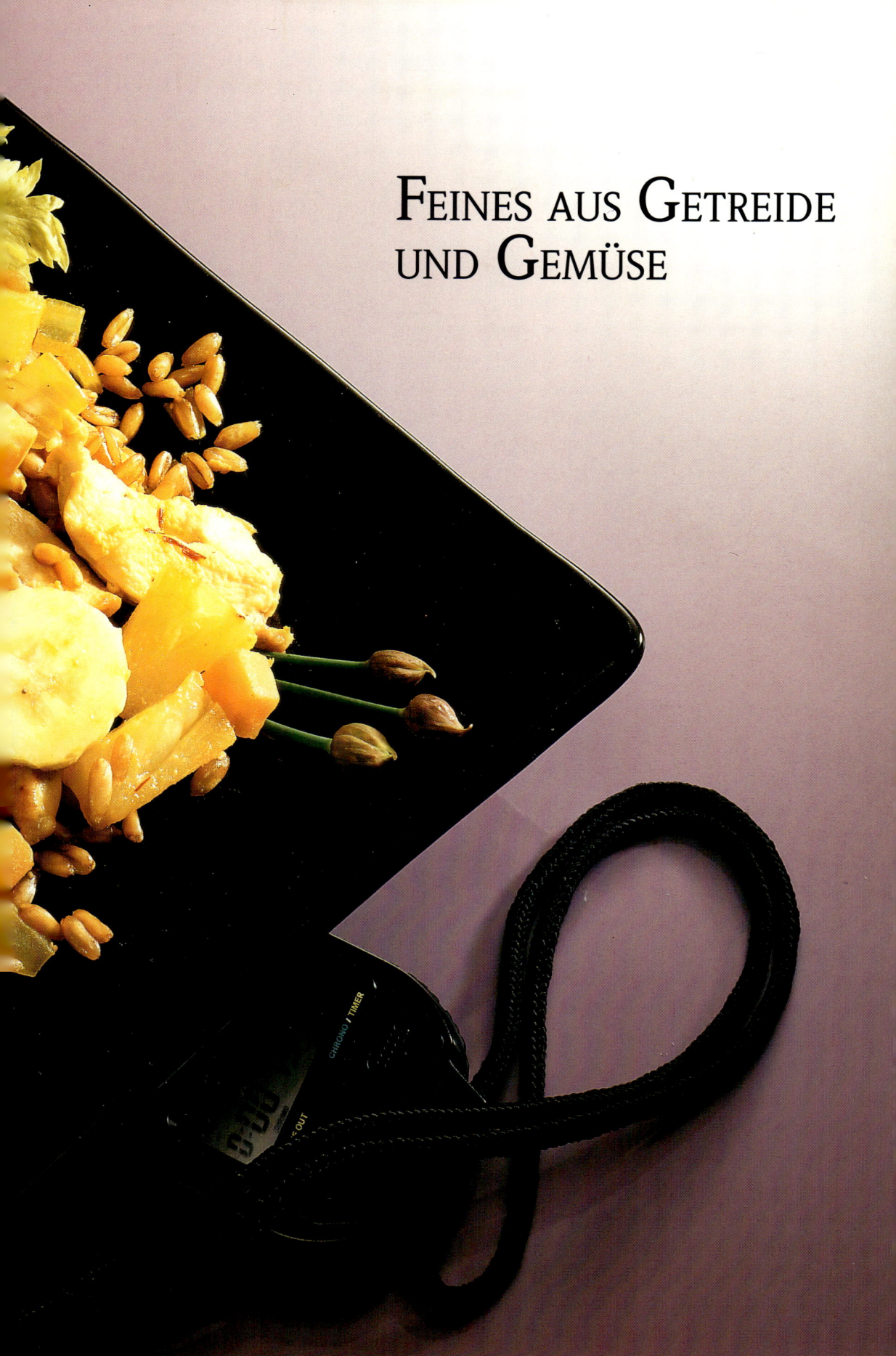

FEINES AUS GETREIDE UND GEMÜSE

VOLLKORNPFANNKUCHEN

GEFÜLLTE DINKEL-PFANNKUCHEN

150 g Dinkelvollkornmehl
1 1/2 Tassen Milch
3 Eier, Salz
1 Prise Muskatpulver
2 EL Schnittlauch
2–3 EL Butter
250 g feines Kalbsbrät
1/2 TL Zitronenschale
1/2 Tasse süße Sahne
1 Ei
2–3 EL Semmelbrösel
1 Liter Brühe

Pro Person etwa
1130 kcal/4746 kJ
62 g E · 61 g F · 66 g Kh

VOLLKORNPFANN-KUCHEN MIT AUSTERN-PILZEN

75 g Weizenvollkornmehl
75 g Buchweizenmehl
1 1/2 Tassen Milch
3 Eier, Salz, Pfeffer
1 Prise Muskatpulver
1–2 EL Pflanzenfett
50 g Schinkenspeck
1 Zwiebel
250 g frische Austernpilze
1 Schuß Weißwein
200 ml süße Sahne
Zitronensaft
Worcestersauce
1/2 Tasse Petersilie

Pro Person etwa
1104 kcal/4636 kJ
27 g E · 75 g F · 66 g Kh

GEFÜLLTE DINKELPFANN-KUCHEN (oben)

Das feine Dinkelvollkornmehl mit der Milch glattrühren. An einem warmen Ort etwa 1/2 Stunde ausquellen lassen. Die Eier darunter schlagen. Mit Salz und Muskat würzen und den geschnittenen Schnittlauch untermischen. Butter in einer Pfanne erhitzen und portionsweise Pfannkuchen ausbacken. Herausnehmen und warm stellen.
Das Kalbsbrät mit der Zitronenschale und der Sahne sowie dem Ei in eine Schüssel geben. Mit dem Schneebesen kräftig durchschlagen. Je nach Bedarf mit einigen Semmelbröseln abbinden. Mit Salz und Muskat würzen.
Die Brätmasse auf die Dinkelpfannkuchen streichen. Anschließend zusammenrollen und in 2–3 cm dicke Stücke schneiden. Die Brühe in einem Topf erhitzen. Die Brätscheiben darin bei mäßiger Hitze 5–6 Minuten gar ziehen lassen. Anrichten, mit der Brühe übergießen und servieren.

VOLLKORNPFANNKUCHEN MIT AUSTERNPILZEN (unten)

Das Weizenvollkornmehl, das Buchweizenmehl und die Milch in einer Schüssel glattrühren. An einem warmen Ort 1/2 Stunde ruhen lassen. Die Eier darunter schlagen. Mit Salz, Pfeffer und Muskat abschmecken. Das Pflanzenfett erhitzen und Pfannkuchen ausbacken. Herausnehmen und warm stellen.
Etwas Fett erhitzen und den gewürfelten Speck darin auslassen. Die Zwiebel schälen und fein hacken. Zum Speck geben und kurz mitschwitzen. Die Austernpilze je nach Bedarf kleinschneiden, zu den Speck-Zwiebeln geben und kurz dünsten. Das Ganze mit Weißwein ablöschen und die Sahne angießen. Bei starker Hitze kurz einreduzieren lassen. Mit Zitronensaft, Worcestersauce, Salz und Pfeffer kräftig abschmecken. Die verlesene, gewaschene und feingehackte Petersilie untermischen. Die Austernpilze in die Vollkornpfannkuchen füllen. Anrichten, ausgarnieren und servieren.

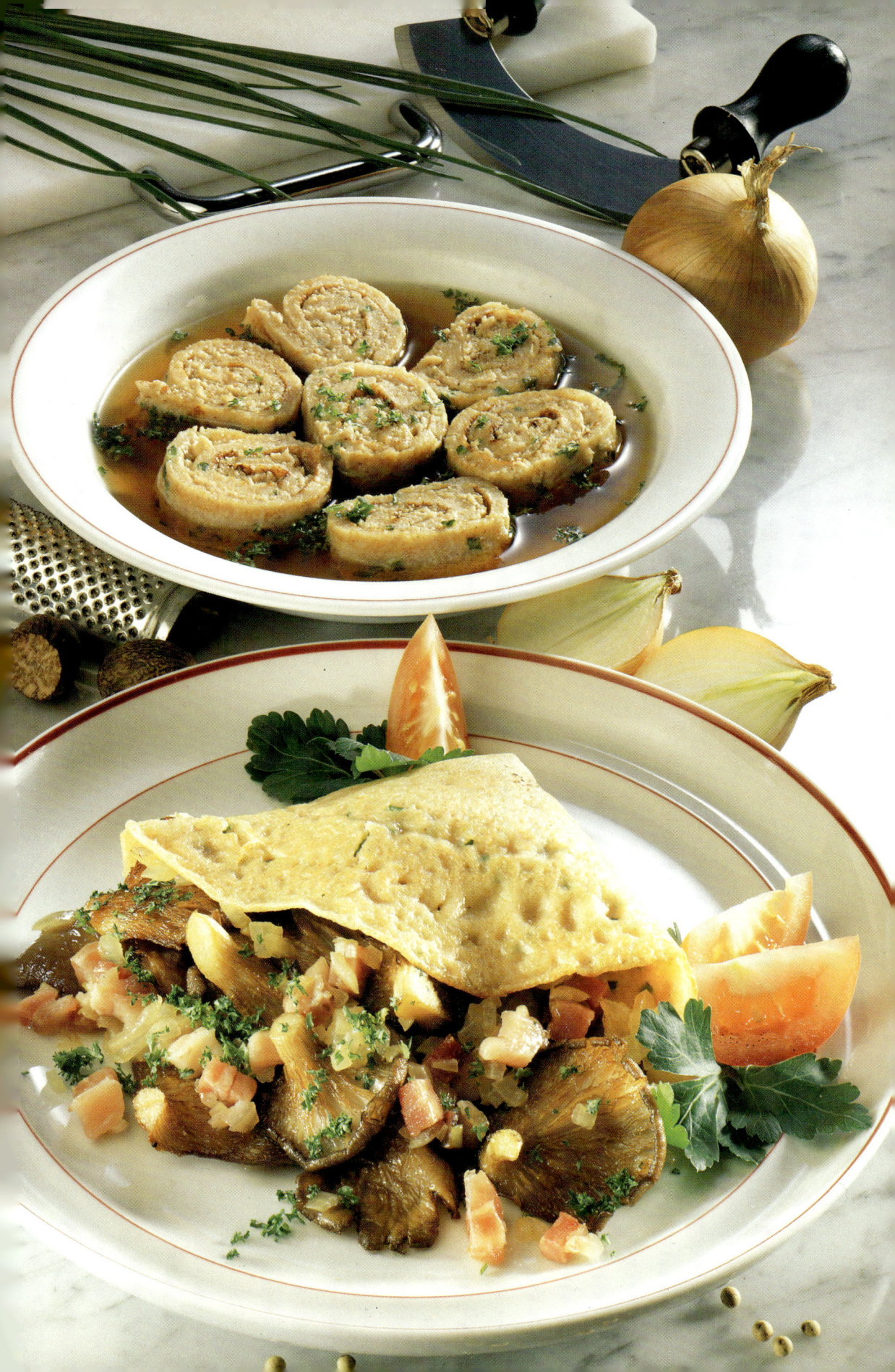

Gemüse überbacken

ÜBERBACKENES GEMÜSE

2 mittelgroße Auberginen
Salz, Pfeffer
1 Tasse Mehl, 2 Eier
1 Tasse Semmelbrösel
1–2 EL Pflanzenfett
2 Knoblauchzehen
4 Frühlingszwiebeln
4 Tomaten
100 g Champignons
Saft von 1/2 Zitrone
1 TL Basilikum
125 g Mozzarella

Pro Person etwa
791 kcal/3322 kJ
31 g E · 34 g F · 77 g Kh

GEMÜSELASAGNE

1–2 EL Olivenöl
1 Knoblauchzehe
1 Zwiebel
1 Stück Staudensellerie
2 Karotten, 1 Zucchino
1–2 EL Tomatenmark
1 Tasse Brühe
Salz, Pfeffer
1/2 TL Oregano
1/2 TL Basilikum
8–10 gegarte Lasagne-
platten
1/4 Liter Béchamelsauce
60 g Parmesan
125 g Mozzarella

Pro Person etwa
793 kcal/3330 kJ
34 g E · 43 g F · 60 g Kh

ÜBERBACKENES GEMÜSE
(oben)

Die Auberginen in 1/2 cm dicke Scheiben schneiden. Mit Salz bestreuen und im Kühlschrank 10 Minuten ziehen lassen. Die Auberginenscheiben abwaschen, würzen und in Mehl wenden. Die Eier verschlagen und die Auberginen durchziehen. Anschließend mit den Semmelbröseln panieren. Das Pflanzenfett erhitzen. Die Auberginen darin braten. Herausnehmen und in eine Auflaufform legen. Die Knoblauchzehen schälen und fein hacken. Im verbliebenen Bratfett glasig schwitzen. Die Frühlingszwiebeln in Scheiben schneiden, dazugeben und kurz mitschwitzen. Die Tomaten würfeln. Die Champignons in Scheiben schneiden, mit Zitronensaft beträufeln und dazugeben. Das Ganze mit Basilikum kräftig würzen. Das Gemüse auf den Auberginen verteilen. Mit dem in Scheiben geschnittenen Mozzarella belegen. Bei starker Oberhitze 10–12 Minuten überbacken. Anschließend herausnehmen, anrichten und servieren.

GEMÜSELASAGNE
(unten)

Das Olivenöl in einer Pfanne erhitzen. Die feingehackte Knoblauchzehe darin anschwitzen. Die Zwiebel fein hacken. Den Staudensellerie putzen und würfeln. Die Karotten und den Zucchino putzen und raspeln. Das Gemüse ins Knoblauchfett geben und glasig schwitzen. Das Tomatenmark unterrühren und mit der Brühe auffüllen. Mit Salz, Pfeffer, Oregano und Basilikum würzen. Die Lasagneplatten gut abtropfen lassen. Mit dem Gemüse und der Béchamelsauce schichtweise in eine ausgefettete Auflaufform geben. Jede Schicht mit Parmesan, Salz und Pfeffer bestreuen. Mit dem in Scheiben geschnittenen Mozzarella abdecken. Im auf 180–200 °C vorgeheizten Backofen 15–20 Minuten backen. Die Gemüselasagne herausnehmen, anrichten, ausgarnieren und servieren.

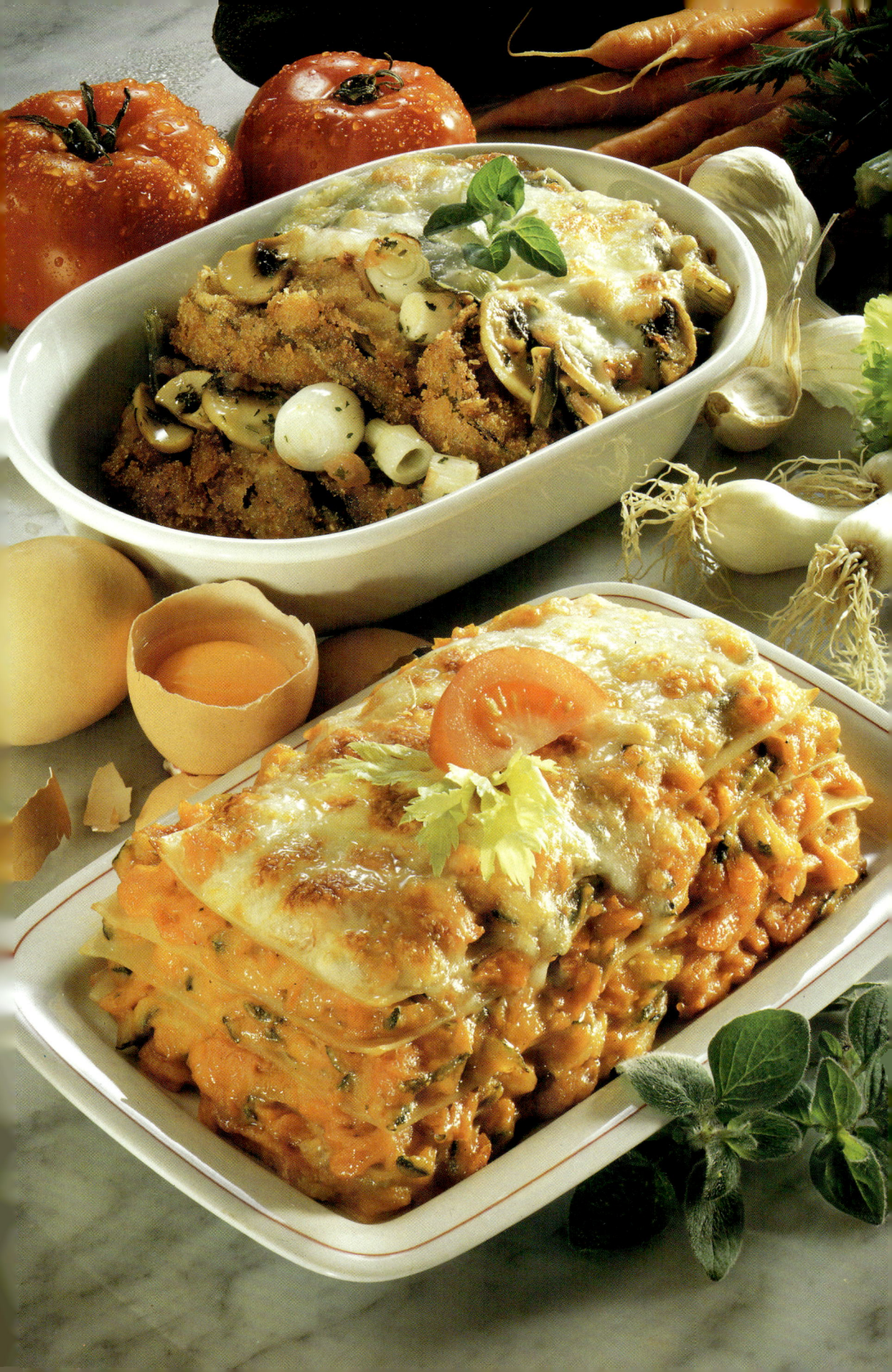

NUDELN HAUSGEMACHT

KÄSESPÄTZLE
250 g feines Dinkel-
vollkornmehl
3–4 Eier
Meer- oder Jodsalz
1 Prise Muskatpulver
1–2 EL Butter
125 g Emmentaler
2 Gemüsezwiebeln
etwas Olivenöl
Pfeffer

Pro Person etwa
1104 kcal/4636 kJ
46 g E · 55 g F · 93 g Kh

VOLLKORNBAND-
NUDELN MIT TOMATEN-
BASILIKUM-SAUCE
250 g feines Weizen-
vollkornmehl
2 Eier
3–4 EL Wasser
1–2 EL Olivenöl
Meer- oder Jodsalz
1–2 EL Olivenöl
2 Knoblauchzehen
1 Zwiebel
6–8 Tomaten
1/2 Bund Basilikum
Pfeffer, Cayennepfeffer
Aceto balsamico
4–5 EL Parmesan

Pro Person etwa
893 kcal/3750 kJ
32 g E · 34 g F · 98 g Kh

KÄSESPÄTZLE
(oben)
Das Dinkelvollkornmehl, die
Eier, das Salz und das Muskatpulver in einer Schüssel vermischen
und mit dem Kochlöffel so lange
schlagen, bis der Teig Blasen
wirft. Salzwasser in einem Topf
zum Kochen bringen. Den Teig
portionsweise mit dem Spätzle-
hobel in das kochende Salzwasser hobeln. Die Spätzle aufwallen
lassen, wenn diese an der Ober-
fläche schwimmen, mit dem
Schaumlöffel herausnehmen. Die
Spätzle gut abtropfen lassen und
in kaltem Wasser abschrecken.
Die Spätzle aus dem kalten Wasser nehmen und auf einem sauberen Küchentuch zum Abtrocknen verteilen. Eine Auflaufform
ausfetten und schichtweise die
Spätzle und den geriebenen Käse
einfüllen. Die Zwiebeln in Scheiben schneiden. Das Öl erhitzen
und die Zwiebeln darin braten.
Das Ganze salzen, pfeffern und
auf den Spätzle verteilen. Im auf
180–200 °C vorgeheizten
Backofen 8–10 Minuten garen.
Herausnehmen und mit gemischtem Salat mit Essig-Öl-Dressing
servieren.

VOLLKORNBANDNUDELN MIT
TOMATEN-BASILIKUM-SAUCE
(unten)
Das Weizenvollkornmehl, die
Eier, das Wasser, das Öl und das
Salz zu einem glatten Teig verarbeiten. An einem warmen Ort
mindestens 1/2 Stunde ruhen
lassen. Nochmals durchkneten
und auf einer bemehlten Arbeitsfläche dünn ausrollen. Mit dem
Messer 1 cm breite Nudeln abschneiden. Diese im kochenden
Salzwasser bißfest garen. Herausnehmen und abschrecken. Die
Nudeln auf ein sauberes Küchentuch zum Abtrocknen legen. Das
Olivenöl erhitzen. Die geschälten, feingehackten Knoblauchzehen und die geschälte, feingehackte Zwiebel darin glasig
schwitzen. Die Tomaten enthäuten, entkernen und würfeln. Zu
den Zwiebeln geben und 3–4
Minuten dünsten. Das feinge-
schnittene Basilikum unterrühren und abschmecken. Mit
Aceto balsamico leicht säuern.
Die Nudeln in Olivenöl an-
schwenken, anrichten. Mit der
Sauce überziehen, mit dem
Parmesan bestreut servieren.

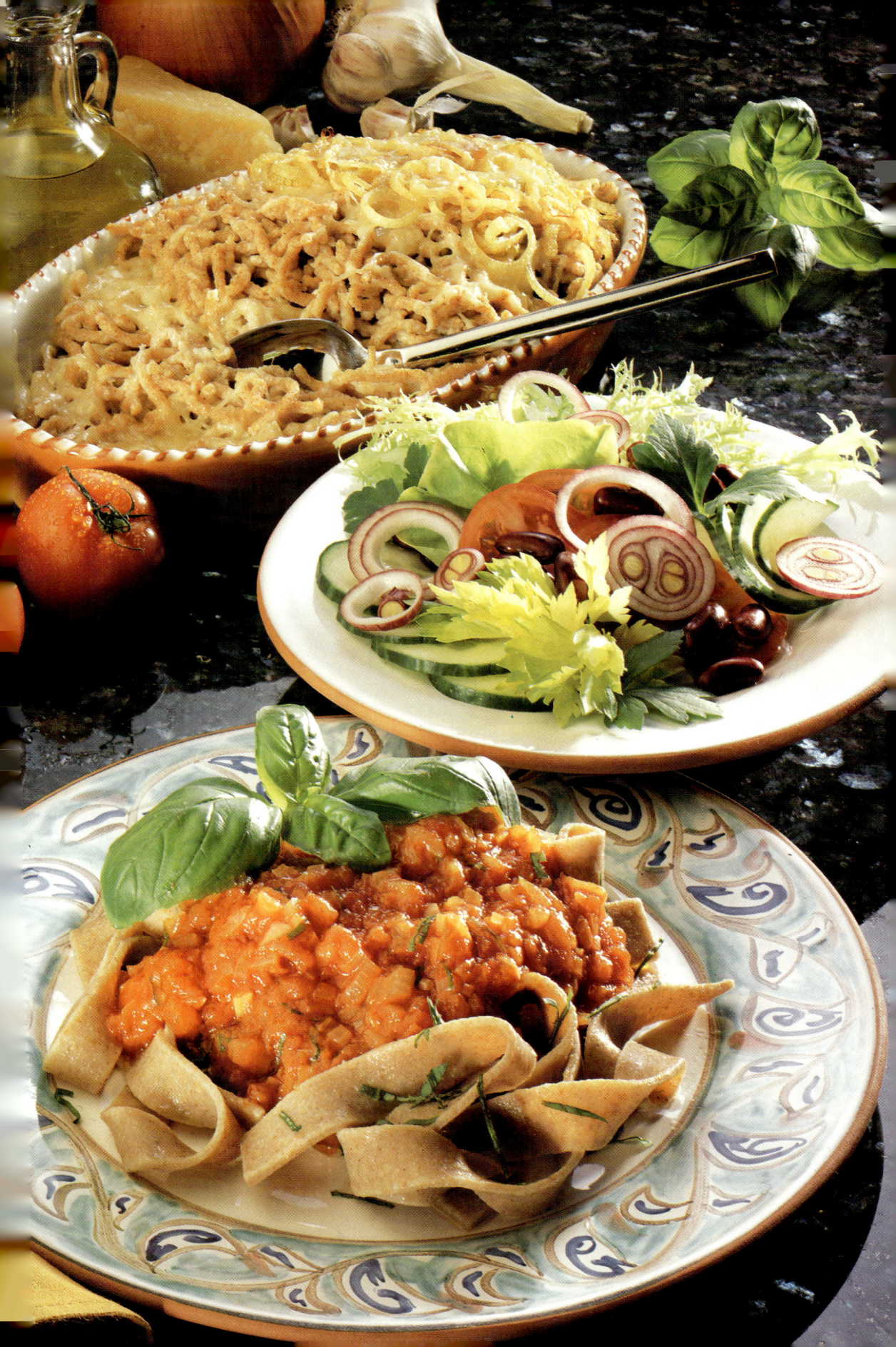

HIRSEPFANNE
HIRSEBOULETTEN

HIRSEPFANNE
1–2 EL Olivenöl
300 g Putenbrustfilet
1 Knoblauchzehe
1 Zwiebel, 2 Karotten
1 Stück Stangensellerie
1 Fenchelknolle
4–5 EL Hirse
1 Schuß Weißwein
3/8 Liter Brühe
1 Zweig Thymian
1 Zweig Rosmarin
Salz, Pfeffer
1 Prise Muskatpulver
2 Tomaten
1 kleiner Zucchino

Pro Person etwa
435 kcal/1827 kJ
46 g E · 10 g F · 28 g Kh

HIRSEBOULETTEN
1–2 EL Olivenöl
1 Zwiebel, 1 Stange Lauch
125 g Hirse
1/4 Liter Brühe
Salz, Pfeffer
1 Prise Muskatpulver
2 Eier, 75 g Emmentaler
1/2 Tasse Kräuter
Vollkornsemmelbrösel
Pflanzenfett
1/4 Liter Kräutersauce

Pro Person etwa
393 kcal/1650 kJ
11 g E · 14 g F · 49 g Kh

HIRSEPFANNE (oben)
Das Olivenöl in einer großen Pfanne erhitzen. Das gewürfelte Putenbrustfilet darin braten. Die Knoblauchzehe und die Zwiebel schälen und fein hacken. Zum Putenbrustfilet geben und kurz mitbraten. Die Karotten, den Stangensellerie und die Fenchelknolle putzen. Das Gemüse in feine Würfel schneiden. Zum Fleisch geben und kurz mitschwitzen. Die Hirse waschen und gut abtropfen lassen. Zum Gemüse geben und unterrühren. Das Ganze mit Weißwein ablöschen und mit der Brühe auffüllen. Den Thymian- und Rosmarinzweig dazugeben und kräftig würzen. Bei mäßiger Hitze 10–15 Minuten köcheln lassen. Die Tomaten enthäuten, entkernen und würfeln. Den Zucchino putzen und ebenfalls würfeln. Die Tomaten- und Zucchinowürfel unter das Gemüse rühren. Bei mäßiger Hitze weitere 4–5 Minuten köcheln lassen. Die Hirsepfanne anrichten und je nach Geschmack mit frisch gehackten Kräutern bestreut servieren.

HIRSEBOULETTEN (unten)
Das Olivenöl in einem Topf erhitzen und die geschälte, feingehackte Zwiebel darin anschwitzen. Den Lauch putzen und würfeln. Zu den Zwiebeln geben und mitschwitzen. Die Hirse waschen und gut abtropfen lassen. Zum Gemüse geben und ebenfalls kurz mitschwitzen. Die Brühe angießen und zum Kochen bringen. Mit Salz, Pfeffer und Muskat kräftig würzen. Bei mäßiger Hitze 8–10 Minuten köcheln lassen. Vom Feuer nehmen und weitere 10–15 Minuten ausquellen lassen. Nachdem die Masse erkaltet ist, die Eier und den geriebenen Emmentaler sowie die gehackten Kräuter untermischen. Mit Vollkornsemmelbröseln binden und portionsweise mit feuchten Händen Bouletten abdrehen. Das Pflanzenfett erhitzen und die Bouletten darin ausbacken. Herausnehmen, mit der Kräutersauce anrichten und mit gemischtem Salat servieren.

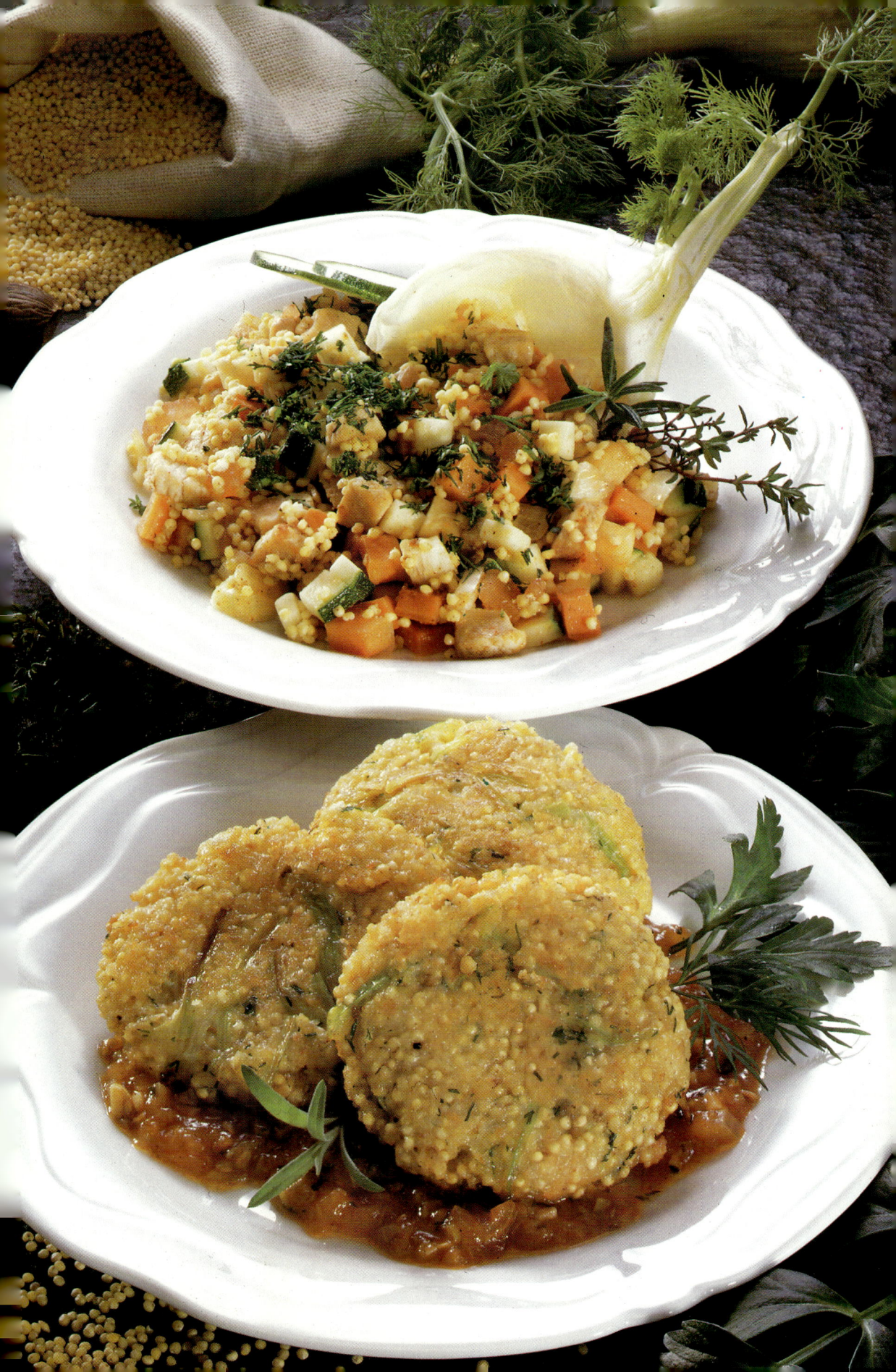

Weizen-Schmortopf
Weizencurry

WEIZEN-SCHMORTOPF
100 g Weizen
1/2 Liter Brühe
1–2 EL Olivenöl
300 g Schweinefleisch
2 Knoblauchzehen
1 Zwiebel, 2 Karotten
1–2 EL Tomatenmark
1 Tasse Zuckermais
1 Tasse grüne Erbsen
1 Tasse Kidneybohnen
Majoran, Thymian
Salz, Pfeffer

Pro Person etwa
752 kcal/3158 kJ
51 g E · 25 g F · 69 g Kh

WEIZENCURRY
100 g Weizen
1/4 Liter Brühe
1–2 EL Olivenöl
300 g Hähnchenbrustfilet
1 Zwiebel, 2 Karotten
1 TL Curry, 1 Msp. Safran
1 Banane
2 Scheiben Ananas
100 g Sojabohnen-
keimlinge
Saft von 1 Zitrone
2–3 EL Sojasauce
2–3 EL Crème fraîche
Salz, Pfeffer
2 EL Pinienkerne

Pro Person etwa
794 kcal/3335 kJ
53 g E · 33 g F · 71 g Kh

WEIZEN-SCHMORTOPF (oben)
Den Weizen unter fließendem Wasser abwaschen, gut abtropfen lassen und in eine Schüssel geben. Die Brühe angießen und über Nacht einweichen.
Das Olivenöl in einem Topf erhitzen und das in feine Würfel geschnittene Schweinefleisch darin anbraten. Die Knoblauchzehen schälen und fein hacken. Zum Fleisch geben und kurz mitbraten. Die Zwiebel und die Karotten schälen und in feine Würfel schneiden. Zum Fleisch geben und kurz mitschwitzen. Das Tomatenmark unterrühren und kurz mitschwitzen. Den Weizen mit der Brühe angießen und bei mäßiger Hitze 40–45 Minuten schmoren lassen. Den Zuckermais, die Erbsen und die Kidneybohnen untermischen. Das Ganze mit Majoran, Thymian, Salz und Pfeffer kräftig würzen. Den Weizen-Schmortopf anrichten, ausgarnieren und servieren.

WEIZENCURRY (unten)
Den Weizen unter fließendem Wasser abwaschen, gut abtropfen lassen und in eine Schüssel geben. Mit der Brühe angießen und über Nacht einweichen.
Das Olivenöl in einem Topf erhitzen. Das in feine Streifen geschnittene Hähnchenbrustfilet darin anbraten. Die Zwiebel und die Karotten schälen und in feine Würfel schneiden. Beides zum Fleisch geben und kurz mitbraten. Den Weizen mit der Brühe angießen. Mit Curry und Safran würzen. Bei mäßiger Hitze 40 Minuten schmoren lassen. Die Banane schälen und würfeln. Die Ananasscheiben ebenfalls würfeln. Die Sojabohnenkeimlinge mit den Obstwürfeln unter das Gemüse rühren. Bei mäßiger Hitze 3–4 Minuten köcheln lassen. Mit Zitronensaft, Sojasauce, Crème fraîche, Salz und Pfeffer abschmecken. Das Weizencurry anrichten, mit Pinienkernen bestreut servieren.

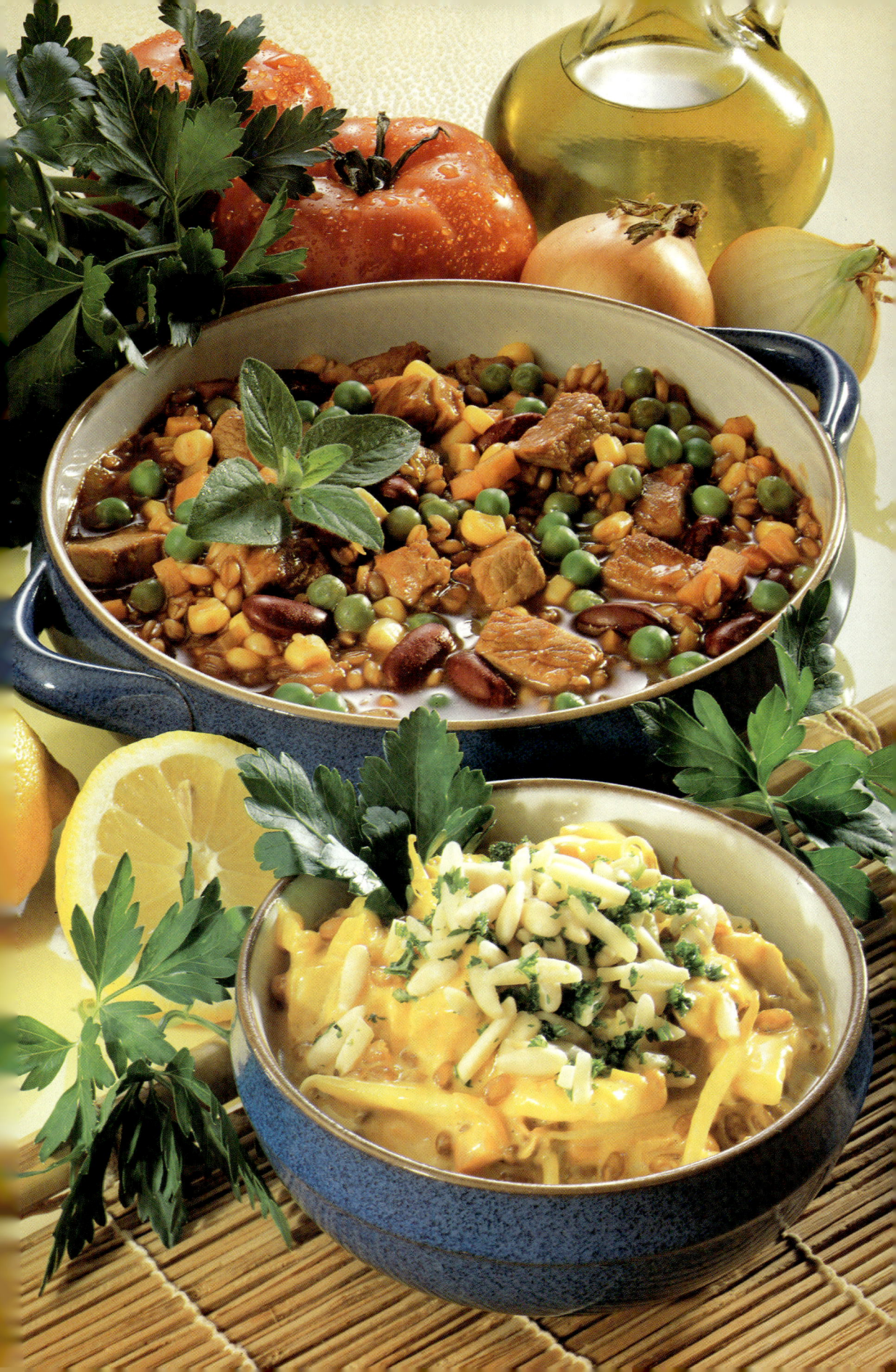

BESTE GERSTE

**GERSTEN-GEMÜSE-
BRATLINGE**
1 Tasse Milch
100 g Gerstenvollkorn-
schrot
1–2 EL Butter
1 Zwiebel, 1 Karotte
100 g Blattspinat
2 Eier
1 Tasse Speisequark
30 g geriebener Parmesan
Salz, Pfeffer, Muskat
1 Prise Cayennepfeffer
Vollkornsemmelbrösel
2–3 EL Pflanzenfett

Pro Person etwa
754 kcal/3167 kJ
29 g E · 46 g F · 50 g Kh

**SCHOTTISCHER
GERSTENTOPF**
50 g Gerste
300 g Lammschulter
1–2 EL Olivenöl
1 Knoblauchzehe
1 Zwiebel
1 Kohlrabi, 2 Karotten
200 g Wirsing
1/2 Liter Brühe
1 Lorbeerblatt
1/2 TL Liebstöckel
1/2 TL Kümmel
Salz, Pfeffer
Apfeldicksaft
1/2 Bund Schnittlauch

Pro Person etwa
504 kcal/2117 kJ
26 g E · 26 g F · 36 g Kh

GERSTEN-GEMÜSE-BRATLINGE
(oben)
Die Milch in einem Topf erhitzen. Das Gerstenvollkornschrot
einrühren und einmal aufkochen. Vom Feuer nehmen und
2–3 Minuten ausquellen lassen.
Die Butter in einem Topf erhitzen. Die geschälte, feingehackte
Zwiebel und die geschälte, geras-
pelte Karotte dazugeben und
dünsten. Den Blattspinat verlesen, waschen, gut abtropfen lassen und kleinschneiden. Zum
Gemüse geben und kurz mitschwitzen. Das Gemüse mit dem
Gerstenvollkornschrot, den Eiern, dem Speisequark und dem
Parmesan in eine Schüssel geben. Das Ganze zu einem glatten
Teig verarbeiten. Mit Salz, Pfeffer, Muskat und Cayennepfeffer
würzen und mit den Vollkornsemmelbröseln binden. Mit
feuchten Händen portionsweise
Knödel abdrehen und diese flach-
drücken. Das Pflanzenfett erhitzen und die Gersten-Gemüse-
Bratlinge darin backen. Herausnehmen, anrichten und mit einer Käserahmsauce servieren.

SCHOTTISCHER GERSTENTOPF
(unten)
Die Gerste unter fließendem
Wasser abwaschen und in eine
Schüssel geben. Mit Wasser angießen und 2 Stunden einweichen. Die Lammschulter abwaschen, trockentupfen und in
feine Würfel schneiden. Das
Olivenöl in einem Topf erhitzen
und das Fleisch darin braten. Die
Knoblauchzehe und die Zwiebel
fein hacken. Zum Fleisch geben
und kurz mitbraten. Den Kohlrabi und die Karotten schälen und
raspeln. Den Wirsing putzen und
in feine Streifen schneiden. Die
Gerste aus dem Wasser nehmen
und gut abtropfen lassen. Zum
Fleisch geben und kurz mitschwitzen. Anschließend die
Brühe angießen. Das Lorbeerblatt dazugeben und zum Kochen
bringen. Mit den Gewürzen und
dem Apfeldicksaft würzen. Bei
mäßiger Hitze 30 Minuten
köcheln lassen. Das Gemüse unterrühren, nochmals aufkochen
lassen und weitere 25–30 Minuten fertig garen. Den Schotti-
schen Gersteneintopf anrichten
und mit frisch geschnittenem
Schnittlauch bestreut servieren.

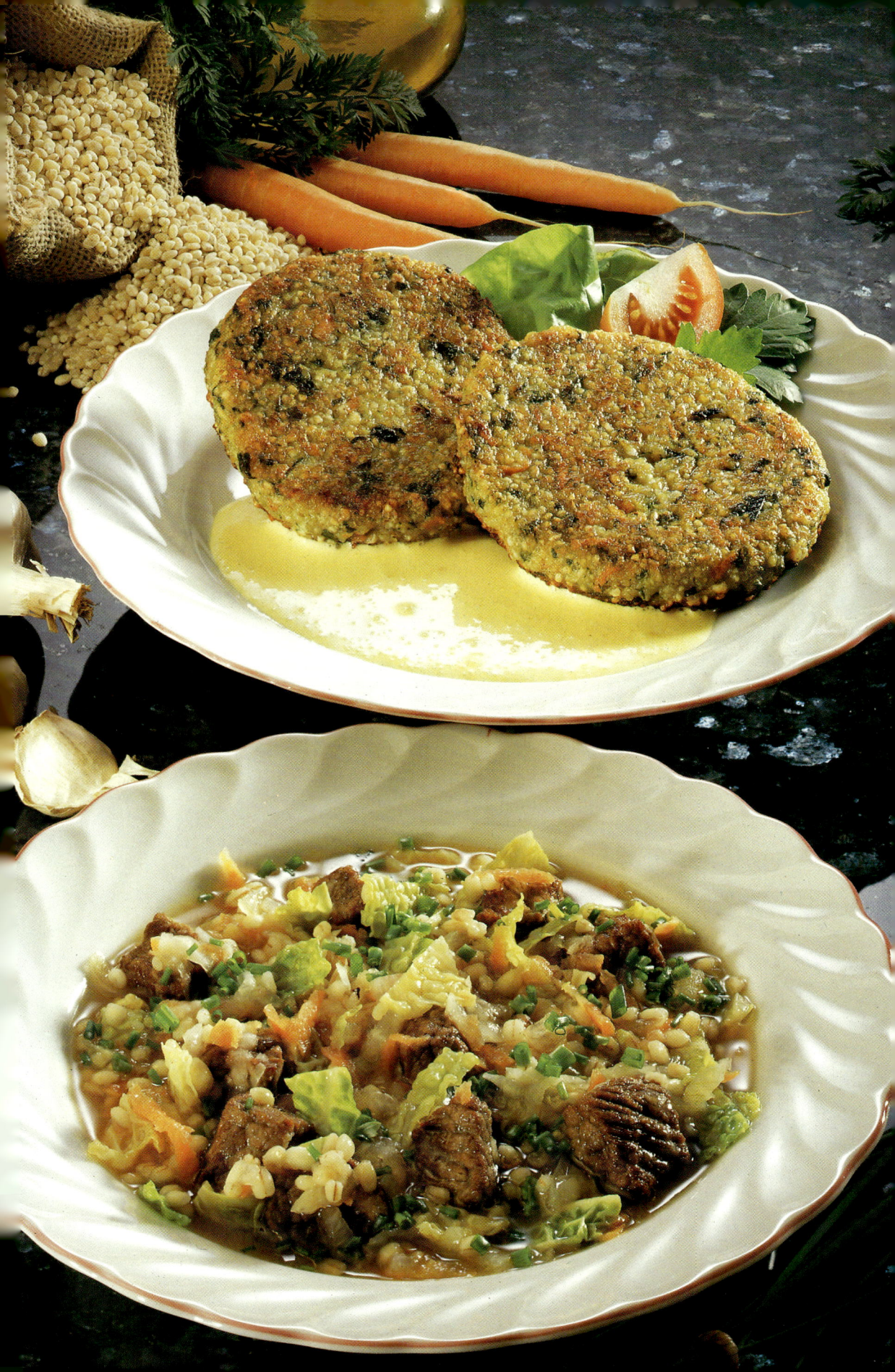

GRÜNKERNTOPF
DINKELWECKEN

GRÜNKERNTOPF MIT
NÜSSEN
1–2 EL Butter
2 Hähnchenbrustfilets
Salz, Pfeffer, 1/2 TL Kräuter der Provence
1 Knoblauchzehe
1 Zwiebel
1 Bund Suppengemüse
4 EL Grünkernschrot
1/2 Liter Brühe
100 g saure Sahne
1 Prise Muskatpulver
Zitronensaft, Apfeldicksaft
1/2 Tasse gehackte Nüsse

Pro Person etwa
581 kcal/2440 kJ
39 g E · 29 g F · 27 g Kh

DINKELWECKEN MIT
SÜSSER FÜLLUNG
200 g Dinkelvollkornmehl
1/2 TL Salz
1/2 TL Zucker
1 Prise Kümmel
1 Prise Koriander
1 TL geriebene Zitronen-
schale
1/2 Päckchen Trocken-
hefe
1 Tasse lauwarme Milch
50 g gehackte Nüsse
1–2 EL Butter, 2 Äpfel
Zitronensaft, 4 EL Rosinen
30 g Pinienkerne
2–3 EL Honig

Pro Person etwa
920 kcal/3864kJ
21 g E · 36 g F · 116 g Kh

GRÜNKERNTOPF MIT NÜSSEN
(oben)
Die Butter in einem Topf erhitzen. Das in feine Würfel geschnittene Hähnchenbrustfilet
darin anbraten. Mit Salz, Pfeffer
und Kräutern der Provence würzen. Die Knoblauchzehe und die
Zwiebel schälen. Das Suppengemüse putzen und alles in feine
Würfel schneiden. Das Gemüse
zum Fleisch geben und kurz mitschwitzen. Das Grünkernschrot
darüberstreuen. Mit der Brühe
auffüllen. Bei mäßiger Hitze
30–35 Minuten köcheln lassen.
Anschließend die saure Sahne
unterrühren. Mit Salz, Pfeffer,
Muskat, Zitronensaft und Apfeldicksaft abschmecken, erhitzen,
aber nicht mehr kochen lassen.
Den Grünkerntopf anrichten.
Mit den Nüssen bestreuen, ausgarnieren und servieren.

Tip:
Der Dinkel ist sehr gut verdaulich,
in welcher Form auch immer Sie
ihn verwenden – ob im Brot, als
Beilage, Suppeneinlage oder als
Hauptgericht. Seine ernährungs-
physiologischen Eigenschaften
machen ihn deshalb so besonders
wertvoll für die Gesundheitsküche.

DINKELWECKEN MIT SÜSSER
FÜLLUNG (unten)
Das Mehl, das Salz, den Zucker,
die Gewürze, die Hefe, die
Milch, die gehackten Nüsse in
eine Schüssel geben und zu
einem glatten, kompakten Teig
verarbeiten. Mit dem Kochlöffel
so lange schlagen, bis er Blasen
wirft. Zugedeckt an einem warmen Ort zur doppelten Menge
aufgehen lassen. Auf einer
bemehlten Arbeitsfläche nochmals kräftig durchkneten. Mit
bemehlten Händen kleine Ku-
geln abdrehen. Auf ein bemehl-
tes Backblech setzen und eine
Mulde in die Wecken drücken.
Im auf 180–200 °C vorgeheizten Backofen 15–25 Minuten
ausbacken. Die Butter in einer
Pfanne erhitzen. Die geschälten,
entkernten, in feine Scheiben
geschnittenen Äpfel darin kurz
anschwitzen. Mit Zitronensaft
beträufeln und die Rosinen unterrühren. Die Pinienkerne und
den Honig dazugeben, nochmals
kurz erhitzen. Die Apfelmasse in
die Dinkelwecken füllen, anrichten und servieren.

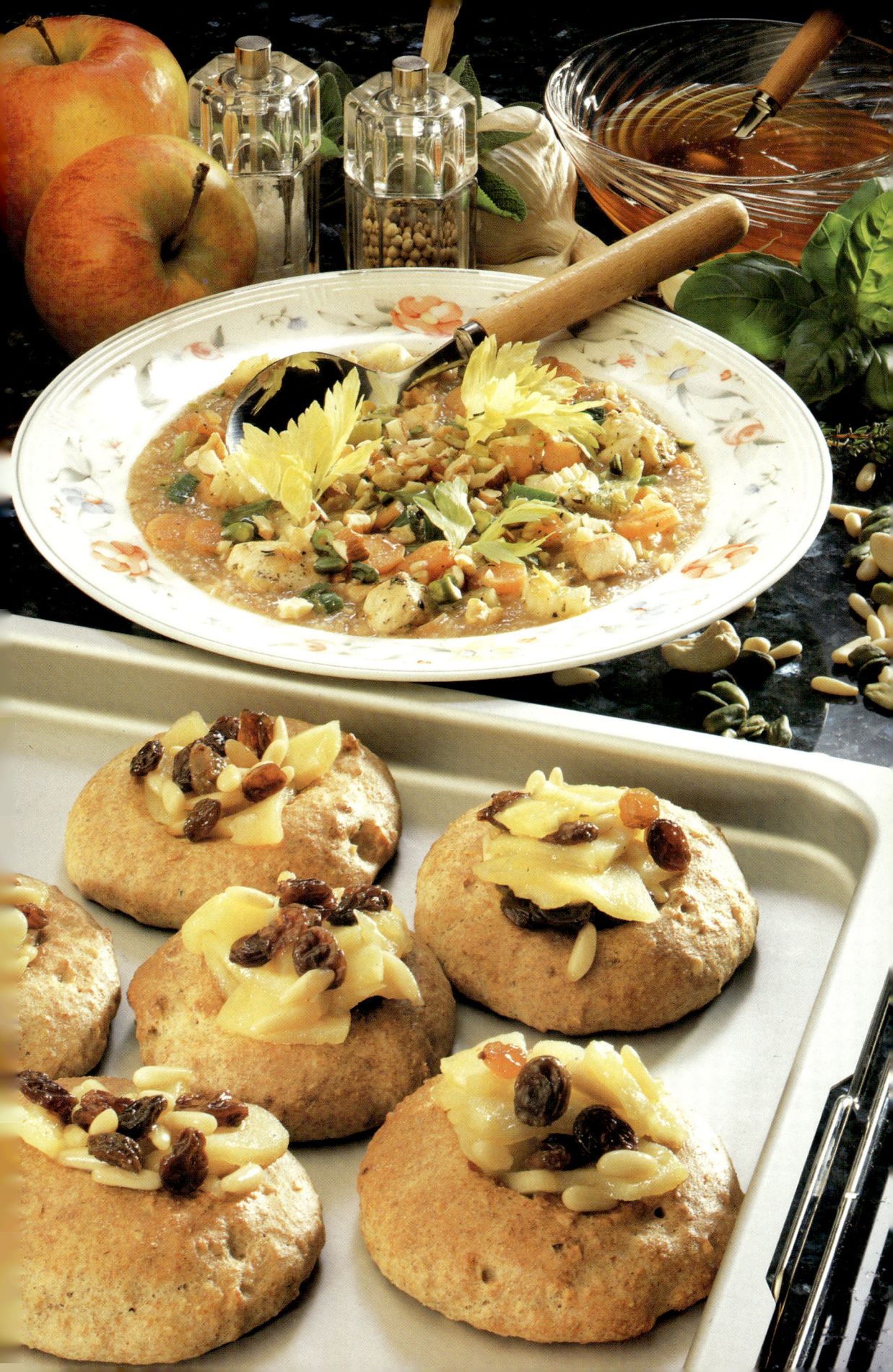

KERNIGER ROGGEN

ROGGENRAHMSAUCE MIT KRABBEN

75 g Roggen
1/4 Liter Brühe
1–2 EL Olivenöl
1 Zwiebel
1 Bund Suppengemüse
Salz, Pfeffer
1 Prise Muskatpulver
Obstessig, Zitronensaft
Apfeldicksaft
100 g saure Sahne
200 g Krabben, 2 EL Dill
2 Portionen bißfest
gegarte Eiernudeln

Pro Person etwa
688 kcal/2890 kJ
26 g E · 39 g F · 48 g Kh

ROGGENSALAT MIT HASENFILET

75 g Roggen
1/4 Liter Brühe
1–2 EL Olivenöl, 1 Zwiebel
1 Stück Stangensellerie
2 Karotten
1 Paprikaschote
1 Stück Salatgurke
Aceto balsamico
Zitronensaft, Salz, Pfeffer
100 g Eisbergsalat
2 Hasenrückenfilets
100 ml süße Sahne
1–2 EL Meerrettich
2 EL Preiselbeer-
marmelade

Pro Person etwa
611 kcal/2566 kJ
43 g E · 28 g F · 36 g Kh

ROGGENRAHMSAUCE MIT KRABBEN (oben)

Den Roggen unter fließendem Wasser abwaschen und gut abtropfen lassen. Mit der Brühe in einem Topf einmal aufkochen lassen. Vom Feuer nehmen und über Nacht ausquellen lassen. Das Olivenöl in einem Topf erhitzen. Die geschälte, feingehackte Zwiebel sowie das geputzte und gewürfelte Suppengemüse darin anschwitzen. Den Roggen mit der Brühe angießen. Mit Salz, Pfeffer, Muskat, Obstessig, Zitronensaft und Apfeldicksaft abschmecken. Bei mäßiger Hitze 20–25 Minuten köcheln lassen. Anschließend die saure Sahne und die gewaschenen, gut abgetropften Krabben in die Sauce einrühren. Die Sauce erhitzen, aber nicht kochen lassen. Den verlesenen, gewaschenen und feingeschnittenen Dill ebenfalls unter die Sauce mischen. Das Ganze nochmals kräftig abschmecken. Die erhitzten Eiernudeln anrichten. Mit der Roggenrahmsauce überziehen, ausgarnieren und servieren.

ROGGENSALAT MIT HASENFILET (unten)

Den Roggen mit der Brühe übergießen, einmal aufkochen lassen. Vom Feuer nehmen und über Nacht ausquellen lassen. Das Olivenöl erhitzen. Die gehackte Zwiebel darin glasig schwitzen. Sellerie, Karotten und Paprikaschote in Streifen schneiden, dazugeben und mitschwitzen. Den Roggen und die Brühe angießen. 15–20 Minuten köcheln lassen. Anschließend vom Feuer nehmen, das Gemüse herausnehmen und in eine Schüssel geben. Die Salatgurke halbieren. Das Fruchtfleisch würfeln, zum Gemüse geben. Alles vorsichtig vermischen. Mit Aceto balsamico, Zitronensaft, Salz und Pfeffer abschmecken. Den Eisbergsalat anrichten. Die Hasenrückenfilets braten, würzen und in Alufolie wickeln. Den Bratenfond mit der Sahne ablöschen und einreduzieren lassen. Den Meerrettich und die Preiselbeermarmelade untermischen. Den Roggensalat auf dem Eisbergsalat anrichten. Die Hasenrückenfilets aus der Folie nehmen. In Scheiben schneiden. Auf dem Salat verteilen, mit der Sauce überziehen und servieren.

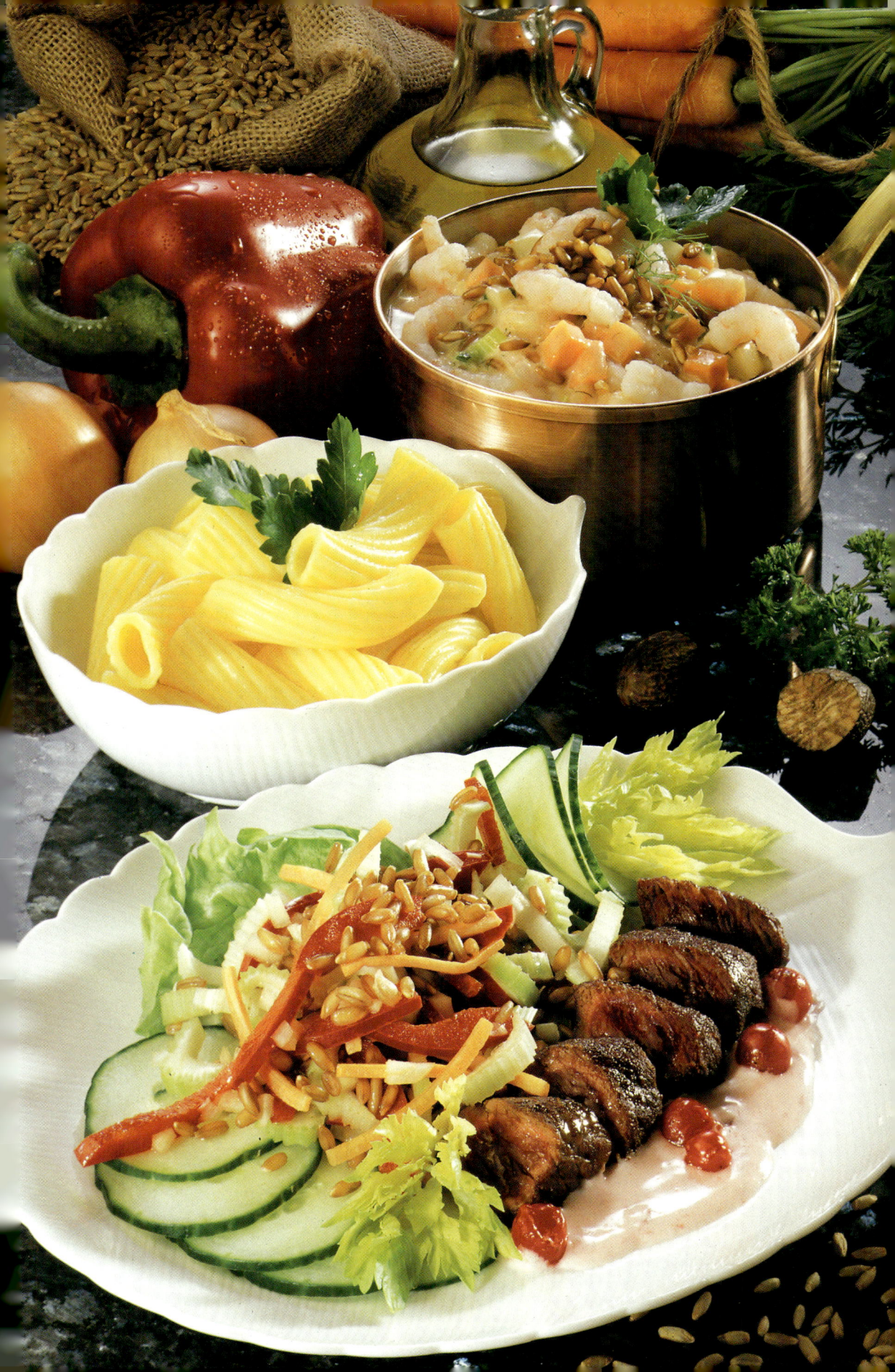

Kraftvoller Hafer

HAFERFLOCKEN-
KNÖDEL
50 g Butter
2–3 Eier
2 Tassen Haferflocken
1 Zwiebel
1/2 Bund Petersilie
1/2 Bund Schnittlauch
Salz, Pfeffer
1 Prise Muskatpulver
1 Prise Cayennepfeffer
3/4 Liter Brühe

Pro Person etwa
528 kcal/2217 kJ
16 g E · 33 g F · 36 g Kh

HAFERSCHROT-
SÜPPCHEN
1–2 EL Butter
1 Knoblauchzehe
1 Zwiebel
100 g Blumenkohlröschen
100 g Brokkoliröschen
2 Karotten
3–4 EL Hafervollkorn-
schrot
3/4 Liter Brühe
60 g Crème fraîche
Salz, Pfeffer
1 Prise Muskatpulver
1 Prise Cayennepfeffer
Zitronensaft
Worcestersauce
1/2 Tasse gehackte
Kräuter

Pro Person etwa
338 kcal/1420 kJ
9 g E · 23 g F · 19 g Kh

HAFERFLOCKENKNÖDEL
(oben)
Die Butter in eine Schüssel geben und schaumig schlagen. Die
Eier nach und nach darunterschlagen. Die Haferflocken mit
der geschälten und geriebenen
Zwiebel dazugeben. Mit dem
Kochlöffel zu einem glatten Teig
verrühren. Die Petersilie und
den Schnittlauch verlesen, waschen, gut abtropfen lassen, fein
hacken bzw. schneiden und unter die Masse rühren. Mit Salz,
Pfeffer, Muskat und Cayennepfeffer kräftig würzen. Die Brühe in
einem Topf erhitzen. Ein Probe-
klößchen einlegen und ausquellen lassen. Falls die Masse zu
weich ist, je nach Bedarf einige
Haferflocken unterrühren oder
mit einem Eigelb nachbinden.
Portionsweise Klößchen abdrehen. In der Brühe etwa 10–15
Minuten je nach Größe ausquellen lassen. Die Haferflocken-
klößchen anrichten. Mit der
Brühe überziehen und servieren.

HAFERSCHROTSÜPPCHEN
(unten)
Die Butter in einem Topf erhitzen. Die geschälte und feingehackte Knoblauchzehe darin
glasig schwitzen. Die Zwiebel
schälen und fein hacken. Ins
Knoblauchfett geben und kurz
mitschwitzen. Die Blumenkohlröschen und die Brokkoliröschen
sowie die geschälten Karotten in
feine Würfel schneiden. Ins Fett
geben und kurz anschwitzen.
Das Ganze mit Hafervollkorn-
schrot bestreuen. Mit der Brühe
auffüllen und bei mäßiger Hitze
15–20 Minuten köcheln lassen.
Die Crème fraîche einrühren,
mit Salz, Pfeffer, Muskat, Cayennepfeffer, Zitronensaft und
Worcestersauce kräftig würzen.
Die verlesenen, gewaschenen
und feingehackten Kräuter untermischen. Das Haferschrotsüppchen nochmals abschmecken,
anrichten, ausgarnieren und
servieren.

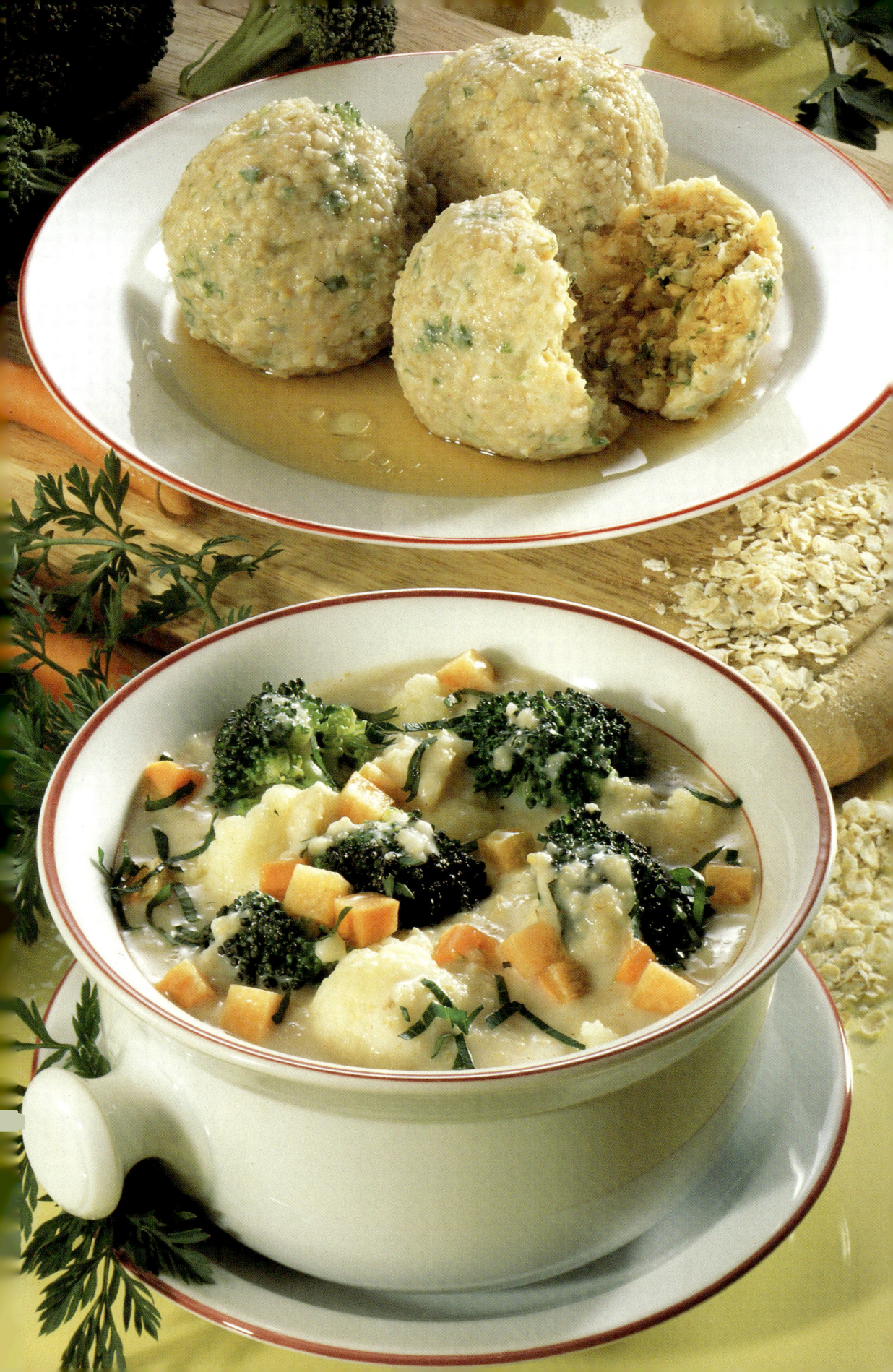

Vollkornreis mit Mehr

DEFTIGES REISFLEISCH
100 g Naturreis
1/4 Liter Brühe
1–2 EL Olivenöl
1 Knoblauchzehe
200 g gekochtes Rind-
fleisch
1 Zwiebel
1 Paprikaschote
1 Tasse Kidneybohnen
1 Tasse Zuckermais
1 Tasse grüne Erbsen
1/2 TL Majoran
1/2 TL Basilikum
1 TL Paprikapulver
1 TL Curry
Salz, Pfeffer
1/2 Bund Schnittlauch

Pro Person etwa
820 kcal/3444 kJ
38 g E · 34 g F · 80 g Kh

SEEZUNGENFILET AUF
SAFRANREIS
100 g Naturreis
1/4 Liter Brühe
4 Seezungenfilets à 100 g
Zitronensaft
Worcestersauce
Salz, Pfeffer
2–3 EL Vollkornmehl
2–3 EL Butter, 1 Zwiebel
100 g Mischgemüse
1 Msp. Safran

Pro Person etwa
651 kcal/2734 kJ
44 g E · 24 g F · 54 g Kh

DEFTIGES REISFLEISCH
(oben)
Den Naturreis abwaschen und
gut abtropfen lassen. In einen
Topf geben. Die Brühe angießen
und über Nacht einweichen.
Den Reis am nächsten Tag
20–25 Minuten in der Brühe
garen. Das Olivenöl in einer
Pfanne erhitzen und die feingehackte Knoblauchzehe darin anschwitzen. Das gekochte Rindfleisch in Streifen schneiden. Ins
Knoblauchfett geben und kurz
anbraten. Die Zwiebel schälen,
die Paprikaschote putzen und in
Streifen schneiden. Beides zum
Fleisch geben und kurz mitschwitzen. Die Kidneybohnen,
den Zuckermais und die Erbsen
unterrühren. Mit Majoran, Basilikum, Paprikapulver, Curry, Salz
und Pfeffer kräftig würzen. Den
gegarten Naturreis untermischen. Nochmals kräftig abschmecken und je nach Ge-
schmack mit Pfeffersauce schärfen. Das Rindfleisch anrichten.
Mit frisch geschnittenem Schnittlauch bestreuen und servieren.

SEEZUNGENFILET AUF
SAFRANREIS (unten)
Den Naturreis abwaschen und
gut abtropfen lassen. In einen
Topf geben. Mit der Brühe angießen und über Nacht einweichen. Am nächsten Tag den Reis
in der Brühe 20–25 Minuten garen. Die Seezungenfilets abwaschen und gut abtropfen lassen.
Mit Zitronensaft und Worcestersauce beträufeln. Mit Salz und
Pfeffer würzen und im Kühlschrank mindestens 10 Minuten
ziehen lassen. Die Seezungenfilets mit Vollkornmehl bestauben
und in wenig Butter in einer
Pfanne 2–3 Minuten braten.
Für den Reis die Butter in einer
Pfanne erhitzen. Die geschälte
und feingehackte Zwiebel darin
glasig schwitzen. Das Mischgemüse putzen und in feine
Würfel schneiden. Zur Zwiebel
geben und kurz mitschwitzen.
Den gekochten Reis daruntermi-
schen und mit Safran würzen.
Das Ganze einmal aufkochen
lassen. Die Seezungenfilets mit
dem Safranreis anrichten, ausgarnieren und servieren.

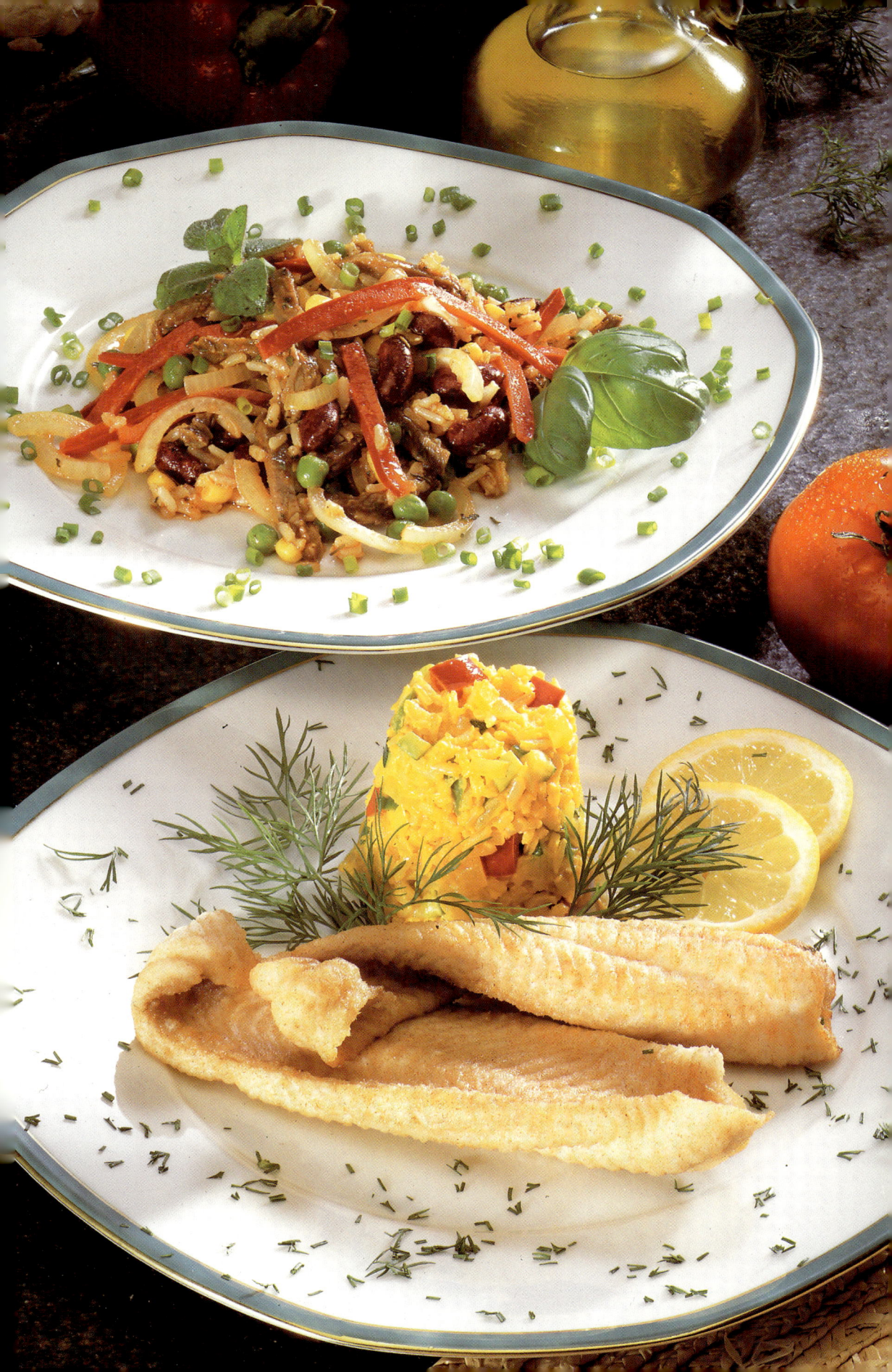

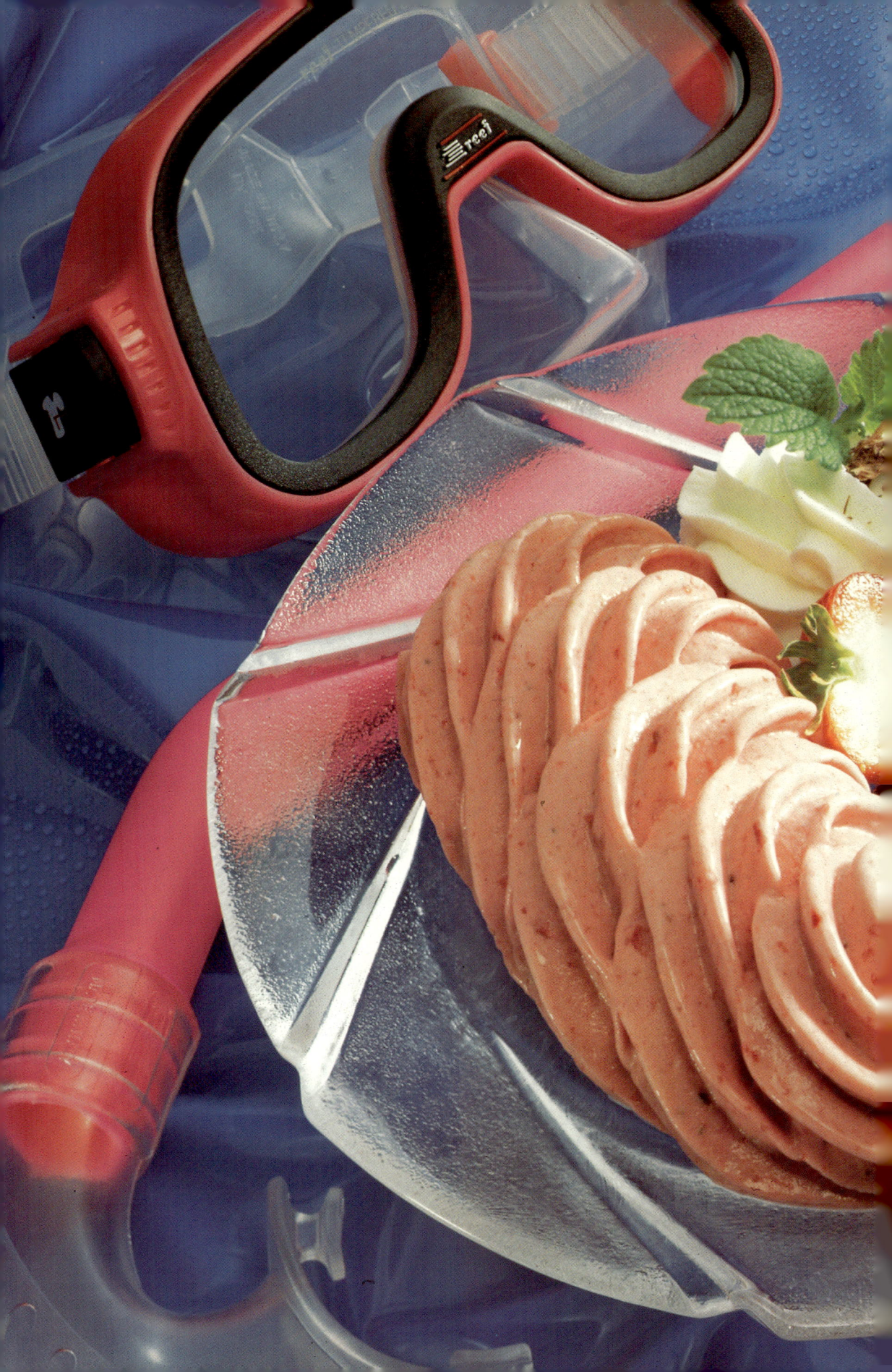

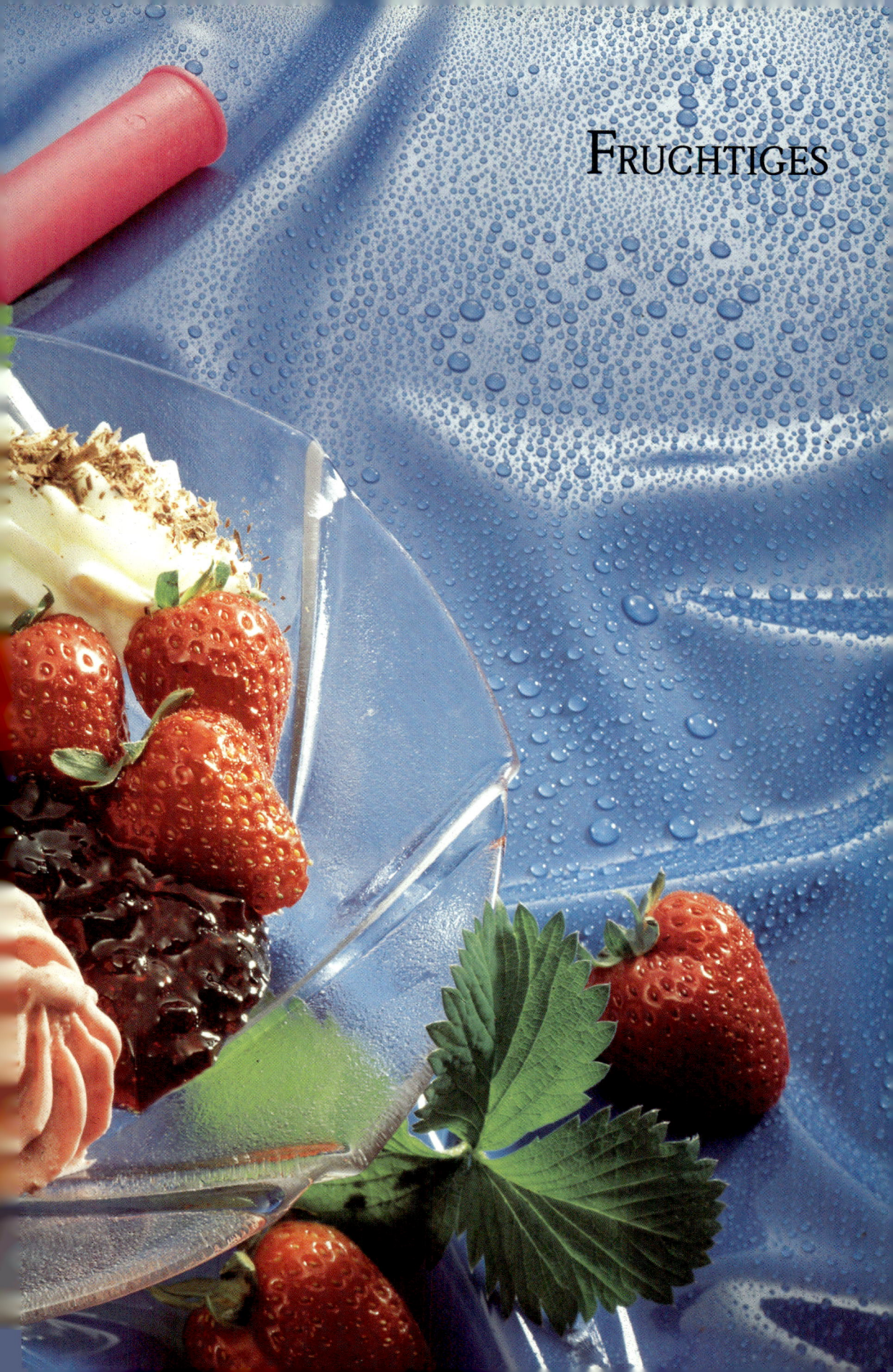

FRUCHTIGES

FRISCHE BEEREN

WALDBEEREN MIT
VANILLESCHAUM
300 g Waldbeeren
2 cl Maraschinolikör
1–2 EL Honig
1 Msp. Vanillearoma
1 Glas Sekt
1 Päckchen Vanillezucker
4 Eigelb
Saft von 1/2 Zitrone
Honig nach Geschmack
2 Portionen Eiscreme
2–3 EL gehackte Nüsse

Pro Person etwa
670 kcal/2814 kJ
17 g E · 28 g F · 57 g Kh

BEERENQUARK
250 g frische Beeren
Saft von 1 Orange
2–3 EL Honig
2–3 EL gehackte Mandeln
2–3 EL gehackte Hasel-
nüsse
125 g Speisequark
100 g süße Sahne
1 Päckchen Vanillezucker
1 TL Zitronenschale
Apfeldicksaft
Zitronensaft
1–2 EL Sonnenblumen-
kerne
1–2 EL Kürbiskerne

Pro Person etwa
586 kcal/2461 kJ
18 g E · 40 g F · 31 g Kh

WALDBEEREN MIT
VANILLESCHAUM (oben)
Die Waldbeeren nach Wahl verlesen, waschen, gut abtropfen
lassen und in eine Schüssel geben. Mit Maraschino und Honig
beträufeln und mit Vanillearoma
aromatisieren. Den Sekt mit dem
Vanillezucker und dem Eigelb
sowie dem Zitronensaft in eine
feuerfeste Schüssel geben und
mit dem Schneebesen verschlagen. Je nach Geschmack mit
Honig süßen und das Ganze im
Wasserbad oder auf dem Herd zu
einem Schaum aufschlagen. Die
Beeren mit der Eiscreme dekorativ auf Tellern anrichten. Mit
dem Schaum überziehen. Mit gehackten Nüssen bestreuen, ausgarnieren und servieren.

BEERENQUARK (unten)
Die Beeren verlesen, waschen,
gut abtropfen lassen. Je nach Bedarf kleinschneiden und in eine
Schüssel geben. Den Orangensaft
mit dem Honig in einen Topf
geben und leicht erwärmen. So
lange rühren, bis sich der Honig
aufgelöst hat. Den Orangen-
Honig mit den Mandeln und den
Haselnüssen zu den Beeren geben. Das Ganze im Kühlschrank
10 Minuten ziehen lassen. In der
Zwischenzeit den Quark mit der
Sahne, dem Vanillezucker und
der Zitronenschale glattrühren.
Mit Apfeldicksaft und Zitronensaft abschmecken. Die Beeren
mit dem Quark vermischen und
dekorativ anrichten. Die Sonnenblumenkerne und die Kürbiskerne in einer trockenen Pfanne
kurz rösten. Über den Beerenquark streuen, ausgarnieren und
servieren.

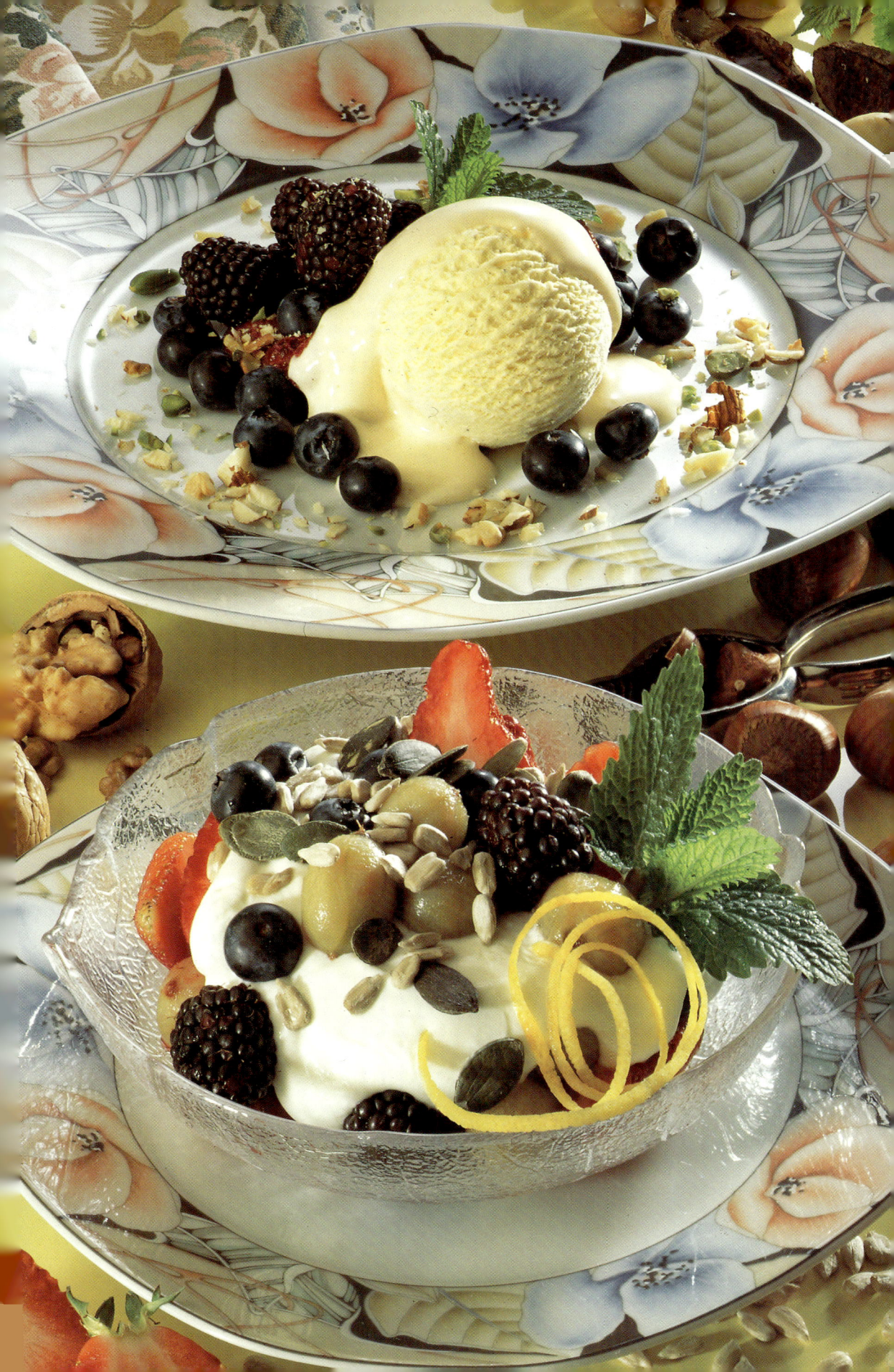

AUS DEM OFEN

MAISGRIESSAUFLAUF
1–2 EL Butter
250 g frische Sauer-
kirschen
1–2 EL Honig
1 Schuß Rotwein
1 Msp. Zimtpulver
1–2 EL Mandelsplitter
1–2 EL Haselnußkerne
250 g Dickmilch
1 Tasse Maisgrieß
Apfeldicksaft
Zitronensaft
geschlagene, gesüßte
Sahne
Honig zum Beträufeln

Pro Person etwa
691 kcal/2902 kJ
12 g E · 35 g F · 71 g Kh

APFELREISAUFLAUF
1/4 Liter Milch
75 g Milchreis
1 Msp. Vanillearoma
1 TL Zitronenschale
2–3 EL Butter
2–3 EL Honig, 2 Eigelb
2 Eiweiß, 1 Prise Salz
2 säuerliche Äpfel
Saft von 1 Zitrone
2–3 EL Preiselbeer-
kompott
geschlagene, gesüßte
Sahne
gehackte Nüsse

Pro Person etwa
707 kcal/2969 kJ
16 g E · 40 g F · 61 g Kh

MAISGRIESSAUFLAUF (oben)
Die Butter in einer Pfanne erhitzen. Die gewaschenen, entsteinten und gut abgetropften Sauer-
kirschen darin kurz anschwitzen.
Den Honig unterrühren. Mit
Rotwein ablöschen, mit Zimtpulver aromatisieren. Mit den
Mandelsplittern und den Haselnußkernen vermischen. Das
Ganze in eine Auflaufform füllen.
Die Dickmilch mit dem Maisgrieß verrühren. Mit Apfeldicksaft und Zitronensaft verfeinern.
Gleichmäßig auf den Kirschen
verteilen. Das Ganze im auf
180–200 °C vorgeheizten
Backofen 15–20 Minuten
backen. Herausnehmen, anrichten, mit geschlagener, gesüßter
Sahne ausgarnieren. Mit Honig
beträufeln und servieren.

APFELREISAUFLAUF (unten)
Die Milch mit dem Milchreis,
dem Vanillearoma und der Zitronenschale sowie der Butter in
einen Topf geben. Bei mäßiger
Hitze 10–15 Minuten köcheln
lassen. Vom Feuer nehmen und
weitere 10 Minuten ausquellen
lassen. Mit Honig nach Geschmack süßen und das Eigelb
untermischen. Das Eiweiß mit
dem Salz zu steifem Schnee
schlagen und vorsichtig unter die
Reismasse heben. Die Äpfel
schälen, entkernen. In Scheiben
schneiden und mit Zitronensaft
beträufeln. Eine Auflaufform mit
etwas Butter ausfetten und die
Apfelscheiben hineinlegen. Die
Apfelscheiben mit Preiselbeer-
kompott belegen und mit der
Reismasse überziehen. Im auf
180–200 °C vorgeheizten
Backofen 10–15 Minuten
backen. Herausnehmen, mit geschlagener, gesüßter Sahne ausgarnieren, mit gehackten Nüssen
bestreuen und servieren.

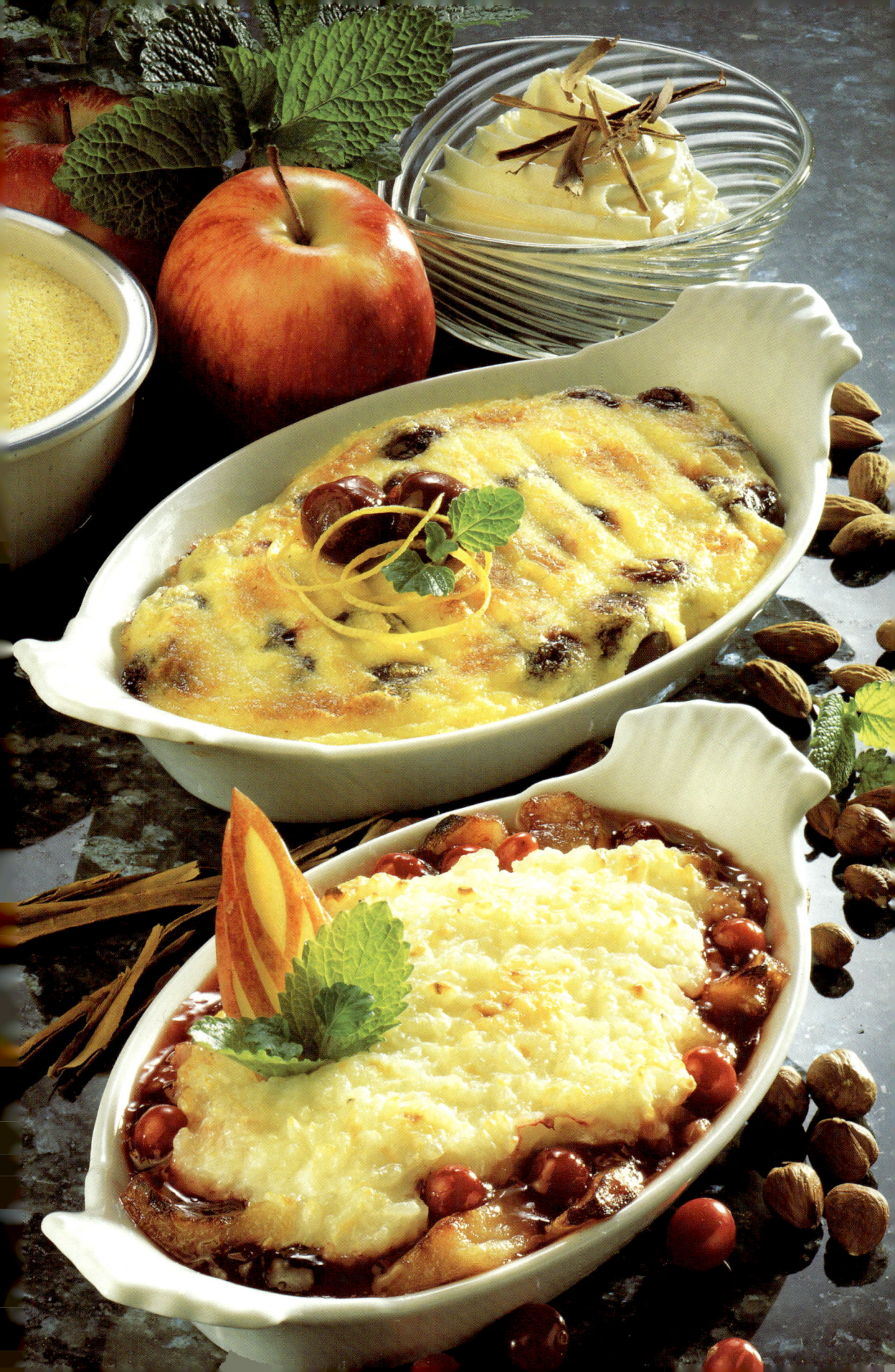

EIS UND HEISS

HAUSGEMACHTES
CREME-EIS MIT HEISSEN
KIRSCHEN
3 Eigelb
1 Ei
75 g Honig
1/4 Liter Milch
1 Päckchen Vanillezucker
250 g frische Früchte
nach Wahl
Johannisbrotkernmehl
200 ml süße Sahne
1 Päckchen Sahnesteif
1–2 EL Zucker
1 Tasse Kirschsaft oder
anderer Fruchtsaft
250 g Kaiserkirschen
2 cl Kirschlikör
1 Prise Vanillearoma
1 Prise Zimtpulver
Johannisbrotkernmehl

Pro Person etwa
1128 kcal/4737 kJ
24 g E · 61 g F · 103 g Kh

FRUCHTSORBET
250 g Fruchtfleisch
nach Wahl
Saft von 1 Zitrone
1 Tasse Wasser
75 g Zucker
1 Päckchen Vanillezucker
4 cl Fruchtlikör

Pro Person etwa
229 kcal/961 kJ
1 g E · 0 g F · 49 g Kh

HAUSGEMACHTES CREME-EIS
MIT HEISSEN KIRSCHEN (oben)
Das Eigelb mit dem Ei, dem Honig, der Milch und dem Vanillezucker in einen Topf geben. Die Früchte kleinschneiden und im Mixer pürieren. Das Püree zur Milch geben. Unter ständigem Rühren zum Kochen bringen. Mit Johannisbrotkernmehl binden. Vom Feuer nehmen und erkalten lassen. Die Sahne mit dem Sahnesteif schlagen und unter die Creme mischen. Die Masse in Eisförmchen füllen und im Gefrierfach frosten. Den Zucker in einer Pfanne karamelisieren lassen. Mit dem Kirschsaft loskochen. Die entsteinten Kaiserkirschen dazugeben und kurz dünsten. Mit Kirschlikör, Vanillearoma und Zimtpulver verfeinern und mit einer Prise Johannisbrotkernmehl leicht binden. Das Eis anrichten, mit den heißen Kirschen überziehen und servieren.

FRUCHTSORBET (unten)
Das Fruchtfleisch nach Wahl verlesen, waschen, gut abtropfen lassen. In feine Würfel schneiden. Mit Zitronensaft beträufeln, im Kühlschrank 10 Minuten ziehen lassen. Das Wasser und den Zucker sowie den Vanillezucker in einen Topf geben und 4–5 Minuten sprudelnd kochen lassen. Die Früchte im Mixer pürieren und das Zuckerwasser kräftig darunter schlagen. Mit Fruchtlikör nach Wahl aromatisieren und in eine Sorbetform füllen. Im Gefrierschrank 1 1/2 Stunden frosten. Anschließend nochmals kräftig mit dem Schneebesen durcharbeiten. Erneut frosten, bis das Sorbet vollständig fest ist. Vor dem Anrichten das Sorbet nochmals kräftig durcharbeiten und in dekorative Gläser füllen, ausgarnieren und servieren. Eine besondere Köstlichkeit ist es, wenn man das Sorbet noch mit einem Schuß Sekt übergießt und so serviert.

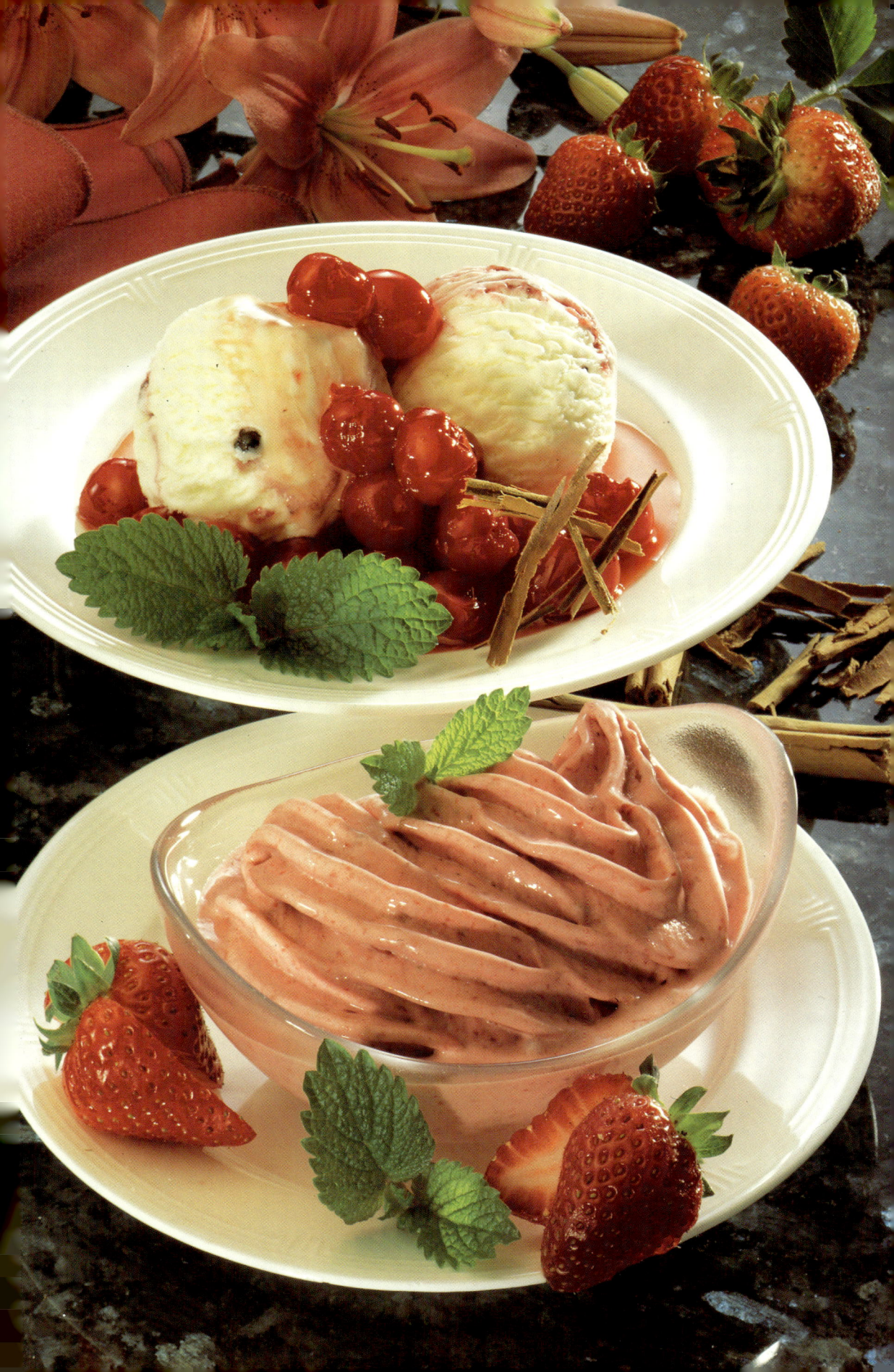

DIE REZEPTE NACH GRUPPEN

Soweit in den Rezepten nichts anderes vermerkt ist, sind die Zutaten für zwei Personen aufgelistet.

Frühstück

Hirsemüsli	74
Dinkelschrotbrei	74
Wettkampf-Frühstück 1	76
Wettkampf-Frühstück 2	76
Frühstück 1	78
Frühstück 2	78
Rosinenflakes	80
Dickmilchflakes	80
Fünf-Korn-Müsli	82
Hafermüsli	82
Roggensprossenmüsli	84
Kräutermüsli	84
Hirseaufstrich	86
Trockenobstaufstrich	86
Gekräutertes Eieromelette	88
Frühstückspfännchen	88
Frühstückssalat	90
Wurzel-Rohkost	90
Fruchtsalat mit saurer Sahne	92
Früchte mit Sprossen	92

Kleine Fitmacher

Tomaten-Rohkost	96
Geschmorter Salat	96
Karotten-Rohkost	98
Farmer-Rohkost	98
Knoblauchaufstrich	100
Sardellenaufstrich	100
Joghurtgelee	102
Blutorangengelee	102
Beerengelee	102
Hafermilch	104

Fruchtshake	104
Milchkaffee	104
Fruchtmolke	106
Honig-Fruchtsaft	106
Gemüsesaft	106
Nußriegel	108
Müsli-Sahne-Riegel	108
Hirsepfannkuchen	110
Fitneßkekse	110
Quarkbrötchen	112
Vollkornbrötchen mit Kräutern	112

Köstliche Hauptgerichte

Kalbsgulasch Marengo	116
Überbackene Kalbssteaks	116
Nackensteaks mit Salat	118
Schmorkoteletts	118
Rumpsteaks mit Kruste	120
Rinderschmorsteaks	120
Ossobuco	122
Geschmorte Rinderscheiben	122
Lammcurry mit Früchten	124
Gefülltes Gemüse	124
Rehgeschnetzeltes	126
Fasanenbrüstchen auf Salat	126
Hähnchenkeulen	128
Putengeschnetzeltes	128
Rotbarschfilet im Mantel	130
Forellen aus dem Kräutersud	130
Jacobsmuscheln in Safransauce	132
Tintenfische mit Oliven	132

Leichte Schlemmereien

Burgunderfilet 136

Medaillons mit
   Estragonschaum 136

Lebersalat mit Pfefferdressing 138

Cocktailsalat 138

Krabbennudeln 140

Eiernudeln mit Speck 140

Frischer Stangenspargel 142

Spargeltöpfchen 142

Scharfe Leber 144

Herzpfanne mit Nüssen 144

Hähnchenbrustfilets mit
   Mozzarella 146

Bajuwarensteak 146

Saures Rindfleisch 148

Rindfleisch mit Karotten 148

Gefüllte Roggenbrötchen 150

Krautwickerl 150

Pizza mit Gemüse 152

Deftiger Lauchkuchen 152

Feines aus einem Topf

Sauerampfer-Spinat-Suppe 156

Wildkräutersüppchen 156

Brokkolisuppe 158

Vollkornsuppe 158

Minestrone alla Bolzano 160

Schwäbische Kraftsuppe 160

Dinkel-Gemüse-Eintopf 162

Chinesischer Sprossentopf 162

Kartoffel-Rindfleisch-Topf 164

Kartoffelgulasch 164

Auberginenauflauf 166

Chicorée-Auflauf 166

Kartoffel-Hackfleisch-Auflauf 168

Räucherfisch-Auflauf 168

Gemüse-Reis-Auflauf 170

Paella mit Hähnchenkeulen 170

**Feines aus Getreide
und Gemüse**

Gefüllte Dinkelpfannkuchen 174

Vollkornpfannkuchen mit
   Austernpilzen 174

Überbackenes Gemüse 176

Gemüselasagne 176

Käsespätzle 178

Vollkornbandnudeln mit
   Tomaten-Basilikum-Sauce 178

Hirsepfanne 180

Hirsebouletten 180

Weizen-Schmortopf 182

Weizencurry 182

Gersten-Gemüse-Bratlinge 184

Schottischer Gerstentopf 184

Grünkerntopf mit Nüssen 186

Dinkelwecken mit süßer
   Füllung 186

Roggenrahmsauce mit
   Krabben 188

Roggensalat mit Hasenfilet 188

Haferflockenknödel 190

Haferschrotsüppchen 190

Deftiges Reisfleisch 192

Seezungenfilet auf Safranreis 192

Fruchtiges

Waldbeeren mit
   Vanilleschaum 196

Beerenquark 196

Maisgrießauflauf 198

Apfelreisauflauf 198

Hausgemachtes Creme-Eis
   mit heißen Kirschen 200

Fruchtsorbet 200

DIE REZEPTE ALPHABETISCH

Soweit in den Rezepten nichts anderes vermerkt ist, sind die Zutaten für zwei Personen berechnet.

Apfelreisauflauf	198	Fruchtsorbet	200
Auberginenauflauf	166	Frühstück 1	78
		Frühstück 2	78
Bajuwarensteak	146	Frühstückspfännchen	88
Beerengelee	102	Frühstückssalat	90
Beerenquark	196	Fünf-Korn-Müsli	82
Blutorangengelee	102		
Brokkolisuppe	158	Gefüllte Dinkelpfannkuchen	174
Burgunderfilet	136	Gefüllte Roggenbrötchen	150
		Gefülltes Gemüse	124
Chicorée-Auflauf	166	Gekräutertes Eieromelette	88
Chinesischer Sprossentopf	162	Gemüse-Reis-Auflauf	170
Cocktailsalat	138	Gemüselasagne	176
		Gemüsesaft	106
Deftiger Lauchkuchen	152	Gersten-Gemüse-Bratlinge	184
Deftiges Reisfleisch	192	Geschmorte Rinderscheiben	122
Dickmilchflakes	80	Geschmorter Salat	96
Dinkel-Gemüse-Eintopf	162	Grünkerntopf mit Nüssen	186
Dinkelschrotbrei	74		
Dinkelwecken mit süßer		Haferflockenknödel	190
Füllung	186	Hafermilch	104
		Hafermüsli	82
Eiernudeln mit Speck	140	Haferschrotsüppchen	190
		Hähnchenbrustfilets mit	
Fasanenbrüstchen auf Salat	126	Mozzarella	146
Farmer-Rohkost	98	Hähnchenkeulen	128
Fitneßkekse	110	Hausgemachtes Creme-Eis	
Forellen aus dem Kräutersud	130	mit heißen Kirschen	200
Frischer Stangenspargel	142	Herzpfanne mit Nüssen	144
Früchte mit Sprossen	92	Hirseaufstrich	86
Fruchtmolke	106	Hirsebouletten	180
Fruchtsalat mit saurer Sahne	92	Hirsemüsli	74
Fruchtshake	104	Hirsepfanne	180

Hirsepfannkuchen	110	Roggenrahmsauce		
Honig-Fruchtsaft	106	mit Krabben	188	
Jacobsmuscheln in		Roggensalat mit Hasenfilet	188	
Safransauce	132	Roggensprossenmüsli	84	
Joghurtgelee	102	Rosinenflakes	80	
		Rotbarschfilet im Mantel	130	
Kalbsgulasch Marengo	116	Rumpsteaks mit Kruste	120	
Karotten-Rohkost	98			
Kartoffel-Hackfleisch-Auflauf	168	Sardellenaufstrich	100	
Kartoffel-Rindfleisch-Topf	164	Sauerampfer-Spinat-Suppe	156	
Kartoffelgulasch	164	Saures Rindfleisch	148	
Käsespätzle	178	Scharfe Leber	144	
Knoblauchaufstrich	100	Schmorkoteletts	118	
Krabbennudeln	140	Schottischer Gerstentopf	184	
Kräutermüsli	84	Schwäbische Kraftsuppe	160	
Krautwickerl	150	Seezungenfilet auf Safranreis	192	
		Spargeltöpfchen	142	
Lammcurry mit Früchten	124			
Lebersalat		Tintenfische mit Oliven	132	
mit Pfefferdressing	138	Tomaten-Rohkost	96	
		Trockenobstaufstrich	86	
Maisgrießauflauf	198			
Medaillons mit Estragon-		Überbackene Kalbssteaks	116	
schaum	136	Überbackenes Gemüse	176	
Milchkaffee	104			
Minestrone alla Bolzano	160	Vollkornbandnudeln mit		
Müsli-Sahne-Riegel	108	Tomaten-Basilikum-Sauce	178	
		Vollkornbrötchen mit		
Nackensteaks mit Salat	118	Kräutern	112	
Nußriegel	108	Vollkornpfannkuchen mit		
		Austernpilzen	174	
Ossobuco	122	Vollkornsuppe	158	
Paella mit Hähnchenkeulen	170	Waldbeeren mit		
Pizza mit Gemüse	152	Vanilleschaum	196	
Putengeschnetzeltes	128	Weizen-Schmortopf	182	
		Weizencurry	182	
Quarkbrötchen	112	Wettkampf-Frühstück 1	76	
		Wettkampf-Frühstück 2	76	
Räucherfisch-Auflauf	168	Wildkräutersüppchen	156	
Rehgeschnetzeltes	126	Wurzel-Rohkost	90	
Rinderschmorsteaks	120			
Rindfleisch mit Karotten	148			

Das Schwäbische Ernährungszentrum, gegründet von Fritz Faist, ist eine Einrichtung für alle, die gesund und aktiv werden und bleiben wollen. Viele Aktionen, wie Ernährungsvorträge und Kochkurse rund um die gesunde Ernährung, Gesundheitsreisen, ja sogar spezielle Ernährungspauschalen im Heilbad Krumbad, werden angeboten. Dieses idyllisch im Herzen Mittelschwabens gelegene Sanatorium, zwischen Augsburg und Ulm, ist der ideale Ort, seine Lebensgewohnheiten zu ändern und den richtigen, gesunden Weg zu gehen. Nach dem Motto „ESSEN, TRINKEN, BEWEGEN und GENIESSEN" will das Schwäbische Ernährungszentrum helfen, nicht durch Verzicht, sondern durch Austausch und „gewußt wie", das tägliche Leben zu gestalten.

Bildquellen

Adidas: 6, 14, 16, 18, 20, 25, 30, 32, 36, 38, 50, 58, 63, 66;
Bavaria: 7, 42;
IFA: 10;
Fischer: 16;
Komplett Büro: 26;
Mauritius: 23, 68;
Friedhelm Messow: 65

Impressum

© 1993 Sigloch Edition, Zeppelinstraße 35a, D-7118 Künzelsau
Sigloch Edition & Co, Lettenstrasse 3, CH-6343 Rotkreuz
Nachdruck verboten. Alle Rechte vorbehalten. Printed in Germany
Idee und Produktionsleitung: Fritz Faist, 8908 Krumbach
Satz: Druckerei und Verlag Karl Ziegler GmbH, 8908 Krumbach
Reproduktion: ORD GMBH, 4432 Gronau
Druck: W. Kohlhammer, Stuttgart
Papier: 135 g/m² BVS chlorarm der Papierfabrik Scheufelen, Lenningen
Bindearbeiten: Sigloch Buchbinderei, Künzelsau
ISBN 3-89393-082-5

INTERNATIONALE SPEZIALITÄTEN

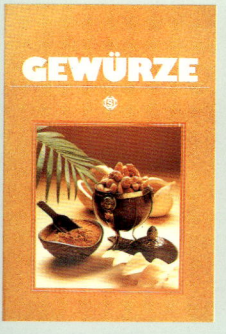
GEWÜRZE

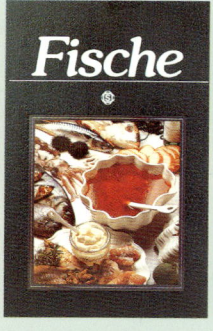
Fische

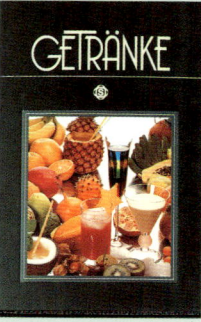
GETRÄNKE

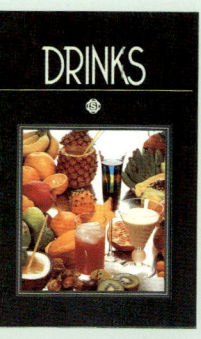
DRINKS

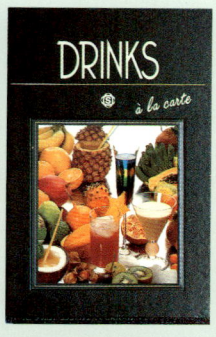
DRINKS à la carte

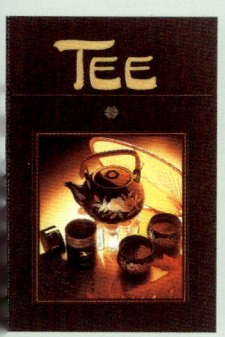
TEE

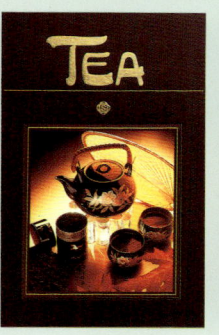
TEA

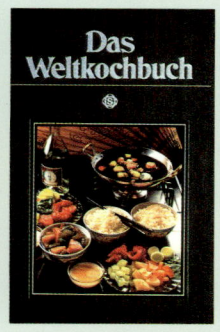
Das Weltkochbuch

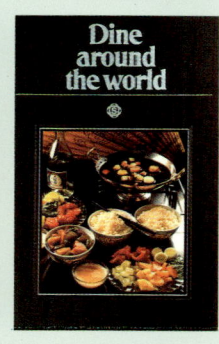
Dine around the world

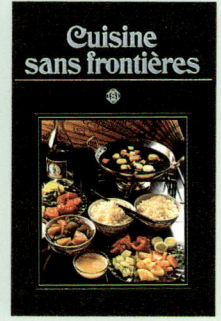
Cuisine sans frontières

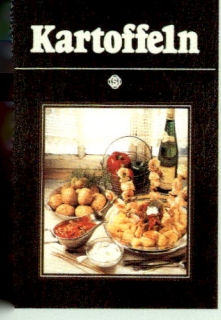
Kartoffeln

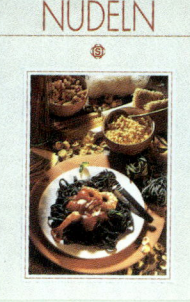
NUDELN

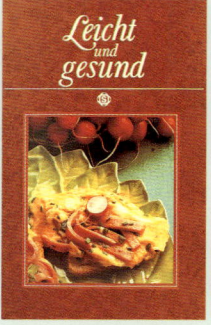
Leicht und gesund

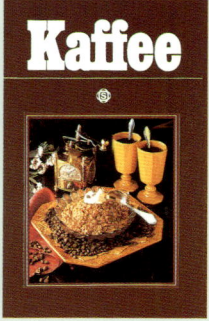
Kaffee

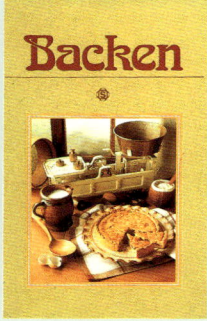
Backen

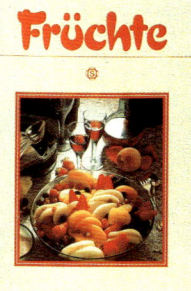
Früchte

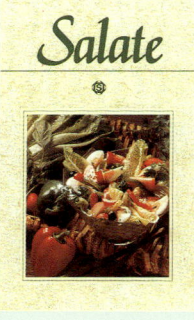
Salate

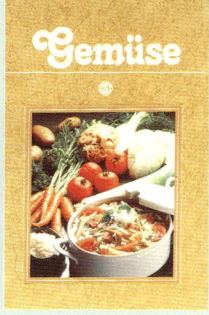
Gemüse

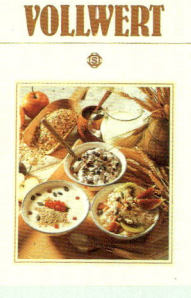
VOLLWERT

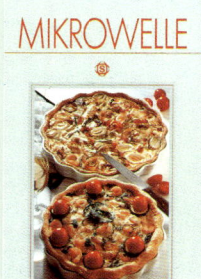
MIKROWELLE